LO QUE SU MÉDICO
IGNORA ACERCA DE
LA MEDICINA
NUTRICIONAL
PUEDE ESTARLO
MATANDO

LO QUE SU MÉDICO IGNORA ACERCA DE LA MEDICINA NUTRICIONAL PUEDE ESTARLO MATANDO

Edición original publicada en inglés por Thomas Nelson, Inc., Nashville, Tennessee, (E.E.U.U.) con el título:
WHAT YOUR DOCTOR DOESN'T KNOW ABOUT NUTRITIONAL MEDICINE MAY BE KILLING YOU
© 2002, Ray D. Strand
Derechos reservados

EDICIONES DEL BIEN-ESTAR
LES ÉDITIONS LE MIEUX-ÊTRE
214 St-Jacques
Montebello, QC, Canada
J0V 1L0
Tel.: (819) 423-5604

Traducción: Amada Flores
Revisora: Marie-Claude Bernard
Diseño del libro: Richard Ouellette
Las citas bíblicas fueron tomadas de la Santa Biblia, Nueva Versión Internacional.
© 1999 por la Sociedad Bíblica Internacional.

Cataloguing – 2007
National Library of Quebec
National Library of Canada

ISBN   2-922969-09-6
          978-2-922969-09-2

Impreso en Canada

Nos hemos esforzado para que este libro sea lo más claro posible. Su objetivo es el de educar. Es un análisis de evidencia científica, presentada con fines informativos. Ningún individuo podrá utilizar la información de este libro para realizar un auto-diagnóstico, tratamiento, o justificación para aceptar o rechazar una terapia médica relacionada con algún problema de salud o enfermedad. La aplicación de cualquiera de estos conocimientos es por cuenta y riesgo del lector. Por lo tanto, es primordial que cualquier individuo que desee iniciar algún programa de nutrición y que presente algún problema específico de salud y que se encuentre bajo algún tratamiento médico, consulte a su médico o profesional de salud. Ni el autor ni el editor asumirán responsabilidad alguna por daños y perjuicios causados, o que declaren ser ocasionados directa o indirectamente, por la información contenida en este libro. Asimismo, el autor no asume responsabilidad alguna por errores, imprecisiones, omisiones, o cualquier otra incompatibilidad que se encuentre en este libro. Quizás no hayan sido incluidos los nombres de algunas personas, lugares u organizaciones que me ayudaron. De ser así, por favor acepten mis disculpas. Los nombres y datos de las personas mencionadas en este libro han sido modificados para proteger su identidad.

ATENCIÓN: SE OFRECEN FACILIDADES A MÉDICOS, CORPORACIONES, UNIVERSIDADES, COLEGIOS Y ORGANIZACIONES PROFESIONALES. Se otorgan descuentos en compras al mayoreo de este libro con fines educativos. Asimismo, se podrán producir libros especiales o extractos del libro con fines específicos. Para mayor información, sírvase contactar a Ray D. Strand M.D., Apartado Postal 9466, Rapid City, SD 57709.

LO QUE SU MÉDICO IGNORA ACERCA DE LA MEDICINA NUTRICIONAL PUEDE ESTARLO MATANDO

Ray D. Strand, M.D.
con la colaboración de
Donna K. Wallace

Ediciones
del Bien-Estar

＊

Este libro está escrito con profunda humildad
y respeto hacia el Gran Médico.

Es con una gran admiración y reconocimiento que dedico
este libro a la más hermosa manifestación de la creación de Dios,
mi esposa Elizabeth.

＊

Querido hermano, oro para que te vaya bien
en todos tus asuntos y goces de buena salud,
así como prosperas espiritualmente.
- 3 Juan: 2 -

Agradecimientos

Primeramente, no tengo palabras para agradecer suficientemente la gracia maravillosa que me ha dado mi Redentor. Él es el Gran Médico y Él es quien realmente sana. Admiro la sabiduría de Su creación al ir conociendo más y más la capacidad que tiene el cuerpo para protegerse y curarse a sí mismo.

Numerosas personas que aprecio mucho han participado para que este libro se haga realidad. Quisiera expresar mi profundo agradecimiento a mi agente Kathryn Helmers, quién me guió fielmente a lo largo de este proyecto; a mis editores de Thomas Nelson, Victor Oliver y Michael Hyatt, quienes reconocieron el potencial de los conceptos de salud revolucionarios presentados en este libro; a Kristen Lucas, mi gerente editor, cuya atención a los detalles permitieron llevar a cabo este proyecto; a Alice Crider, por su cuidado al crear el índice.

Agradezco especialmente a mi colaboradora, Donna Wallace, cuyo maravilloso talento e influencia están presentes a lo largo de este libro. Este proyecto podría no haberse concretizado sin su energía y su orientación.

Ha sido admirable la participación de mi personal en la clínica. Me es muy importante agradecer particularmente a mis dos enfermeras de práctica, Paulette Nankivel y Melissa Aberle, quienes amablemente contribuyeron con su tiempo para la redacción de este libro. Agradezco a Karmen Thompson y a Leone Young, por ayudarme a recolectar la documentación de investigación médica que proporciona los datos y fundamentos de este trabajo.

Agradezco también a Bruce Nygren, quien con su apoyo me dio la oportunidad de escribir este libro. Mis oraciones se dirigen a Bruce por la pérdida de su amada esposa, Racinda, quien falleció durante la redacción de este libro.

Las palabras no pueden expresar el amor y apoyo que he recibido de mi esposa Elizabeth quien, con su ánimo, me ha estimulado durante las largas horas de investigación y de redacción. Además, agradezco a mis hijos Donny, Nick y Sarah que, aún cuando ahora son adultos, ofrecen continuo apoyo y aliento. A todos ellos, gracias.

Introducción

Los médicos se concentran en la enfermedad. Estudiamos la enfermedad, la investigamos y tenemos la formación farmacéutica para tratarla. Conocemos nuestras medicinas. En la escuela de medicina estudiamos farmacología y aprendemos la manera en que el cuerpo absorbe cada medicamento, y el momento y la manera en que lo elimina. Sabemos cuáles interrumpen ciertas reacciones químicas para crear un efecto terapéutico. Aprendemos acerca de los efectos secundarios y trabajamos cuidadosamente para equilibrar los beneficios contra cualquier daño potencial.

Los médicos conocen los medicamentos y no dudan en prescribirlos. Piense por un momento en el número de pacientes que los toman para tratar la presión alta, el nivel de colesterol, la diabetes mellitus, la artritis, las enfermedades del corazón, la depresión, sólo por nombrar algunas enfermedades. A raíz del descubrimiento y del uso de los antibióticos que tuvo lugar durante la guerra contra las enfermedades infecciosas, nuestra filosofía, en medicina, se convirtió en *atacar la enfermedad*.

En su intento por tratar la enorme variedad de enfermedades degenerativas existentes, este mismo comportamiento agresivo y este mismo enfoque han caracterizado a la comunidad médica del siglo XXI. Por ejemplo, un estudio realizado en 1997 estima que, sólo en los Estados Unidos, las farmacias prepararon 2,5 mil millones recetas médicas.

¡La venta de medicamentos prescritos se ha más que duplicado en los últimos ocho años![1]

En 1990, los estadounidenses gastaron $ 37,7 mil millones de dólares. En 1997, ese monto pasó a $ 78,9 mil millones de dólares. Durante la última década, la prescripción de medicamentos representa la porción de costos de atención médica que más rápidamente se ha incrementado, pues ha aumentado a razón de 17% cada año (índice muy superior al del promedio de la inflación).[2] Los médicos y las compañías de seguros han depositado sus esperanzas en las medicinas con el fin de tratar y reducir la epidemia de enfermedades degenerativas – enfoque que ha sido sumamente provechoso para la industria farmacéutica. Sí, nos gustan nuestras medicinas.

Aún no he conocido a alguien que no quiera tener una excelente salud. Muchos de nosotros damos por hecho que la conservaremos de por vida. Pero, la verdad es que muchos de nosotros (¡los médicos no somos la excepción!) la estamos perdiendo cotidianamente. Lo sé, ya que la atención médica forma parte de mi trabajo. Cada día he de informar a mis pacientes que, de una u otra manera, han perdido su salud. Un paciente puede haber desarrollado diabetes o artritis degenerativa. Otro puede haber sufrido un ataque al corazón o un accidente cerebrovascular. Otro más puede haber sido diagnosticado de cáncer metastásico dándole sólo unos meses para vivir. Todos desean mantener o recuperar su salud, pero muchas veces no se sabe qué es lo que se necesita para lograrlo.

Como los médicos estamos orientados hacia la enfermedad y a su tratamiento con medicinas, gran parte de nuestro tiempo y de nuestro esfuerzo lo aplicamos tratando de identificar el proceso de la enfermedad para poder prescribir algún medicamento o tratamiento a nuestro paciente. Incluso Jesús hizo la siguiente afirmación: "no son los sanos los que necesitan médico sino los enfermos".[3]

Y sin embargo, es más lógico pensar que es más fácil mantener nuestra salud que tratar de recuperarla. La prevención de la enfermedad debería ser la prioridad para todo médico. Pero, ¿a quién se dirige usted cuando quiere aprender la mejor manera de *proteger* su salud? ¿Es su médico el que le proporciona esta información? La comunidad médica dice apoyar "la medicina preventiva" e incluso así llamó a su principal plan de seguro médico HMO (*Health Maintenance Organizations*) – organizaciones para mantener la salud. Aparentemente el concepto de medicina preventiva es una prioridad.

Pero el hecho es que menos del 1% de los dólares del sistema de salud estadounidense se ha invertido en la llamada medicina preventiva. En realidad, la mayoría de los programas de medicina preventiva tratan simplemente de detectar tempranamente la enfermedad. Ejemplos de ello son las mamografías, los perfiles químicos, los exámenes para detectar el cáncer de próstata, los cuales han sido diseñados para detectar algún problema o cáncer tan pronto como sea posible. Los doctores quieren saber si su nivel de colesterol es elevado, si ahora es diabético o si ha desarrollado hipertensión. Desgraciadamente, pasan muy poco tiempo con el paciente para tratar de ayudarlo a adoptar cambios en su estilo de vida necesarios para proteger su salud. En lugar de ello, están muy ocupados tratando todas las enfermedades que han de enfrentar día tras día.

¿Sabía usted que menos del 6% de los médicos graduados recibe una formación en nutrición?[4] Y más aún, puedo asegurar que muy pocos médicos reciben formación alguna en la escuela de medicina acerca de los suplementos alimenticios. En todo caso, esa fue mi experiencia.

No hay nada más incómodo para un médico que el momento en que algún paciente le pregunta si debería tomar suplementos alimenticios. En el pasado respondí con los acostumbrados argumentos: "No funcionan." "Las vitaminas sólo hacen que uno elimine orina muy costosa." "Puede obtener los nutrimentos necesarios al comer alimentos sanos." Si mis pacientes insistían, les decía que probablemente no les harían mal, pero que sería mejor tomar los más baratos que encontraran, porque muy seguramente no les serían de gran ayuda.

Es posible que usted haya escuchado alguno de estos comentarios de parte de su médico. Durante los primeros veintitrés años de mi experiencia práctica clínica, no creí en los suplementos alimenticios. Sin embargo, durante los últimos siete años he ido cambiando de opinión al basarme en los recientes estudios publicados en la literatura médica. Lo que he encontrado es tan sorprendente que he cambiado el curso de mi práctica médica. Me convertí.

¿Por qué no hay más médicos adeptos a la nutrición? Primeramente, porque deben permanecer escépticos para proteger a sus pacientes de cualquier esquema o producto que pueda ser dañino para la salud. Créame, he visto muchos trucos y charlatanes timando a mis pacientes. Los médicos debemos basarnos en estudios de investigación científica realizados a doble ciego, con pruebas placebo clínicamente controladas (la norma usada en la medicina clínica).

Como se trata de la evidencia médica más efectiva, este libro sólo presenta los resultados de pruebas clínicas. La mayor parte de los estudios médicos que presento aquí no provienen de literatura compleja y difusa, por el contrario, investigué cuidadosamente la literatura que ha sido aceptada, publicaciones que la comunidad médica respeta, tales como *New England Journal of Medicine, Journal of the American Medical Association, British Lancet* y otras más.

Otra razón por la cual los médicos no han aceptado los suplementos alimenticios como una buena medicina preventiva, es porque una gran mayoría de ellos no conoce las causas de las enfermedades degenerativas, y aquellos que las entienden, piensan que es un tema de interés para los bioquímicos y los investigadores científicos, pero de poca utilidad para la medicina clínica. Existe una clara división entre la investigación científica y la práctica médica. Aún cuando los científicos realizan descubrimientos de gran magnitud respecto a la raíz de las enfermedades degenerativas, muy pocos médicos aplican esta ciencia a sus pacientes. Los médicos simplemente esperan hasta que alguna enfermedad degenerativa se manifieste para empezarla a tratar.

Los médicos parecen estar satisfechos al permitir a las compañías farmacéuticas que definan nuevas terapias conforme desarrollan nuevos medicamentos. Pero, como usted lo leerá a través de estas páginas, nuestro cuerpo representa la mejor defensa contra el desarrollo de enfermedades degenerativas crónicas, y no las medicinas.

Aún cuando muchos médicos no entienden totalmente los conceptos presentados en este libro, los hechos lo confirman. Conforme he aplicado estos principios para tratar a mis pacientes, los resultados han sido sorprendentes. Me he implicado en casos de pacientes con esclerosis múltiple que, de estar en silla de ruedas, llegan a caminar nuevamente. He ayudado a mis pacientes con cardiomiopatía a borrarse de la lista de transplantes del corazón. Algunos pacientes con cáncer se han ido recuperando, otros con degeneración macular han tenido una recuperación visual significativa, otros más con fibromialgia han retomado nuevamente su vida. La medicina nutricional es lógica, válida y preventiva.

En esta era de la investigación bioquímica es posible determinar qué es lo que pasa en cada parte de la célula y exponer a la luz la esencia de las enfermedades degenerativas. Recomiendo este libro a aquellos médicos que deseen obtener evidencia médica objetiva.

Si usted es un paciente, no de por hecho que su médico va a querer adoptar estos principios desde la primera ocasión. El tema de las vitaminas es todavía un asunto muy controvertido. *Lo que su doctor ignora es*, como mencioné anteriormente, el resultado de más de *siete años* de investigación personal de literatura médica relacionada con la medicina nutricional. No me convencí de la noche a la mañana.

La medicina nutricional es ciertamente un tema desconocido para un gran número de médicos así como para el público en general. Sin embargo, el veredicto se encuentra en: *Lo que su doctor ignora acerta de la medicina nutricional puede estarlo matando*. La buena noticia es que usted no necesita ser médico para poder poner en práctica la medicina nutricional; usted como paciente puede tomar una actitud proactiva para conservar su salud.

Un médico convertido

Es muy probable que usted nunca haya escuchado hablar de mí. ¿Por qué entonces tendría que tomar en cuenta la palabra de un doctor desconocido que practica la medicina en una pequeña ciudad del Centro-Este de los Estados Unidos? ¡Esa es una buena pregunta! Es por eso que le invito a leer cada página de este libro. Me gustaría que comience un día similar al mío. Permítame mostrarle la misma evidencia médica que me hizo creer que los suplementos vitamínicos pueden proteger y mejorar su salud.

Por favor lea o eche un vistazo a todo el libro. Sé que tendrá la tentación de ir directamente a la sección que aborda su problema de salud. Pero es muy importante que tome conciencia de la información básica acerca del funcionamiento de su cuerpo, lo que necesita para protegerse a sí mismo y poder permanecer sano o recuperar la salud.

Por último, ya que su vida y su salud son los que están de por medio, le invito a que me escuche sin prejuicio alguno. Todo lo que le pido es que sea un escéptico de mente abierta, el tipo de investigador que fui yo cuando descubrí por primera vez esta sorpresiva forma de medicina preventiva. Tuve que humillarme un poco para aprender que, aún cuando era un buen médico, tenía mucho que aprender acerca de la salud. ¿Desea hacer usted lo mismo?

Primera parte

ANTES DE COMENZAR

CAPÍTULO 1

Mi conversión

¡**C**uánta frustración sentí al ver cómo la salud de mi esposa se deterioraba! No solamente por ser su esposo sino también porque soy médico, un doctor profesional con más de treinta años de experiencia acostumbrado a dar respuesta a cualquier pregunta médica. Una vez que me gradué de la Escuela médica de la Universidad del Colorado, y después de realizar un trabajo de posgrado en el Hospital Mercy de San Diego, me establecí dentro de una familia exitosa de practicantes en una pequeña ciudad del oeste de Dakota del Sur. Durante ese tiempo conocí y me casé con Liz, quien tenía algunos problemas de salud y que pensaba que al casarse con un médico, su estado mejoraría. ¡Qué equivocada estaba!

Muy pronto nuestra familia incluía tres hijos menores de cuatro años y una Liz ocupada y cansada. Cada mamá con hijos pequeños está cansada, pero Liz tenía la apariencia de una enorme fatiga. Aún cuando sólo tenía 30 años llegó a decirme que se sentía como de 60.

Conforme fue pasando el tiempo desarrolló más y más síntomas así como problemas de salud que requirieron una gran cantidad de medicamentos. Cuando cumplimos nuestro décimo aniversario de bodas, Liz estaba la mayor parte del tiempo tan cansada que le costaba trabajo poner un pie delante del otro. Empezó a sentir dolor constante en su cuerpo, cansancio significativo, alergias muy agudas, e infecciones continuas en la nariz y en los pulmones.

Después de pruebas y exámenes, los médicos de Liz diagnosticaron su problema como fibromialgia. Esta enfermedad produce diversos síntomas – y los peores eran la fatiga y el dolor crónico.

En el pasado a la fibromialgia se le llamaba *reumatismo psicosomático* y los médicos creían que era una enfermedad que sólo existía en la cabeza del paciente. Con el tiempo, hemos aprendido que es una enfermedad real, miserable – y conozco su existencia pues vi el sufrimiento de mi esposa.

Liz hacía todo lo posible para poder llevar a cabo su pasión: el entrenamiento de caballos. Pero la fatiga y el dolor hacían que esta actividad con sus muy queridos animales fuera limitada. En un momento dado, ella estaba tan cansada que era incapaz de quedarse levantada hasta las 8:00 PM, y apenas podía realizar algunas tareas domésticas.

Como la fibromialgia no tiene curación, todo lo que podía hacer por ella era reducir los síntomas aumentando la cantidad de medicina. Le estuve dando amitriptilina para que pudiera dormir por las noches, antiinflamatorios para el dolor, relajantes musculares, inhaladores para el asma, pastillas diarias e inyecciones semanales para tratar las alergias. A pesar de mis esfuerzos y todos estos medicamentos, su salud empeoraba cada vez más.

En enero de 1995, Liz y yo decidimos que más ejercicio nos ayudaría a ambos. Habíamos aumentado unos kilos de más y nuestra resolución para Año Nuevo fue recuperar la forma. Liz se entrenó durante muy poco tiempo pues atrapó varias infecciones que la enfermaron, y el uso de los antibióticos la debilitaron aún más.

En marzo tuvo una pulmonía aguda. Hizo un gran esfuerzo para respirar, aún y cuando uno de los lóbulos de sus pulmones se infectó y se obstruyó. Incluso su médico estaba muy preocupado, pues era probable que el pulmón no se recuperara y que se le tuviera que practicar una operación para retirarlo. Consultamos a un especialista en enfermedades infecciosas quien puso a Liz bajo antibióticos intravenosos, esteroides y tratamientos con nebulizadores. Dos semanas después, Liz pudo recuperarse de la pulmonía pero persistía una continua tos, para la cual seguía ingiriendo durante meses gran cantidad de medicamentos.

Su cansancio era lo más preocupante, pues era peor que antes. Liz solamente lograba estar dos horas fuera de la cama. Su asma y sus alergias se agravaban y con un poco de suerte, podía caminar hacia el establo para poder ver a sus caballos. Los niños se turnaban para estar con ella después de la escuela. Aun estando en cama, Liz se sentía demasiado débil para poder ver la televisión o para leer. Así fue de mes en mes. Aún cuando aparentemente me mostraba muy profesional, por dentro estaba desesperado.

En diversas ocasiones me encontré con el neumólogo y con el especialista en enfermedades infecciosas, quienes me aseguraban que hacían todo lo posible para tratar el caso de Liz. Cuando les preguntaba acerca del tiempo que le tomaría recuperarse, la respuesta era de seis a nueve meses – o talvez nunca.

En aquel tiempo, una amiga de la familia comentó a Liz que su esposo también había padecido una neumonía y que había sentido un gran cansancio durante el proceso de recuperación. Tomó algunos suplementos alimenticios y le ayudaron a fortalecerse. Liz y su amiga estaban conscientes de mi actitud negativa hacia ellos y Liz sabía que necesitaba mi consentimiento para probarlos. Cuando ella me lo preguntó, le sorprendió mi respuesta: "Cariño, prueba lo que tú quieras. Los médicos no te estamos haciendo ningún bien."

Suposición puesta a prueba

Para ser honesto, no sabía casi nada acerca de nutrición o de suplementos alimenticios. En la escuela de medicina no nos enseñaron gran cosa sobre este tema y yo no era el único: aproximadamente sólo un 6% de los médicos graduados en los Estados Unidos tomaron algún curso de nutrición. En general, los estudiantes de medicina tienen la posibilidad de elegir algunos cursos relacionados con el tema, pero pocos lo hacen. Como lo mencioné en la Introducción, la educación de gran parte de los médicos está orientada hacia el tratamiento de la enfermedad poniendo énfasis en los productos farmacéuticos – aprendemos acerca de los medicamentos, cómo y cuándo utilizarlos.

El respeto que las personas tienen hacia los médicos hace que den por hecho que somos expertos en cualquier tema referente a la salud, incluyendo la nutrición y las vitaminas. Antes de mi experiencia de conversión hacia la medicina nutricional, muchos de mis pacientes me preguntaron si el ingerir vitaminas aportaba algún beneficio a la salud. Traían con ellos los frascos de vitaminas a mi oficina y me los mostraban. Yo fruncía el seño y examinaba las etiquetas con expresión profesional. Después se las regresaba y les decía que ese producto no les serviría para nada.

No tenía malas intenciones, pues no quería que la gente despilfarrara su dinero. Realmente creía que esas personas no necesitaban suplemento alguno y que podrían obtener lo que necesitaran a partir de un buen régimen alimenticio. Después de todo, eso fue lo que aprendí en la escuela de medicina. Incluso podría citar algunos estudios de investigación que mostraban el potencial negativo de algunos suplementos. Lo que no les decía a mis pacientes era que no había estudiado ni por un sólo segundo cientos de estudios científicos que demostraban la contribución de los suplementos en la salud.

¿Qué tiene que ver todo ésto con mi esposa enferma? En mi consultorio era fácil mostrar la "magia" profesional, pero en mi hogar era un esposo cada vez más desamparado conforme el estado de salud de su esposa se agravaba. No tenía otra opción y por esa razón le dije a Liz: "anda, haz una prueba con las vitaminas, ¿qué puedes perder?"

Al día siguiente, la amiga de Liz trajo a casa una colección de suplementos alimenticios, los cuales contenían importantes cantidades de nutrientes antioxidantes tales como vitamina E, vitamina C así como betacaroteno, que protegen el cuerpo contra los efectos dañinos de la oxidación. Liz los ingirió entusiasmada junto con dos bebidas alimenticias. Para mi sorpresa, en tres días se sentía mucho mejor y yo estaba muy feliz, aunque un poco confundido pues, conforme avanzaba el tiempo, Liz tenía más energía y se sentía más fortalecida, a tal punto que comenzó a acostarse más tarde. Después de tres semanas de estar tomando continuamente sus pastillas y sus bebidas, Liz se sintió tan bien que dejó de tomar los esteroides y los tratamientos con nebulizadores.

Tres meses pasaron trayendo consigo una mejoría gradual sin ningún retroceso en la salud de Liz. Estaba más fuerte que lo que había estado en años y se desprendía de ella una nueva actitud hacia la vida. Vi nuevamente ese brillo en sus ojos cuando regresaba del entrenamiento o de cuidar a sus caballos. No solamente trabajaba en el establo, sino que ya no tuvo temor a las reacciones alérgicas hacia el heno, el moho y el polvo. En lugar de irse a dormir justo después de la cena, empezó a acostarse hasta las 11:00 o 12:00 de la noche y ya para entonces era yo quien tenía que irse a la cama antes que ella.

¿Qué fue lo que pasó? Estaba totalmente impresionado. Si no hubiera sido testigo de esta transformación, no lo hubiera creído. ¿Era acaso posible que unas "extrañas vitaminas" restauraran la salud de mi esposa cuando todo un equipo de expertos médicos y medicinas no lo lograron? No sólo los pulmones de Liz se recuperaron de la pulmonía, sino que también los síntomas de la fibromialgia disminuyeron drásticamente. Como no hay tratamiento médico para tratar esa enfermedad, ¿qué es lo que estaba pasando?, ¿fue acaso uno de esos misteriosos milagros de Dios o era que la salud de Liz se mejorara gracias a esos "horribles" suplementos alimenticios?

Como persona que posee una formación en ciencia médica pasé lógicamente a la etapa siguiente: hacer mi propia prueba clínica. Busqué en mis archivos los peores cinco casos de fibromialgia y les solicité a esos pacientes que vinieran a mi oficina (¡ahora sí que las cosas cambiaron, el médico llamando al paciente para fijar una cita!). Compartí con ellos la historia de Liz y les sugerí que pensaran en tomar suplementos alimenticios. Eso sí, les aclaré que no estaba seguro que ese "tratamiento alternativo" les ayudaría, pero que valdría la pena intentar.

Aquellas personas que sufrían los típicos padecimientos de la fibromialgia estaban tan desesperadas, que en cuanto les ofrecí esta alternativa, muy entusiasmadas decidieron probar. En un periodo de tres a seis meses, todos los pacientes sin excepción reportaron alguna mejoría aunque sin el mismo impacto que la de mi esposa. Sin embargo, se sintieron muy animados y tuvieron una nueva esperanza.

El caso de una de mis pacientes era realmente agudo. Buscó respuestas en la *Clínica Mayo* así como en otras dos clínicas de tratamiento del dolor, pero como ninguna de esas instituciones ofrece tratamiento específico para la fibromialgia, no encontró alivio alguno. Un año antes, el dolor fue tan intenso que intentó suicidarse. Después de haber probado las vitaminas llamó llorando a la casa dejando un mensaje en mi contestadora: "Dr. Strand, gracias por devolverme nuevamente mi vida."

A todo médico le gusta escuchar palabras como estas. ¿Pero qué es lo que estaba sucediendo en esos pacientes? Sabía que mi prueba clínica no sería suficiente para obtener una certeza científica acerca de los suplementos alimenticios, necesitaba realizar una investigación de manera más profunda.

Mi investigación acerca de los suplementos

Una semana después, en una librería, vi un libro del Dr. Kenneth Cooper llamado *The Antioxydant Revolution* (Thomas Nelson, 1994).[1] Siempre he admirado a este médico por su experiencia en el ejercicio aeróbico y la medicina preventiva. Ver este libro despertó mi curiosidad; quería conocer su opinión acerca de los antioxidantes. El Dr. Cooper explica un proceso llamado "estrés oxidativo" y afirma que es el que desencadena las enfermedades degenerativas crónicas, y es la causa principal de todos los problemas de salud de nuestros días. Devoré este libro.

Todos sabemos que el oxígeno es esencial para la vida. Sin embargo, este mismo elemento es esencialmente peligroso para nuestra existencia. A esta consideración se le llama la *paradoja del oxígeno*. La investigación científica ha confirmado con certeza y sin lugar a dudas que el estrés oxidativo, o las células dañadas por los radicales libres, es la raíz que causa más de setenta enfermedades crónicas degenerativas.[2] El mismo proceso que provoca que el hierro se oxide o que una manzana se torne color café cuando se parte, es el principal causante de enfermedades como la insuficiencia coronaria, el cáncer, el accidente cerebrovascular, la artritis, la esclerosis múltiple, el Alzheimer y la degeneración macular.

En este mismo instante nos estamos oxidando por dentro. Cada enfermedad degenerativa es el resultado de los efectos tóxicos del oxígeno. De hecho el estrés oxidativo es la principal teoría que respalda el proceso de envejecimiento. Además, todo un ejército de contaminantes que se encuentran en el aire, en los alimentos y en el agua atacan continuamente nuestro cuerpo. Más aún, nuestro estilo de vida caracterizado por estar continuamente ocupados nos perjudica. Si no contraatacamos, el resultado será la deterioración de las células y por ende la enfermedad. Es por esta razón que las verdades reveladas en este libro son tan importantes para nuestra salud.

El conocer más acerca del estrés oxidativo y la manera en que daña el cuerpo cambiaron totalmente mi perspectiva acerca de las enfermedades degenerativas crónicas. Por ejemplo, puede dañar el núcleo de la célula del ADN y con ello ser el villano que desencadena el cáncer. Esto representa una oportunidad para utilizar antioxidantes en la prevención del cáncer. Asimismo, el estrés oxidativo provoca artritis, esclerosis múltiple, lupus, degeneración macular, diabetes, la enfermedad de Parkinson así como la enfermedad de Crohn, y los suplementos alimenticios pueden combatir y controlar esas enfermedades.

En su libro, el Dr. Cooper hace alusión a algunos estudios realizados en pacientes que se entrenaban en su centro de ejercicio aeróbico en Dallas con la finalidad de explicar el "síndrome de entrenamiento excesivo". Curiosamente, el Dr. Cooper descubrió que algunos atletas, que se entrenaban intensamente, terminaban luchando con serias enfermedades crónicas. Todos ellos mostraron signos de estrés oxidativo y la lista de los síntomas relacionados era muy similar a la de los pacientes con fibromialgia.[3]

Empecé entonces a cuestionarme, *¿sería posible que el estrés oxidativo provocara la fibromialgia?*, *¿es por esta razón que mi esposa y varios de mis pacientes se están sintiendo mejor al tomar anti-oxidantes de alta calidad?*

Esto marcó el inicio de mi investigación sobre el "lado oscuro" del oxígeno. Me interesó mucho el trabajo del Dr. Cooper así como sus argumentos, y decidí entonces verificar los estudios de investigación citados en su libro. Así comencé mi búsqueda acerca de todo lo que podría encontrar sobre el estrés oxidativo en la literatura médica reconocida.

Tan sólo el año pasado, estudié más de 1 300 estudios médicos que incluyen la revisión paritaria, abordando todos el tema de los suplementos alimenticios y la manera en que afectan las enfermedades crónicas degenerativas. Son estudios a doble ciego y con pruebas placebo clínicamente controladas, los preferidos por los médicos. La mayor parte de estos estudios demuestran un beneficio significativo en la salud de los pacientes que toman el nivel óptimo de nutrimentos, el cual es mucho más elevado que las porciones diarias recomendadas.

Las vitaminas y usted

Cuando comprenda el daño tremendo del estrés oxidativo en la vida normal del cuerpo humano, se dará cuenta de la importancia de optimizar su propio sistema natural de defensa. Su salud y su vida dependen de ello. A través de mi investigación aprendí que la mejor defensa contra las enfermedades de nuestro cuerpo es nuestro sistema natural de antioxidantes y nuestro sistema inmunitario. Son mucho mejores que cualquier medicamento.

Después de mucho estudiar, llegué a la conclusión de que el uso de los suplementos nutricionales en los pacientes no es una medicina alternativa, sino complementaria. De hecho, puede representar la mejor medicina general porque realmente es preventiva. Al tomar suplementos alimenticios, no se erradica la enfermedad pero sí se fomenta una salud llena de energía.

Una vez que analicé los estudios de investigación médica, ya no tenía la menor duda que los pacientes que toman suplementos alimenticios de alta calidad tienen mayores beneficios que los que no los toman. Esto no quiere decir que cuando algún paciente presente algún problema de salud y yo le recomiende los suplementos esté curando la enfermedad. Lo único que estoy haciendo es que al facilitar al paciente la obtención de los nutrientes necesarios para su cuerpo, de acuerdo a los niveles demostrados por los estudios de investigación médica, se aporta un beneficio a la salud. A este enfoque de salud lo he llamado *nutrición celular*, el cual permite al cuerpo hacer lo que Dios intenta hacer.

Los casos que presento en este libro forman parte de los que traté en mi consultorio. He cambiado algunos nombres para proteger la identidad de mis pacientes y, al mismo tiempo, muchas de esas historias proceden de pacientes y amigos que quisieron compartirlas con usted. En esas historias descubrirá ejemplos de la vida real en los cuales apliqué los conceptos aquí mencionados.

Si usted está enfermo, anímese. La mayor parte de las historias son de personas que también habían perdido su salud. Con coraje y determinación continuaron buscando respuestas y después de probar los principios aquí presentados recuperaron su salud.

Liz es mi mejor estudio de caso. Por cierto, todavía conserva una buena salud, ¡aún estando casada con un médico! En lugar de pasar horas y horas en la cama y padeciendo dolor, lleva ahora la vida plena que soñaba. Tiene la energía suficiente para disfrutar siendo esposa y madre, así como para continuar diariamente con su pasión que es el entrenamiento y las actividades hípicas.

Con la finalidad de conocer más acerca de esta sorprendente forma de medicina alternativa, le invito a que continúe su lectura en las páginas que siguen.

CAPÍTULO 2

"Vivimos muy poco tiempo y fallecemos lentamente"

Conforme comenzamos el siglo XXI, médicos e investigadores de países industrializados como los Estados Unidos, brindan una mayor atención al sector salud y a la asistencia médica. Si echamos un vistazo al siglo pasado y comparamos las enfermedades de ese tiempo con las de este siglo, los resultados son realmente sorprendentes. A principios del año 1900, las personas fallecían a causa de las enfermedades *infecciosas*. Por ejemplo, en los Estados Unidos, la neumonía, la tuberculosis, la difteria y la influenza representaron las cuatro principales causas de muerte; y la esperanza de vida promedio era relativamente superior a los 43 años. Pero, gracias al descubrimiento de los antibióticos y a sus avances durante la segunda mitad del siglo XX, la muerte por enfermedades infecciosas disminuyó drásticamente, aún si en los años ochenta el SIDA tomó proporciones epidémicas.[1]

Al comenzar el siglo XXI, nos encontramos con personas que sufren y mueren debido a las llamadas *enfermedades degenerativas crónicas*, como por ejemplo la insuficiencia coronaria, el cáncer, los accidentes cerebrovasculares, la diabetes, la artritis, la degeneración macular, las cataratas, el Alzheimer, la enfermedad de Parkinson, la esclerosis múltiple, la artritis reumatoide, y la lista continúa.[2]

Aún si la esperanza de vida ha aumentado considerablemente con respecto al siglo pasado, estas enfermedades degenerativas han mermado enormemente nuestra calidad de vida. De hecho, como el doctor Myron Wentz lo mencionó en una de sus conferencias "vivimos muy poco tiempo y fallecemos lentamente". El doctor Wentz es un prominente inmunólogo y microbiólogo, quien me ayudó además a entender el serio peligro que representa el estrés oxidativo en nuestra salud y la importancia que tiene la nutrición celular.

13

Una llamada de alerta

Esperanza de vida

¿Cuánto años tiene pensado vivir? No tome en cuenta la calidad de vida (justo como lo hacen los estudios de investigación en longevidad) y piense en la manera en que los Estados Unidos se comparan a otras naciones industrializadas, tanto en materia de esperanza de vida como en atención médica. Uno de los principales indicadores utilizados para evaluar el sistema de salud de una nación es su tasa de mortalidad.

En lo que a esperanza de vida se refiere, en 1950, los Estados Unidos se colocaron en la posición número *17* de los 21 principales países industrializados en el mundo. Como es de suponerse, en ese tiempo se gastó mucho más dinero en atención médica que en cualquier otro país en el mundo. En 1998, se gastaron más de $ 1 000 millones de dólares, lo que equivale a 13,6% del Producto Nacional Bruto. Este monto representa más del doble gastado por el país que más se le asemeja.[3] Lo curioso es que se cuenta con todo tipo de instalaciones y equipos: los scanners para practicar las imágenes de resonancia magnética (IRM) y las tomografías computarizadas (TC); los aparatos para la angioplastia, la operación de puente coronario (*bypass*), la cirugía de reemplazo de cadera y rodilla, la quimioterapia, la radioterapia. Además, habrá que incluir todos los antibióticos, las técnicas quirúrgicas avanzadas, la cantidad de medicamentos novedosos, las unidades de cuidados intensivos. ¿Acaso todo ese equipo médico contribuyó a aumentar la esperanza de vida?

En 1990, al comparar los Estados Unidos con los mismos países desarrollados de hace cuarenta años, obtuvieron la posición número *18* en esperanza de vida.[4] A pesar de los miles de millones de dólares invertidos, este país es considerado como uno de los peores en este rubro. El sistema de asistencia médica que dice ser el mejor del mundo, es en realidad uno de los peores cuando observamos la cantidad de años que sus habitantes viven, o dejan de vivir.

Al principio de esta sección le pregunté por el número de años que espera vivir. Ahora veamos lo que van a ser sus últimos veinte años de vida. ¿Está obteniendo lo que está pagando con su dinero? No lo creo.

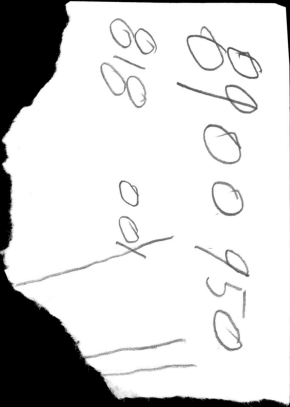

Calidad de vida

Puedo asegurarle que mis pacientes se preocupan más por la calidad de vida que tendrán, que por el número de años que han de vivir. ¿Y usted? El número de años que vivimos deja de ser lo más importante cuando hay que evaluar la atención médica. ¿Quién quiere vivir muchos años si no puede reconocer a los miembros de su propia familia porque tiene Alzheimer? ¿A quién le gustaría sufrir dolor en sus articulaciones o en la espalda a causa de una artritis degenerativa? En los Estados Unidos, por ejemplo, los habitantes padecen enfermedades tales como mal de Parkinson, degeneración macular, cáncer, accidentes cerebrovasculares y enfermedades del corazón, con una frecuencia sin precedente. Parece ser que hoy en día uno ya no muere de *viejo*.

Más de 60 millones de habitantes padecen alguna enfermedad cardiovascular (por ejemplo, del corazón o de los vasos sanguíneos); y más de 13,6 millones sufren de insuficiencia coronaria. Aún si en los últimos veinticinco años, el número de muertes ha disminuido, las enfermedades cardiovasculares siguen siendo la principal causa de muerte en esta población. Cada año, hay 1,5 millones de ataques al corazón, y aproximadamente la mitad o más de 700 mil casos son mortales. Lo triste es que casi la mitad de esas muertes ocurren una hora después del ataque y mucho antes de que el individuo llegue al hospital. En 30 % de los casos, el primer signo de un ataque al corazón es una muerte súbita.[5] Esto no da mucho tiempo para hacer algunos cambios en nuestro estilo de vida.

A pesar de la gran cantidad de dinero dedicada a la investigación del cáncer y a su tratamiento, esta enfermedad representa la segunda causa de muerte en los Estados Unidos. En 1995, 537 000 personas fallecieron por esta enfermedad y durante los últimos treinta años, este número ha ido en aumento.[6]

En los últimos veinticinco años, los Estados Unidos han dedicado más de $ 25 mil millones de dólares a la investigación del cáncer sin ver disminución alguna en el número relativo de personas que fallecen por esta causa. Los avances logrados en la batalla contra esa enfermedad se han debido al diagnóstico temprano de algunos tipos de cáncer, y no a la eficacia de los tratamientos.[7]

Mis pacientes con degeneración macular, una enfermedad crónica que afecta la vista, visitan a su oftalmólogo cada seis meses para obtener tan sólo una siguiente cita. Es tan frustrante ver que lo único que su médico puede hacer es constatar el progreso de su enfermedad. En algunos casos, el tratamiento con láser puede tener un efecto mínimo.

Si usted tiene algún familiar sufriendo de Alzheimer, estará al tanto que los tratamientos empleados son ineficaces. Ver a un papá o a una mamá perdiendo lenta y gradualmente toda función racional de la mente e irse quedando atrapado en su propio cuerpo, es extremadamente doloroso.

Es tiempo de regresar al pizarrón. Si nosotros los médicos somos realmente honestos con nosotros mismos, hemos de admitir que los tratamientos que ofrecemos a los pacientes para tratar las enfermedades arriba mencionadas, no representan la mejor opción. No podemos combatirlas como lo hicimos con las enfermedades infecciosas. Médicos y pacientes necesitamos buscar y determinar la manera en que ha de orientarse la atención médica de nuestros días.

Medicina preventiva

Me parece particularmente alarmante la actitud de algunos pacientes que hoy en día aceptan como inevitable padecer una o más enfermedades degenerativas crónicas, que además creen que la medicina moderna es su "salvadora" y que los medicamentos son la panacea. Lo triste es que una vez enfermos, descubren que esos tratamientos son ineficaces.

Conforme la generación de los *baby boomers* se aproxime a los 50 años, creo que habrá más individuos atentos y proactivos en su salud.

El mes pasado, uno de mis mejores amigos me dijo que quería vivir hasta el día en que se vaya a la tumba. ¿Ese es su deseo? El mío, ¡sí que lo es! Después de practicar la medicina por más de tres décadas, me alarman los síntomas de dolor y sufrimiento que esas enfermedades crónicas degenerativas pueden traer consigo.

Es la razón que me condujo a escribir este libro, y es por ello que recomiendo más la medicina preventiva que la medicina curativa que se utiliza una vez que la enfermedad se ha desencadenado. Pero antes, es necesario definir lo que quiero decir con *preventiva*.

La medicina preventiva tradicional (la detección temprana)

La comunidad médica está muy orgullosa de promover la prevención. ¿Alguna vez se ha detenido a pensar qué significa este concepto? Para los médicos la prevención consiste en recomendar a sus pacientes un chequeo físico de rutina que permita mantener la salud. Pero si analizamos un poco más detenidamente este enfoque, lo que intentan hacer es detectar la enfermedad lo *más tempranamente posible*. Piense en ello por un momento: los médicos practican el Papanicolaou, las mamografías, las pruebas de sangre así como los exámenes físicos de rutina, para ver si alguna enfermedad silenciosa se ha manifestado en sus pacientes. *¿Si es así, entonces qué es lo que se está previniendo?*

Por supuesto que mientras más pronto se identifique la enfermedad, es mucho mejor para el paciente. Sin embargo, he de poner un énfasis especial al tiempo y al esfuerzo tan limitados que los médicos o la comunidad médica brindan a los pacientes para enseñarles a *proteger* su salud. En otras palabras, los médicos se dedican a combatir la enfermedad y no se preocupan por educar a sus pacientes en la manera en que pueden vivir una vida saludable que les ayude primeramente a impedir el desarrollo de cualquier enfermedad degenerativa.

La verdadera medicina preventiva

Si hemos de utilizar el calificativo de preventivo, supongo que es porque ha de anticiparse a algo. En mi opinión, la verdadera medicina preventiva consiste en promover y brindar apoyo a los pacientes para que adopten un modo de vida enfocado en tres aspectos: comer saludablemente, practicar algún programa de ejercicio de manera constante y tomar suplementos alimenticios de alta calidad. Se podrá llamar verdadera prevención aquella en la que, antes que nada, se ayuda a los pacientes a evitar alguna de estas enfermedades degenerativas. ¿Se requiere el interés del paciente? ¡Por supuesto que sí! La mayor parte de la gente estará dispuesta a hacer cambios en su estilo de vida, sobre todo cuando haya entendido lo que está en juego.

Los ingredientes de una vida saludable

El ejercicio

Hemos olvidado a nuestro "anfitrión", nuestro cuerpo, una de nuestras mejores defensas contra las enfermedades. En mi opinión el Dr. Kenneth Cooper es uno de los principales médicos precursores del ejercicio dentro del campo de la medicina preventiva. Creó el término *aerobics* y comenzó la moda de este ejercicio a principios de los años setenta.

Hoy consideramos como verídico un hecho que tuvo que ser clínicamente comprobado hace tres décadas. Recuerdo que en esa época los médicos se reunían y discutían si sería bueno recomendar a los pacientes hacer o no ejercicio. El Dr. Cooper fue tenaz y compartió los beneficios que el ejercicio aporta a la salud del paciente. A finales de los años setenta, una gran parte de los médicos estuvieron de acuerdo con él y comenzaron a recomendar un programa de ejercicio moderado.

A principios de los años ochenta, el cirujano general de los Estados Unidos hizo un anuncio oficial, y mencionó los principales beneficios que se obtienen de un sencillo programa de ejercicios.[8] Los más importantes de ellos son:

- Pérdida de peso.
- Disminución de la presión arterial.
- Fortalecimiento de los huesos y menor probabilidad de sufrir osteoporosis.
- Incremento en los niveles del colesterol "bueno" HDL.
- Disminución en los niveles de colesterol "malo" LDL.
- Disminución en los niveles de triglicéridos (grasas).
- Mayor fuerza y coordinación, lo que disminuye el riesgo de caídas.
- Mejor sensibilidad a la insulina.
- Fortalecimiento del sistema inmunitario.
- Una mayor confianza en sí mismo y un sentimiento de bienestar.

Al leer esta lista, uno puede constatar las principales ventajas que se pueden obtener y si cualquier persona elije poner en marcha un programa de ejercicio moderado y constante, está tomando una importante decisión en la que se impedirá el desarrollo de diferentes enfermedades.

Una dieta saludable

¿Cuáles son sus hábitos alimenticios? Los médicos observan que los pacientes que comen una dieta baja en grasas – lo que implica comer como mínimo siete porciones de frutas y verduras diariamente – , gozan de una mejor salud, por ejemplo:

- Pérdida de peso.
- Menor probabilidad de desarrollar diabetes.
- Menor probabilidad de desarrollar enfermedades del corazón.
- Menor probabilidad de desarrollar casi todo tipo de cáncer.
- Menor probabilidad de desarrollar hipertensión arterial.
- Menor probabilidad de tener un alto nivel de colesterol.
- Fortalecimiento del sistema inmunitario.
- Mejor sensibilidad a la insulina.
- Mayor energía y mejor capacidad de concentración.

¡Seamos realistas: todos ganamos al adoptar una dieta saludable!

Suplementos alimenticios

Después de llevar a cabo mi trabajo de investigación en la literatura médica durante los últimos siete años, puedo asegurar que los suplementos alimenticios aportan grandes beneficios a la salud, aún si usted goza de buena salud. Algunos de ellos son:

- Fortalecimiento del sistema inmunitario.
- Fortalecimiento del sistema de defensa antioxidante.
- Menor probabilidad de insuficiencia cardiaca.
- Menor probabilidad de accidentes cardiovasculares.
- Menor probabilidad de cáncer.
- Menor probabilidad de desarrollar artritis, degeneración macular y cataratas.
- Mucho menor riesgo de desarrollar enfermedades como Alzhei-

mer, Parkinson, asma, obstrucción pulmonar y otras enfermedades degenerativas crónicas.
- La posibilidad de mejorar el curso de diversas enfermedades degenerativas.

¿Es posible que los pacientes que adoptan un programa de ejercicio constante, que comen saludablemente y toman suplementos alimenticios, mejoren su presión arterial, su diabetes y sus niveles de colesterol, a tal grado que lleguen a eliminar el consumo de algunos medicamentos? De acuerdo a la literatura médica, sí es posible.

Casi todos los médicos están de acuerdo en que antes de tratar cualquier enfermedad crónica con algún medicamento, es importante comenzar por algunos cambios en nuestro estilo de vida. Pero en la vida real observamos que muchos médicos, al estar escribiendo la prescripción médica, dan una muy breve explicación acerca de esos cambios. Varios dan por hecho que la mayor parte de los pacientes no cambiarán su estilo de vida, y que la única y verdadera "salvación" es la medicina que ellos prescriben. Cuando algún médico diagnostica una presión arterial alta, diabetes o un colesterol elevado, lo primero que hará será prescribir algún medicamento.

Brindemos a nuestros pacientes la libertad de elección

Durante los últimos siete u ocho años, el enfoque que he adoptado respecto a los medicamentos consiste en prescribirlos como un último recurso. Estoy agradablemente sorprendido al observar la cantidad de pacientes que muestran una gran voluntad de cooperar y que desean ser más proactivos con su salud, aún si hay pocas esperanzas de evitar tomar la medicina. No obstante, si hay algún paciente que no quiere cambiar, tendré que prescribírselos.

Hay que tomar en cuenta también a los pacientes que presentan un delicado estado de salud, con quienes he de comenzar enseguida con la medicación. Les ofreceré también la posibilidad de mejorar gradualmente su estado al adoptar cambios saludables en su estilo de vida, con la esperanza de que en algún momento puedan disminuir o cesar totalmente la medicina.

Todos sabemos acerca de los beneficios que obtenemos al adoptar un buen programa de ejercicio y una alimentación saludable. No obstante, muy pocas personas (por ejemplo los médicos) conocen el impacto que tienen los suplementos alimenticios. Yo fui una de esas personas. Sin embargo, un sinnúmero de estudios prueban que el adoptar una tríada compuesta por una sana alimentación, un programa de ejercicios constante y los suplementos de alta calidad, es el camino para proteger su salud y representa también la mejor opción para recuperarla.

La historia de David

Pasemos de la teoría a la práctica. "David" trabajó durante mucho tiempo como examinador para la obtención de licencias de manejo en el Estado de Utah dónde vivió con su esposa y sus hijos. David gozaba de una excelente salud y no tomaba medicamento alguno. Sin embargo, a principios de 1990, comenzó a resentir una gran debilidad en sus piernas, asociada a un gran cansancio. En la primavera de ese mismo año, caminaba con dificultad y de vez en cuando se caía. Consultó a diferentes médicos y finalmente un neurólogo le diagnosticó una enfermedad rara llamada *leucoencefalopatía*.

Estoy seguro de que David ha de haber estado estupefacto al escuchar el nombre de su enfermedad: "¿qué es eso?". El neurólogo le informó que era una enfermedad degenerativa progresiva de desmielinación del cerebro, muy similar a la esclerosis múltiple, para la cual no había tratamiento alguno. El médico informó a David que tenía muy pocas esperanzas de vida ya que la enfermedad avanza y deteriora el cuerpo hasta la muerte.

La noticia fue devastadora. David regresó a su casa ¡tan deprimido y al mismo tiempo tan impresionado por la noticia! Nunca antes había escuchado acerca de esta enfermedad y ahora le robaba su vida. De acuerdo a lo previsto por el médico, David se fue debilitando, comenzó a desarrollar vértigo, así como a perder el control de sus intestinos y de su vejiga. En la primavera de 1993, David estaba confinado a una silla de ruedas. En junio de 1995, el dolor en sus piernas era tan intenso que los médicos le prescribieron un tipo de morfina. Ya durante ese tiempo dependía totalmente de su esposa y de sus hijos. La vida que alguna vez tuvo, ya no era la misma.

En noviembre de 1995, el estado de salud de David empeoró debido a una gripe. Se debilitó aún más, y tanto sus manos como sus piernas se enfriaron de tal modo que parecía que ya no tenía circulación sanguínea. Los médicos dijeron a David y a su familia que no iba a recuperarse, y más aún, que no pasaría de una semana a dos debido al grado de avance de su enfermedad.

David estaba bajo el cuidado del Programa de hospicio, gracias al cual pudo quedarse en su casa, lugar dónde él quería estar. Él y su familia comenzaron a hacer los planes necesarios para preparar su funeral. Aún cuando dos años atrás ya se había hecho a la idea de su muerte, David lamentaba mucho tener que despedirse de todos sus seres queridos. El tiempo pasó y todo sucedió como los médicos lo habían pronosticado.

Sin embargo, de alguna manera inexplicable David vivió hasta la Navidad. Aún cuando no pudo levantarse de la cama, no murió.

Aproximadamente dos meses después, David decidió probar algunos suplementos alimenticios. Comenzó con un comprimido de antioxidante, otro de minerales y un poco de extracto de semilla de uva. Cinco días después, comenzó a dormir menos y a tener más energía. Semanas después de estarlos tomando, David pudo levantarse de la cama durante cortos periodos. Para el Día de las Madres, los hijos de David lo llevaron a la florería para que pudiera comprar, como cada año, los regalos de su esposa y de su mamá. Cada semana David se fue fortaleciendo más y más, y fue ganando nuevas esperanzas.

David recuerda estar viendo la película *El aceite de la vida* en el verano de 1996. El niño de la película, Lorenzo, tenía una enfermedad similar a la de David. Mientras la estaba viendo, David se asombró al descubrir que el elemento más importante en el tratamiento de Lorenzo, era el mismo que le estaba ayudando a combatir su enfermedad: el aceite de semilla de uva. David se dio cuenta que ese extracto podría ser el factor principal de su evidente restablecimiento. En ese momento decidió aumentar la dosis. Poco tiempo después supo que el aceite de semilla de uva era un potente antioxidante que podía ser fácilmente asimilado por el líquido del cerebro. Al aumentar la dosis y al consumirlo junto con sus otros antioxidantes y minerales, David se recuperó de una manera extraordinaria: el dolor en sus piernas comenzó a disminuir y poco después volvió a caminar. Cada semana, la fuerza de sus piernas aumentó de manera asombrosa. Aproximadamente dos meses después, David pudo ir nuevamente a la iglesia de dónde se había ausentado casi tres años. Caminaba con dificultad, pero caminaba.

El médico de David dejó de prescribirle la morfina y tomó nota de la recuperación de su paciente. Aún cuando no podía creerlo, no podía negarlo. La mayor alegría de David fue cuando pudo presentar nuevamente su examen de manejo y lo pasó. Después de esos años en los que era él quien hacía pasar el examen, ahora él mismo tuvo que presentarlo y obtuvo la posibilidad de manejar nuevamente.

David tiene todavía la enfermedad. Aún si no se ha curado, ahora es él quien la controla la enfermedad y no a la inversa. Todavía camina de manera particular, pero no le importa. Cada vez que veo a David, he de sonreír, pues ha sido muy satisfactorio observar su progreso.

Él es una de las razones por la que estoy de acuerdo con la utilización de la medicina nutricional, la cual promete mucho a todo paciente sea cual sea su estado de salud.

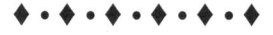

En este capítulo, hemos abordado el enfoque de los Estados Unidos en materia de salud. ¿Qué hay de su propio enfoque? ¿Teme envejecer? ¿Acepta la idea de que alguna enfermedad crónica se presente en el futuro? ¿Desea usted hacer los cambios necesarios en su estilo de vida para gozar de una buena salud? Creo que una vida de abundante actividad física no se termina a los cuarenta. Creo que cada año de nuestra vida puede ser el mejor. ¡Es tiempo de dejar de vivir poco tiempo y de morir lentamente! Pero primeramente, es importante que se prepare y conozca la guerra que se lleva a cabo en nuestro cuerpo. Eso es precisamente lo que abordaremos en los siguientes capítulos.

CAPÍTULO 3

La batalla interna

T ome asiento por un momento, cierre sus ojos y concéntrese en su respiración. Relaje su espalda y respire tan profundamente como pueda y lentamente deje salir el aire de sus pulmones. Repita este ejercicio una y otra vez. Respire como si estuviera inflando todo su cuerpo hasta la punta de sus dedos. Retenga su respiración por un momento y exhale lentamente. ¿Siente el bienestar que procura este ejercicio? El aire que entra en nuestros pulmones nos da vida. Cuando practicamos algún ejercicio aeróbico o cuando corremos, aceleramos nuestra respiración, nos vigorizamos y en ocasiones llegamos incluso a tener un sentimiento de euforia.

Siendo médico, me gusta imaginar lo que pasa al interior de mi cuerpo a nivel celular cada vez que el oxígeno entra a través de mi nariz y viaja por mis pulmones. La vida es un milagro intrincado en el que diversos tejidos se interrelacionan y ejemplo de ello es nuestra respiración. Lleno mis pulmones con aire fresco rico en oxígeno y sus moléculas atraviesan las finas paredes de los alvéolos pulmonares para dirigirse hacia la sangre. Ahí se prende de la hemoglobina de mi sangre y los latidos de mi corazón van a bombear esta nueva sangre oxigenada para llevarla hacia todas las partes de mi cuerpo. En ese momento, la hemoglobina liberará el oxígeno para que pueda entrar en las células, a las cuales dará vida y energía.

Dentro de cada célula de nuestro cuerpo hay un fogón que se llama *mitocondria*. Imagínese usted frente a una cálida fogata crepitante y cálida y la madera se quema tranquilamente sin mayor peligro. De repente, una chispa de ceniza sale del fuego, cae en su alfombra quemándola y hacién-dole un agujero. Una chispa no es una gran amenaza, pero sí lo sería si muchas de ellas saltaran mes tras mes y año tras año, pues tendría una alfombra hecha trapos.

De la misma manera, este organismo microscópico, la mitocondria que se encuentra al interior de la célula, convierte el oxígeno en electrones y crea así una forma de energía llamada ATP[1], produciendo un derivado de agua. En general, este proceso se lleva a cabo exitosamente en el 98% de los casos. Sin embargo, cuando esta acción se realiza para que el oxígeno de cuatro electrones se convierta en agua, es posible que las cosas no resulten como esperadas y se produzca en su lugar, un radical libre.

PROCESO DE TRANSFORMACIÓN DE OXÍGENO EN AGUA

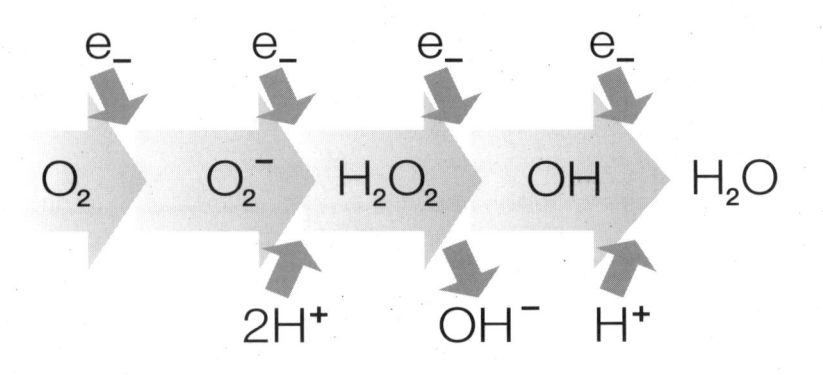

La ceniza de la fogata representa al radical libre y la alfombra representa su cuerpo. Cualquiera que sea la parte del cuerpo que esté más dañada por los radicales libres, esa será la primera en fatigarse y la que tendrá mayores probabilidades de originar alguna enfermedad degenerativa. Si por ejemplo fuera en los ojos, podría causar la degeneración macular o cataratas; si fuera en los vasos sanguíneos, podría ocasionar un paro cardiaco o un accidente cerebrovascular; si fuera en las articulaciones, podría provocar la artritis. Si fuera en el cerebro, podría producir el Alzheimer o el mal de Parkinson. Con el tiempo, nuestro cuerpo se asemejaría a aquella alfombra maltratada que estaba frente a la fogata.

Por un momento hemos imaginado el lado "maravilloso" del oxígeno y la vida que trae consigo (como el calor del fuego), pero no podemos olvidar la otra cara de la moneda, de la cual raramente se habla y que representa la decadencia violenta ocasionada por los radicales libres, llamada *estrés oxidativo*.

El estrés oxidativo es el principal responsable de casi todas las enfermedades degenerativas crónicas. Aún cuando se lleva a cabo en el interior de nuestro cuerpo, es mucho más fácil darse cuenta de su presencia cuando se presenta al exterior, en la piel. ¿Ha visto alguna fotografía de familia que reúna diferentes generaciones? Si observa detenidamente la piel de cada uno de sus integrantes, notará la clara diferencia entre las personas más jóvenes y las adultas. Esto se debe al estrés oxidativo en la piel, el cual se manifiesta de manera similar en el interior de nuestro organismo.

El lado oscuro del oxígeno

Como lo mencioné anteriormente, con la investigación bioquímica estamos aprendiendo que la causa principal de las enfermedades degenerativas, y muy posiblemente del proceso de envejecimiento, es el estrés oxidativo, el cual es incitado por los radicales libres.

De hecho, se ha probado químicamente que la acción violenta de estos radicales libres crea explosiones de luz. Si no se neutralizan rápida y oportunamente, provocan una reacción en cadena con consecuencias potencialmente graves. ¿Sabía usted que existe literalmente una guerra al interior de su cuerpo? Cada día, de manera silenciosa, la descomposición del oxígeno desencadena una especie de guerra vital. Podemos reconocerla al identificar los papeles específicos de cada uno de los fascinantes personajes que participan en el metabolismo de nuestro cuerpo:

- *El enemigo*: los radicales libres
- *Los aliados*: los antioxidantes
- *Detrás de la línea de defensa*: los nutrientes de apoyo, como el complejo B (B1, B2, B6, B12 y el ácido fólico) y minerales antioxidantes. Éstos actúan como fuentes de abastecimiento de combustible, municiones y alimento, y representan además los mecanismos que mantienen las máquinas en operación durante el combate.
- *El refuerzo enemigo*: todas aquellas situaciones que contribuyen al incremento de radicales libres producidos por el cuerpo, tales como los contaminantes en el aire, en la comida y en el agua; estrés excesivo, poco ejercicio, etc.

- MASH (*mobile army surgical hospital*): unidad de reparación de los radicales libres dañados.

Los radicales libres son principalmente moléculas de oxígeno o átomos que tienen por lo menos un electrón desapareado en su órbita. Durante el proceso de utilización de oxígeno en el metabolismo normal de la célula para crear energía (proceso llamado oxidación), se crean radicales libres activos los cuales tienen básicamente una carga eléctrica que desean aparearse a otro electrón de cualquier molécula o sustancia cercana. Tienen un movimiento tan violento que como lo mencioné anteriormente, han mostrado químicamente provocar estallidos de luz en el cuerpo. Si no se neutralizan de inmediato, pueden crear súbitamente más radicales libres o dañar la membrana de alguna célula, la pared de alguna vena, proteína o grasa; o incluso el núcleo de ADN de la célula.[2] La literatura científica y médica define este deterioro como estrés oxidativo.

Nuestros aliados los antioxidantes

Dios no nos dejó indefensos frente a la gran invasión de los radicales libres. De hecho, cuando observo la compleja interconexión que existe en nuestro mecanismo de defensa antioxidante, puedo apreciar cuán extraordinaria y maravillosamente fuimos creados. En realidad tenemos nuestro propio ejército de antioxidantes, los cuales son capaces de neutralizar a los radicales libres y derrotarlos. Los antioxidantes son como puertas de cristal o como rejillas protectoras que ponemos frente a la chimenea. Las chispas (en este caso los radicales libres) seguirán brincando pero, esta vez, la alfombra (en este caso su cuerpo) estará protegida.

Un antioxidante es cualquier sustancia que tiene la cualidad de liberar un electrón a un radical libre. Esto permite equilibrar los electrones no apareados y neutralizar al radical libre. Nuestro cuerpo tiene la habilidad de crear algunos de sus antioxidantes. De hecho, el cuerpo produce tres de los más importantes sistemas de defensa antioxidante que son el superóxido dismutasa, las catalasas y el glutatión peroxidasa. No importa que usted recuerde estos nombres, pero lo que sí importa retener es que contamos con un sistema de defensa natural antioxidante.

Sin embargo, nuestro cuerpo no produce todos los antioxidantes que requerimos. Los que faltan vienen de nuestros alimentos y como verá más adelante, de los suplementos alimenticios. Nuestro cuerpo no sufrirá daño alguno en la medida en que tengamos la cantidad suficiente de antioxidantes y que sea proporcional al número de radicales libres. Pero si la cantidad es inferior, entonces se generará el estrés oxidativo, y si esta situación se prolonga por un largo periodo de tiempo, mayor será la probabilidad de desarrollar alguna enfermedad degenerativa crónica y se empezará a perder la batalla interna.

El equilibrio es la clave para ganar este continuo enfrentamiento. Es necesario que tanto la ofensiva como la defensiva se encuentren al mismo nivel. Y para ganar, es mejor tener una cantidad superior de antioxidantes.

Gran parte de los antioxidantes los obtenemos de las frutas y verduras. Los más comunes son las vitaminas C, E, A, así como el betacaroteno. Podemos obtener muchos otros antioxidantes de nuestros alimentos como la coenzima Q10, el ácido alfa-lipoico y los pigmentos de bioflavonoides.

Es importante comprender que los antioxidantes trabajan en sinergia, lo que permite eliminar los radicales libres del cuerpo. Así como hay diferentes posiciones de defensa en el ejército, cada uno de estos antioxidantes tienen un papel específico y algunos de ellos tienen la cualidad de regenerar a otros antioxidantes para que puedan contrarrestar los efectos de más radicales libres. Por ejemplo, la vitamina C que es soluble en agua, es el mejor antioxidante para enfrentar a los radicales libres dentro de la sangre y del plasma. La vitamina E es soluble en grasa y es el mejor antioxidante dentro de la membrana celular. El glutatión es el mejor antioxidante al interior de la misma célula. El ácido alfa-lipoico trabaja dentro de la membrana celular y del plasma. La vitamina C y el ácido alfa-lipoico pueden regenerar tanto la vitamina E como el glutatión, lo que permite utilizarlos nuevamente.

¡Mientras mayor sea la cantidad de antioxidantes, cuánto mejor! Nuestro objetivo es tener antioxidantes suficientes para neutralizar el efecto de los radicales libres que producimos. Esto se puede llevar a cabo si se cuenta en todo momento con un ejército completo y balanceado de antioxidantes.

En la retaguardia

Cada ejército necesita un sistema de apoyo detrás de las líneas de batalla; ésto es crucial para el desenlace de la guerra. No es suficiente tener simplemente las cantidades adecuadas de antioxidantes (o soldados) dispuestos a neutralizar a los radicales libres que producimos. Si los soldados requieren llevar a cabo alguna guerra a su máxima capacidad, requieren un abastecimiento continuo formado de municiones, alimento, agua y ropa.

Cada vez que se encuentren enfrentando la amenaza de los radicales libres, los soldados antioxidantes necesitan la presencia de otros nutrientes en cantidades *suficientes* para cumplir con su deber. Necesitan suficientes minerales antioxidantes como cobre, zinc, manganeso y selenio, los cuales favorecen la función química de los antioxidantes para que cumplan con su trabajo eficazmente. Si no hay cantidades suficientes de estos minerales, el estrés oxidativo generalmente se manifestará.

Para que los antioxidantes puedan llevar a cabo las reacciones enzimáticas de manera adecuada, requieren de la presencia del complejo B. Éste representa el sistema de apoyo militar, como lo son los mecánicos u oficiales de suministro, los tanques de combustible, o los fabricantes de municiones. En nuestro caso, los más importantes son el ácido fólico, las vitaminas B1, B2, B6 y B12. Si queremos conservar la esperanza de ganar la batalla interna, necesitamos una buena provisión de minerales antioxidantes junto con el complejo B.

El campo de batalla es mucho más complicado de lo que he descrito, ya que el número de radicales libres no es constante. Su producción varía en función de nuestro metabolismo y de la disminución de oxígeno. Esto provoca que nuestro sistema de defensa desconozca el número exacto de radicales libres que tendrá que combatir en un determinado momento pues varios factores pueden aumentar la cantidad de radicales libres que producimos y que hemos de neutralizar.

¿Qué es lo que provoca que haya una cantidad de radicales libres superior a la que nuestro cuerpo pueda enfrentar? Esta pregunta me tomó horas y horas de investigación, pues tuve que tomar conocimiento de los diferentes tipos de radicales libres para hallar la respuesta. Identifiquemos ahora a los culpables.

¿Qué es lo que produce los radicales libres?

El ejercicio excesivo

En el libro *The Antioxidant Revolution*, el doctor Kenneth Cooper hace énfasis en que el ejercicio en exceso puede aumentar de manera significativa la cantidad de radicales libres en nuestro cuerpo. El doctor Cooper se preocupó cuando observó que varios fervientes deportistas morían de manera prematura por ataques al corazón, accidentes cerebrovasculares y cáncer. Eran individuos que en vida habían logrado correr entre treinta y cuarenta maratones además de largos y arduos entrenamientos.

Durante la etapa de investigación para la preparación de su libro, el doctor Cooper se dio cuenta del gran daño que provoca el practicar el ejercicio en exceso. Cuando nos ejercitamos de manera media o moderada, el número de radicales libres que usted y yo producimos se incrementa ligeramente. Pero cuando es en exceso, este número aumenta de manera exponencial sin poder cuantificarse.

The Antioxidant Revolution concluye alertando a los lectores que el ejercicio excesivo puede ser dañino para nuestra salud, especialmente si continuamos practicándolo por varios años. El Dr. Cooper recomienda a todo el mundo un programa de ejercicio moderado además de tomar suplementos antioxidantes. Para aquellos atletas profesionales que están sometidos a ejercicios agotadores, será necesario balancearlos con cantidades suficientes de antioxidantes.[3]

El estrés excesivo

Como con el ejercicio, una cantidad ligera a moderada de estrés emocional produce un ligero aumento de radicales libres. Pero el estrés excesivo provocará un incremento considerable de radicales libres, y con ello un mayor estrés oxidativo. ¿Se ha dado cuenta de que cuando uno se encuentra bajo una gran presión, generalmente se enferma? ¿Cuántas veces ha sabido de algún amigo cercano o de algún familiar que durante un largo periodo de tiempo vivió bajo un estrés intenso, y que tiempo después desarrolló cáncer o sufrió un primer ataque al corazón?

No tengo muchos pacientes que en su vida corran múltiples maratones, pero sí tengo muchos que se encuentran bajo un continuo nivel de estrés emocional. En mi práctica profesional, uno de los factores con el que trato frecuentemente es con ese tipo de estrés derivado de las presiones financieras, profesionales y personales. Una vez que comprenda la gravedad del estrés oxidativo, podrá darse cuenta de los efectos dañinos que tiene en su salud cada vez que atraviesa largos periodos de estrés emocional, y podrá entonces contraatacarlo.

La contaminación del aire

El medio ambiente tiene una gran influencia sobre la cantidad de radicales libres que nuestro cuerpo produce. Esta contaminación es la causa principal de estrés oxidativo en nuestros pulmones y en nuestro cuerpo. Cuando maneja en una gran ciudad, no sólo observa la densa nube, sino también la ingiere.

En el año de 1970, recuerdo que durante el tiempo en que fui estudiante de la escuela de medicina de la Universidad de Colorado, llevé a cabo mi servicio social en la unidad de neurología durante la mañana. Tenía que hacer mis turnos a partir de las 6:00 A.M. Antes de comenzar, caminaba hacia las ventabas que daban hacia el Oeste para admirar el amanecer y observar la luz del sol que se reflejaba en las Montañas Rocallosas. Enseguida realizaba mis turnos, los cuales duraban dos horas al día. Una vez que terminaba, y antes de irme a mi primera lectura clínica, regresaba rápidamente para ver una vez más ese maravilloso panorama. A mi gran sorpresa a esa hora ya no era posible ver las montañas. Lo único que podía ver era una línea blanca a través de una densa nube roja. Fue un cambio drástico que se llevó al cabo de dos horas, tiempo en que la gente se dirigió a su trabajo.

Los efectos del aire contaminado en la salud han provocado una gran preocupación pues este aire contiene ozono, bióxido de nitrógeno, bióxido de azufre así como numerosas moléculas de hidrocarburo; y todos ellos contienen grandes cantidades de radicales libres. Cuando usted está expuesto diariamente a estas toxinas, éstas tienen un serio efecto en su salud. De hecho, se ha señalado a la contaminación del aire como la causa del asma, de la bronquitis crónica, de los ataques al corazón e incluso del cáncer. Al comprender que el estrés oxidativo es la causa principal de todas estas enfermedades, podremos preparar una estrategia para protegernos de los efectos dañinos de la contaminación.

Además, es importante tomar en cuenta el impacto que este tipo de contaminación tiene en las personas que trabajan constantemente donde hay polvo mineral, como por ejemplo la fibra de asbesto. La incorporación de fibras de hierro en el asbesto puede provocar una mayor cantidad de radicales libres y si uno está en contacto continuo por un largo periodo de tiempo, se ha demostrado que es posible padecer cáncer de los pulmones y fibrosis pulmonar intersticial (una cicatrización seria en el pulmón). Hay también riesgos en otras profesiones: los agricultores están expuestos al polvo fino que se encuentra en sus establos y graneros; los trabajadores de la industria están expuestos a numerosos químicos así como al polvo fino en su área de trabajo.

Como puede constatar, la calidad del aire que respiramos es un tema de salud de gran importancia.

El humo del cigarro

Uno podría dar por hecho que el humo o los químicos representan día con día la mayor amenaza a nuestra salud. ¿Pero creería usted que la causa principal de estrés oxidativo en nuestro cuerpo es el humo del cigarrillo y de los puros? Así es, se ha demostrado que el tabaquismo aumenta las probabilidades de tener asma, enfisema, bronquitis crónica, cáncer del pulmón y enfermedades cardiovasculares. Todos estamos conscientes que el tabaquismo tiene repercusiones graves en nuestra salud, pero lo que es importante saber es la cantidad de estrés oxidativo que produce en nuestro cuerpo. El humo del cigarro contiene varios y diferentes tipos de toxinas y todas ellas aumentan la cantidad de radicales libres que aparecen tanto en nuestros pulmones como en el resto del cuerpo. Ningún otro hábito o adicción afecta de manera alarmante nuestra salud como este.

No conozco nada más adictivo que la nicotina. Cuando el Cirujano General de los Estados Unidos, el doctor C. Everett Koop, calificó al tabaquismo como una adicción más que un hábito, cambió nuestra manera de pensar.[4] ¿Cómo fue que lo logró? Informó al público acerca de las propiedades adictivas de la nicotina, de la cual las compañías tabacaleras tenían conocimiento desde hace aproximadamente medio siglo. Pruebas contundentes nos muestran que uno puede volverse adicto a la nicotina en el espacio de dos a tres semanas.[5] ¿Ahora entiende por qué es tan arduo dejar de fumar? He observado que es más difícil para los pacientes dejar de fumar que dejar de beber, y creo que el costo absurdo e inminente en nuestra salud es mucho más elevado que lo que podemos imaginar.

¿Y qué hay de los fumadores pasivos? La evidencia médica nos muestra que aquellos individuos que están continuamente expuestos al humo del cigarro corren el riesgo de sufrir asma, enfisema, ataques al corazón y hasta cáncer del pulmón.[6] Esta es la razón por la que muchas leyes restringen el humo del cigarro en lugares públicos.

¿Ha estado usted recientemente expuesto a un grupo de fumadores activos reunidos en algún rincón? Recuerdo que el mes pasado mi hija y yo regresábamos del colegio y tuve que parar en un pequeño pueblo para poner gasolina al auto. Cuando fui a pagar, seis habitantes del lugar estaban sentados alrededor de una pequeña mesa, todos fumando y tomando café. Recuerdo que cada vez que inhalaba, tosía y me sentía enfermo. Para las personas que no están acostumbradas al humo del cigarro, es más fácil reconocer sus efectos. Seguramente usted ha experimentado situaciones similares. No es difícil imaginar lo que puede suceder si usted está expuesto al humo del cigarro de manera continua, pues es seguro que tendrá un grave impacto en su salud.

La contaminación de nuestros alimentos y del agua

¿Tiene ganas de beber un vaso de agua? En 1988, el *U.S. Department of Public Health*, organismo responsable de la salud pública de los Estados Unidos, dio a conocer que 85% del agua potable en ese país estaba contaminada; y me es muy difícil creer que la situación haya mejorado desde entonces. Más de cinco mil tipos de diferentes químicos contaminan hoy en día nuestro abastecimiento de agua, y el hecho más aterrador es que las plantas de tratamiento de agua verifican en promedio solamente entre treinta o cuarenta de esos químicos. Además, los metales duros como el plomo, el cadmio y el aluminio, son los principales contaminantes de nuestros suministros de agua. En los Estados Unidos, más de 55 000 químicos en regla además de los 200 000 químicos ilegales se desechan en el agua en las plantas de tratamiento, viajando así por todo el país. Cuando bebemos esta agua contaminada, la producción de radicales libres aumenta considerablemente.[7]

Los estadounidenses han recurrido como nunca antes al consumo de agua embotellada, filtrada y destilada. Sin embargo, es importante saber que a excepción del agua destilada, usted no puede estar seguro de la calidad del agua que está bebiendo, y por la cual usted está pagando el precio, ya que es un mercado que no está regulado.

Después de la Segunda Guerra Mundial, más de 600 000 nuevos químicos han sido introducidos a nuestro medio ambiente y al menos de 1 000 de ellos son introducidos cada año. Los herbicidas, los pesticidas y los fungicidas son utilizados en la producción de gran parte de nuestros alimentos. La evidencia médica nos muestra que todos estos químicos provocan un aumento de estrés oxidativo cuando los consumimos. Algunos de ellos son más peligrosos que otros, pero todos ellos son dañinos. Estos químicos han permitido a la industria alimenticia producir el más grande abastecimiento de comida nunca antes visto. Pero, ¿cuál es el precio que nuestra salud tendrá que pagar?

Los rayos ultravioleta

Es bien sabido que la gente en general pasa dos tercios de su vida exponiendo su piel a los rayos del sol antes de llegar a los 20 años. Esto significa que usted, lector de este libro, ha probablemente expuesto su piel a los rayos dañinos del sol, los rayos ultravioleta.

Diversos estudios demuestran que la luz ultravioleta produce un mayor número de radicales libres en la piel[8], los cuales dañan el ADN de las células de nuestra piel y desencadenan el cáncer. Estos estudios son la mejor y clara evidencia de que el estrés oxidativo desencadena el cáncer.

La radiación ultravioleta tipo B es el principal culpable de las quemaduras de los rayos del sol, y ambos rayos –A y B– aumentan la producción de radicales libres en la piel y con ello el estrés oxidativo. Cuando usted aplica su crema bloqueadora con un factor de protección de 30 a 40, se está protegiendo principalmente de la luz ultravioleta tipo B. Esto le permite estar más tiempo bajo el sol porque no le está quemando. Sin embargo, estos bloqueadores carecen de protección contra los rayos ultravioleta tipo A, los cuales crean una cantidad enorme de radicales libres profundos en la piel. Esto puede explicar en parte, un aumento cinco veces mayor de casos de cáncer durante los últimos veinte años.

Recientemente, hemos visto en el mercado bloqueadores contra los rayos ultravioleta A y B. Seguramente este es el tipo de producto que quisiera comprar para proteger a sus hijos y a usted mismo contra las quemaduras y detener el avance de cáncer en la piel. Yo recomiendo a todo el mundo mantenerse alerta y examinar continuamente la piel, observar cualquier crecimiento o cambio en la pigmentación de los lunares.

Los medicamentos y la radiación

Cada medicamento que prescribo provoca estrés oxidativo en el cuerpo. Por ejemplo, los tratamientos quimioterapéuticos y la radioterapia crean principalmente estrés oxidativo en las células cancerígenas para poder deshacerse de ellas. Esta es la razón principal por la cual los pacientes consideran estas terapias difíciles de tolerar pues el incremento de estrés oxidativo daña también las células sanas.

Es importante tener en mente que cada medicamento es básicamente una sustancia extraña al cuerpo y que le es muy difícil metabolizarla y eliminarla. Esto requiere de un mayor esfuerzo en el proceso metabólico del hígado y de todo el cuerpo, lo cual contribuye al aumento de radicales libres y con ello la posibilidad de incrementar el estrés oxidativo.

El mundo industrializado del siglo veintiuno depende extremadamente de los medicamentos. En los Estados Unidos y en todo el mundo, se observa un alto consumo. Aún y cuando cada uno de ellos ha pasado por las pruebas necesarias para mostrar sus ventajas, existe un riesgo inherente. En los Estados Unidos, por ejemplo, una mala asimilación de medicamentos representa la cuarta causa principal de muerte. Es verdad, aún y cuando se trata de medicamentos debidamente prescritos y administrados, hay más de 100 000 muertes y más de 2 millones de hospitalizaciones al año.[9] Gran parte del riesgo inherente a los medicamentos se debe al serio estrés oxidativo que provocan.

◆ • ◆ • • ◆ • ◆ • ◆

Más de setenta enfermedades degenerativas crónicas son el resultado directo de los efectos "dañinos" del oxígeno. En otras palabras, la raíz de todas estas enfermedades es el estrés oxidativo. Hoy en día, la ciencia médica nos muestra que la causa principal de estas cada vez más temibles enfermedades, es el lado obscuro del oxígeno.

Si ha tenido la ocasión de reparar un auto viejo, habrá encontrado los efectos de la oxidación, la cual debilita uno de los materiales más resistentes sobre la Tierra: el metal. Como un auto abandonado en el campo, nuestro cuerpo comienza literalmente a oxidarse si no se protege. Cuando una pequeña corrosión se manifiesta en nuestro cuerpo, como un punto débil en el metal, la primera parte de nuestro cuerpo que se dañe va a determinar el tipo de enfermedad degenerativa que desarrollemos.

Felizmente, nuestro cuerpo no solo posee un extraordinario sistema de defensa contra la oxidación, sino también un sorprendente sistema de reparación. En el próximo capítulo se explica cómo esta unidad de reparación llamada MASH es capaz de subsanar las víctimas de la guerra que se está llevando a cabo en cada célula de nuestro cuerpo.

Segunda parte

GANANDO LA GUERRA INTERNA

CAPÍTULO 4

Nuestro sistema de reparación – la unidad MASH

C ada vez que se lleva a cabo una guerra, hay heridos. Lo mismo sucede en la guerra que se lleva a cabo en nuestro cuerpo. Aún cuando contamos con un sorprendente sistema antioxidante de defensa, el enemigo se introduce y daña los lípidos (las grasas), las proteínas, las paredes celulares, las paredes vasculares y hasta el núcleo de ADN de la célula. Hoy en día, varios centros de investigación han confirmado la existencia de sistemas de eliminación y de reparación que tratan todo tipo de proteínas, paredes celulares, lípidos y ADN que han sido oxidados (es decir dañados por los radicales libres). A grandes rasgos, nuestro cuerpo cuenta con un sofisticado y ultramoderno sistema de reparación, llamado unidad MASH.[1]

Cuando era un joven médico, había una gran probabilidad de que me llamaran para integrarme a la unidad MASH la cual atendía a los heridos de la guerra de Vietnam. Durante mi formación en la escuela médica de la Universidad del Colorado, la mayor parte de los residentes fueron a Vietnam y muchos de los médicos internos se incorporaron. Sin embargo, conforme el tiempo pasó y que yo terminé mi internado, la guerra ya casi había acabado y junto con ella el reclutamiento.

Aún cuando nunca estuve en la guerra de Vietnam, recuerdo la película original llamada $M*A*S*H$, la cual mostraba a los solados heridos que eran transportados en helicóptero. Todavía tengo muy presentes en mi mente aquellas escenas que mostraban la manera estresante y frenética en que se practicaban las cirugías para intentar salvar la vida de esos solados. ¿Sabía usted que este mismo suceso se lleva a cabo cotidianamente en nuestro cuerpo? Contamos con un complejo equipo de evaluación compuesto por enfermeras, anestesiólogos y cirujanos, que se encargan de reparar los daños causados por los radicales libres que nuestro cuerpo produce.

Al interior de nuestro cuerpo existe un sistema de reparación directo y otro indirecto. En realidad no sabemos mucho acerca del sistema directo, pero su existencia está documentada. La mayor parte de nuestro conocimiento se basa principalmente en el sistema indirecto.

En el campo de la salud médica, las enfermeras que reciben a los pacientes tienen como responsabilidad evaluar y determinar el estado en que llegan e identificar los casos críticos para que sean atendidos urgentemente por el médico. Diversos estudios han revelado que estas "enfermeras de evaluación" de nuestro cuerpo reconocen las partes de las células que están dañadas y luego las reparan.[2] El cuerpo no sólo va a poner parches en las células, sino que va a destruirlas completamente y luego las reconstruye a partir de los restos. ¿No cree usted que es un proceso realmente maravilloso? A partir de los aminoácidos reciclados, las proteínas dañadas se convertirán en nuevas proteínas. De la misma manera, el cuerpo repara las grasas alteradas así como el ADN. Es muy importante que entienda que el cuerpo tiene una gran capacidad de regeneración para curarse a sí mismo.

Corte angular del globo ocular

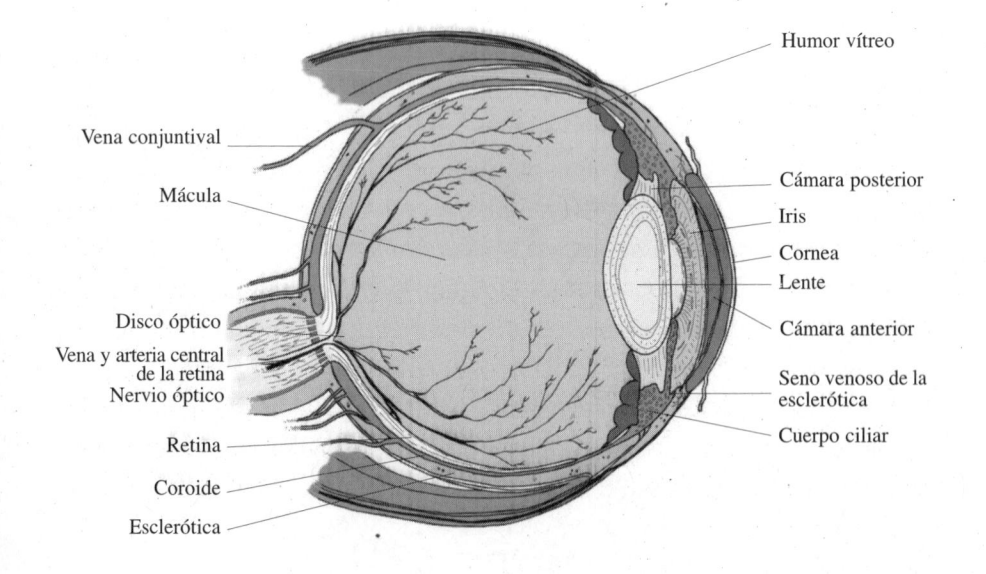

Humor vítreo

Vena conjuntival

Mácula

Cámara posterior

Iris

Cornea

Lente

Disco óptico

Vena y arteria central de la retina

Nervio óptico

Cámara anterior

Seno venoso de la esclerótica

Retina

Coroide

Esclerótica

Cuerpo ciliar

Conforme doy a conocer la naturaleza compleja de este sistema de reparación y las funciones de la célula, tengo la certeza de que su existencia no se debe a algún azar de la naturaleza. Durante mi primer año de formación en la escuela médica, estudié la anatomía y la función del ojo. Conforme fui observando su compleja estructura, me di cuenta de que este órgano no podía ser un resultado accidental, ni tampoco debido a una selección al azar. La retina misma está compuesta por doce capas intricadas y de miles de millones de células particularmente diseñadas. Los bastones y los conos de la retina van a buscar las ondas de luz y envían estos mensajes al cerebro. Este traduce los impulsos y crea nuestra visión viva, en movimiento, llena de color. Por un momento acérquese a la ventana más próxima y simplemente admire el maravilloso don de la vista. ¡No se trata de un accidente, sino más bien de una creación ingeniosa!

Ahora que estudio el fabuloso sistema inmunitario y el sorprendente sistema de defensa antioxidante, vienen a mi mente los mismos pensamientos que cuando estudié el ojo. No tengo la menor duda de que Dios es nuestro verdadero Sanador. Como David exclamó "¡Te alabo porque soy una creación admirable!".[3] Dios creó para nosotros una magnífica "vestimenta terrestre" para cuidarnos y protegernos. La *mejor* defensa contra las enfermedades degenerativas crónicas la proporciona nuestro propio cuerpo y no los medicamentos que prescribo.

Hoy en día los investigadores bioquímicos son capaces de estudiar el trabajo profundo y complejo de cada una de las células de nuestro cuerpo. La célula no es un simple cascarón compuesto a base de un gel espeso, como los primeros evolucionistas lo pensaron; en realidad la célula está compuesta por estructuras sofisticadas, códigos genéticos y sistemas de transporte que al crear sus reacciones bioquímicas, contribuyen a la vida.

Cuando observo mi pluma fuente, trato de imaginar que un poco de plástico, metal y tinta se sentaron juntos durante millones y millones de años y de repente, por casualidad, de manera accidental formaron esta pluma. Después pienso, *¡quizá alguien la creó!* El cuerpo humano es una creación extremadamente compleja y los secretos que vamos descubriendo nos revelan la manera en que trabaja y funciona, haciéndolo aún más extraordinario.

Los desastres de la guerra

A pesar de los estupendos sistemas de defensa y de reparación de nuestro cuerpo, los daños pueden ocurrir. El estrés oxidativo tiene la capacidad de pasar por encima de estos sistemas de protección, provocando así las enfermedades degenerativas crónicas. Durante los periodos de gran producción de radicales libres, los sistemas de defensa y de reparación pueden dejar de funcionar y les es muy difícil reparar las proteínas, grasas, membranas celulares y estructuras de ADN dañadas.

Cuando las proteínas no están correctamente reparadas, más adelante pueden causar problemas en el funcionamiento de las células. Los lípidos dañados pueden ocasionar que las membranas celulares se endurezcan; el colesterol oxidado origina el endurecimiento de las arterias y cuando las cadenas de ADN no están totalmente reparadas, es posible que se desencadene una mutación celular, la cual está relacionada con el cáncer y el envejecimiento.

En pocas palabras, cuando sobrecargamos nuestros sistemas de defensa y de reparación, es muy probable que hagamos mal a nuestro cuerpo y con ello se dé origen a alguna enfermedad degenerativa crónica. Desde hace varios años los investigadores bioquímicos se dieron cuenta de que si se calculara el número de células que mueren por causa del estrés oxidativo, podríamos morir rápidamente si las enzimas antioxidantes y sus componentes fueran nuestros únicos medios de protección.[4] Es por esta razón que es tan importante que fortalezcamos todos estos sistemas de defensa naturales.

Nuestra mejor defensa

Al estar fuera del Paraíso, nuestros alimentos y nuestro medio ambiente cambiaron completamente y en consecuencia, nuestro cuerpo se encuentra literalmente bajo un constante ataque. La contaminación del aire y del agua, los efectos a largo plazo del tabaquismo, así como un estilo de vida rápido, acelerado, bajo constante presión, añaden estrés a nuestro cuerpo. Incluso nuestro régimen alimenticio ha sido alterado. Nuestro abastecimiento alimenticio ha perdido considerablemente sus cualidades nutritivas. Por ejemplo, en 1970 los estadounidenses gastaban 6 mil millones de dólares en comida rápida y para el año 2000, esa cifra pasó a 110 mil millones. Hoy en día estas personas gastan mucho más en comida rápida que lo que invierten en educación superior, en la compra de computadoras personales, de programas computacionales o de autos nuevos. Incluso este monto es más elevado que la cantidad de dinero que se dedica a la compra de películas, libros, revistas, periódicos, videos y música, todo junto.[5]

Todos estos factores contribuyen a que haya radicales libres más activos y más dañinos que nunca. Complementar nuestro régimen alimenticio con medicina nutricional compuesta por antioxidantes, vitaminas y minerales, es la única manera de fortalecer nuestro sistema inmunitario y de defensa.

En un mundo contaminado como el nuestro, la medicina nutricional contribuye a proteger nuestra salud, ya que robustece los sistemas de defensa naturales que Dios creó. Cuando proporcionamos a nuestro cuerpo los niveles óptimos de nutrientes que requerimos, éste podrá funcionar como Dios lo tenía pensado.

Una vez que entienda el concepto de estrés oxidativo y el efecto de deterioración que tiene en nuestro cuerpo, querrá entonces contraatacarlo, querrá saber la forma en que se puede obtener cantidades suficientes de antioxidantes y nutrientes de refuerzo que requerimos para combatir el número de radicales libres que nuestro cuerpo produce.

Así es, es un concepto revolucionario para nuestra salud. Mientras más tiempo tengamos para prevenir o retrasar estas enfermedades crónicas degenerativas, podremos disfrutar más tiempo gozando de buena salud. Es cierto que vamos a morir algún día, a menos que el Señor venga antes, pero como mi amigo afirmó, yo también quiero vivir hasta que muera.

El objetivo es el equilibrio

Cuando era joven adolescente, el gobierno federal decidió sacar de la circulación una gran cantidad de monedas de plata. A partir de este momento todas ellas valían mucho más que las nuevas, y muchas personas y hombres de negocios comenzaron a comprarlas. Por supuesto que nosotros siendo jóvenes, juntos reunimos la mayor cantidad de monedas posible.

En mi caso, sucedió algo inesperado. Mi padre tenía una franquicia de la cadena *Dairy Queen*, y cada noche traía consigo una pila de monedas que yo tenía que envolver en rollos de papel. Con su permiso pude separar aquellas que eran de plata y tomarlas para venderlas.

Disfrutaba jalando la pesada puerta de madera de la ferretería que se encontraba en la avenida principal. El olor a viejo de la madera, a lustre y aceite me daban la bienvenida junto con la voz amable del señor Smalley que me decía: "¡Hola hijo, qué tal!" Cuando me vio llegar, trajo consigo una balanza para pesar mis monedas (él pagaba por peso), la cual era un modelo antiguo que tenía un platillo en cada brazo. El señor Smalley pesaba mis monedas en un platillo y ponía poco a poco las pesas en el otro hasta equilibrar el peso.

Recuerdo que retenía mi respiración todo emocionado al ver que agregaba más y más pesas para contrabalancear mis monedas. Conforme se iba acercando al peso, me miraba desde el filo de su gorra y me guiñaba el ojo. De repente decía "¡*Bingo*!" cuando llegaba al equilibrio y en ese momento me decía el monto de dinero que obtendría por todas esas monedas de plata.

Cuando se trata de estrés oxidativo, la clave reside en el equilibrio y la anécdota que acabo de compartirle es una analogía. Nuestro cuerpo trata de poner la cantidad necesaria de pesas (en nuestro caso de antioxidantes) en un platillo para poder balancearlas con las monedas de plata (en este caso los radicales libres). El cuerpo produce algunos antioxidantes, pero no son suficientes. Nuestros alimentos, particularmente las frutas y las verduras, nos proporcionaban generalmente los antioxidantes extras. Incluso las personas de hace una generación o dos, ingerían alimentos más completos, alimentos frescos que contenían una gran cantidad de antioxidantes que hoy en día ya no tienen. Actualmente, nuestro medio ambiente cuenta con una cantidad considerable de toxinas y si a eso le agregamos las cantidades mínimas de nutrientes en nuestros alimentos, los cuales están altamente procesados, nuestra balanza no está equilibrada, se inclina hacia el platillo de las monedas de plata (es decir, de radicales libres).

Necesitamos agregar a la balanza suplementos alimenticios para poder proveer a nuestro cuerpo la cantidad de antioxidantes que requiera. De hecho es mucho mejor que pese más para evitar tener estrés oxidativo.

Recuerde que sólo hay dos caras en una moneda: por un lado encontrará una cantidad de radicales libres que nuestro cuerpo requiere combatir, y por otro lado el sistema optimizado de reparación y de antioxidantes. En los capítulos que siguen, compartiré con usted lo que la evidencia médica nos enseña sobre la manera en que un individuo puede mejorar su sistema de defensa antioxidante al comer una dieta saludable, practicar ejercicio moderadamente e ingerir suplementos nutricionales de alta calidad. De igual forma le mostraré la manera en que nutrientes llamados "vigorizantes" (antioxidantes de alto calibre), pueden contribuir a recuperar su salud si ya la ha perdido.

Primeramente, déjeme presentarle a alguien que es testigo de lo poderosa que puede ser la medicina nutricional.

La historia de Evelyn

Justo cuando Evelyn se mudó con su familia a Spokane, Washington, tuvo un grave accidente automovilístico dejándola hospitalizada con múltiples lesiones. Su lado izquierdo se debilitó y quedó insensible, y los médicos estaban preocupados de que sufriera un accidente cerebrovascular. Después de pasar por exámenes muy difíciles, ella y su familia no sabían lo que pasaba, pues los médicos no lograban identificar el problema.

Aproximadamente seis meses después, tiempo durante el cual Evelyn consultó dieciocho médicos, le diagnosticaron esclerosis múltiple. Una de las principales causas del estrés oxidativo son las lesiones o las grandes intervenciones quirúrgicas. Por esta razón los médicos de Evelyn consideraron que su accidente desencadenó su enfermedad.

Evelyn trató de tomar la mejor actitud hacia el diagnóstico y se prometió que no dejaría que la enfermedad la derribara. Los médicos le recetaron un medicamento llamado *Betaseron* que es el que normalmente se utiliza para el tratamiento de la esclerosis múltiple. De hecho este medicamento proviene de un químico llamado interferón beta, el cual trata de reparar el sistema inmunitario. Es muy caro y muy difícil de asimilar. Cuando el cuerpo de Evelyn pudo por fin asimilarlo, se enfermó. Después de dos meses de tratamiento, informó a su familia y a los médicos que ya no quería seguirlo tomando. Su familia la entendió y la apoyó pues se dio cuenta que los efectos secundarios eran terribles y que no valía la pena continuarlo si no obtenía mejoría alguna.

"Estaba tan desolada y pasé varios días deprimida", recuerda Evelyn "podía quedarme mirando a través de mi ventana y preguntarme esas tristes preguntas: ¿Por qué yo? Y ¿por qué ahora? Llegué a pasar noches en vela deambulando por el pasillo de nuestra casa o bien lloraba sentada en la ventana de nuestra sala. Era el único momento en que podía estar a solas y que podía expresar mis más profundos sentimientos."

Evelyn asistió a grupos de ayuda junto con su esposo y sus hijos. Ella y su familia comenzaron a hacer algunos ajustes en su estilo de vida para poder alojarla y proporcionarle la ayuda que necesitaba. En algún momento Evelyn atravesó un periodo aún más difícil cuando supo que corría el riesgo de quedarse ciega súbitamente (uno de los síntomas de la enfermedad que llega a presentarse en algunas personas). "Me sentaba al pie de las camas de mis hijos" recuerda, "viéndolos dormir, memorizando sus caras, el color de su cabello, sus expresiones llenas de tranquilidad y así no olvidar cómo son. Escribí todo esto en mi diario y apunté todo aquello que pudiera recordarme a mis hijos. No hubo ni un solo día en que no aprovechara cada momento."

No tomó mucho tiempo para que el estado de salud de Evelyn empeorara. Durante los siguientes cuatro años, continuó a perder fuerza en ambas piernas y poco tiempo después en sus brazos y manos. Por un tiempo tuvo que usar un bastón de cuatro apoyos y después utilizar un andador. Lo más frustrante y desalentador fue cuando empezó a tener problemas de retención urinaria e intestinal. Esto no sólo la hizo sentir incómoda sino que comenzó a desarrollar varias infecciones en los intestinos y en los riñones. Llegó un momento en el que dependió totalmente de su familia, tanto en el aspecto físico como emocional.

A pesar de todo, la actitud de Evelyn fue sorprendente. Apenas podía moverse o ir a alguna parte con la ayuda de su andador o de su familia. Al ver su estado, sus amigos estaban tan impresionados que no podían disimularlo y Evelyn se daba cuenta. Pero a pesar de todo, no se rindió y para hacer frente a su enfermedad comenzó a tomar terapias físicas además de investigar y estudiar al respecto.

Evelyn tomó algunas terapias alternativas pero su estado siguió empeorando. Finalmente, después de cuatro años de haberle diagnosticado su enfermedad, decidió tomar suplementos nutricionales muy potentes con la finalidad de detener un poco el avance de su enfermedad. Comenzó a tomar unos antioxidantes y minerales junto con extracto de semilla de uva y un nutriente llamado *coenzima Q10*. En unas cuantas semanas Evelyn comenzó a sentirse mejor.

"Después de muchos años logré dormir toda la noche y despertar sintiéndome descansada," comentó. "Dejé de tomar una siesta durante el día y mis problemas en los riñones y en la vejiga disminuyeron. Comencé a tener un mayor nivel de resistencia. Recuperé además la fuerza en mis piernas y en mis brazos a un grado tal que podía bajar corriendo las escaleras para contestar el teléfono, lo que sorprendió enormemente a mis hijos. De hecho, llegué a impresionar a mi hija Tasha cuando brinqué la cuerda con ella. Por primera vez en mucho tiempo podía salir y caminar descalza en el jardín sintiendo la hierba en mis pies."

Conforme Evelyn continuaba tomando sus suplementos observó otras mejorías. Por ejemplo, antes del accidente sufría de palpitaciones cardiacas y tiempo después, se dio cuenta de que su corazón había recuperado sus palpitaciones normales. Cuando se encontró con su médico para ver la posibilidad de dejar de tomar *Norpace*, medicamento que le ayudaba contra la arritmia, hizo algunos exámenes y escribió en su expediente, "No más medicina." La vida de Evelyn cambió milagrosamente.

¿Qué sucedió? ¿Cómo fue que el estado de salud de Evelyn haya mejorado tanto? En el tiempo en que tomé el caso de Evelyn, no había visto a nadie con esa enfermedad y obtener esos resultados. Fui testigo de varios de mis pacientes que pasaban por periodos de recuperación, pero cuya fuerza y funciones corporales declinaban lentamente. La historia de Evelyn en cambio, marcaba la diferencia.

Al aplicar los principios que aprenderá en este libro, Evelyn pudo ganar la guerra interna. Comenzó a proveerse de cantidades suficientes de antioxidantes y de suplementos para restaurar el equilibrio en su cuerpo y poner bajo control el estrés oxidativo. Con eso pudo fortalecer su sistema inmune natural así como mejorar su sistema natural de reparación.

Me da mucho gusto informar que Evelyn continúa mejorando su estado de salud y ahora lleva una vida muy activa. Hace más de siete años que inició su programa nutricional. Todavía tiene la esclerosis múltiple y requiere de ciertos cuidados, pero aún así está viviendo su vida al máximo. Continúa yendo a sus grupos de ayuda, no tanto para su apoyo personal, sino más bien para poder brindar ayuda a otros.

Su neurólogo no sabe qué pensar de todo este milagroso cambio. Incluso recientemente solicitó que se le practicara una resonancia magnética en su cerebro. A su sorpresa, la placa blanca diagnosticada a causa de su enfermedad y que se había extendido a lo largo de su cerebro, disminuyó drásticamente. Esto significaba una sola cosa: una curación que tuvo lugar durante el tiempo en que ingirió sus suplementos. Generalmente este tipo de lesiones en el cerebro tienden a crecer y multiplicarse. El neurólogo de Evelyn estaba tan admirado que no pudo añadir nada más.

Esta es una clara evidencia de que el cuerpo puede sanarse por sí mismo cuando los nutrientes necesarios están disponibles en cantidades óptimas. La historia de Evelyn es meramente una ilustración de los beneficios que se obtienen al ganar la guerra interna.

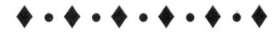

Ahora que entiende mejor el concepto de estrés oxidativo, es importante conocer de cerca cada una de las enfermedades degenerativas crónicas para saber de qué manera prevenirlas. Si usted ya padece alguna enfermedad degenerativa, descubrirá la forma de recuperar su salud. Descubrirá los maravillosos resultados que se pueden obtener a través de este nuevo concepto de medicina preventiva: la nutrición celular.

CAPÍTULO 5

Las enfermedades del corazón: enfermedades inflamatorias

E n nuestros días, es común escuchar acerca del problema serio que representa el colesterol en América. Como lo mencioné en el capítulo 2, las enfermedades del corazón representan en Estados Unidos la principal causa de muerte. Como yo, usted puede suponer que lo que las estadísticas y los medios masivos nos muestran es cierto: el colesterol es el causante de las enfermedades del corazón.

Si es así, probablemente se sorprenderá tanto como yo al saber que el colesterol no es el verdadero culpable de estas enfermedades, sino más bien la inflamación de los vasos sanguíneos. Los resultados de mi investigación realizada en los Estados Unidos, revelaron que ¡más de las mitad de los pacientes que sufrieron de un ataque al corazón tenían niveles de colesterol normales![1] ¿Y puede usted imaginar qué es lo que descubrí y que permite disminuir considerablemente o eliminar completamente la inflamación de los vasos sanguíneos? Así es, los suplementos alimenticios.

Se trata de un hallazgo totalmente novedoso que podrá contribuir en el tratamiento y en la prevención de los ataques al corazón. En lugar de concentrarse solamente en la disminución del nivel de colesterol, sólo necesitará comprender las diversas etapas a seguir para reducir la inflamación de sus arterias. Con este enfoque, usted podrá obtener enormes resultados y efectos significativos en la prevención y en el retroceso de las enfermedades del corazón.

¿Qué pasa con el colesterol?

¿Sabía usted que un nivel elevado de colesterol en la sangre no siempre fue considerado como un factor de riesgo en la insuficiencia coronaria y en los accidentes cerebrovasculares? En 1972, año en que comencé a practicar la medicina, considerábamos como normal cualquier nivel de colesterol inferior a 320 mg/dl. Recuerdo claramente decir a los pacientes que presentaban niveles de 280 a 310 mg/dl, que no era necesario preocuparse porque sus niveles de colesterol eran normales.

A finales de los años setenta se dio a conocer que mientras más elevado era el nivel de colesterol, mayor era el riesgo de provocar un ataque al corazón o un accidente cerebrovascular. Este enfoque se basó en los estudios de Framingham, los cuales se llevaron a cabo en la población que lleva el mismo nombre y que se encuentra en el estado de Massachussets. En aquel entonces, los científicos observaron una correlación directa entre los elevados niveles de colesterol y los ataques al corazón. A partir de ese estudio se consideró que los niveles superiores a 200 mg/dl eran anormales, mientras que en los superiores a 240 mg/dl el paciente correría alto riesgo de sufrir un ataque al corazón.[2]

A principios de los años ochenta, se dio a conocer a los médicos que no todo el colesterol era malo. Se nos enseñó que las lipoproteínas de alta densidad, conocidas como el colesterol HDL, son benéficas y que mientras más elevadas sean, es mejor. Por el contrario, las lipoproteínas de baja densidad, conocidas como colesterol LDL, son dañinas porque acumulan el colesterol a lo largo de las paredes arteriales, formando una placa y estrechando las arterias. En cambio, el colesterol HDL circula y limpia la arteria.

A partir de este descubrimiento, comenzamos a verificar además de los niveles de colesterol, los equivalentes al HDL y al LDL. Calculamos la proporción dividiendo el colesterol total entre el colesterol HDL y mientras menor sea el resultado, es mucho mejor para el paciente, sobre todo si se presenta alguna enfermedad del corazón. En la actualidad, es una práctica común verificar los niveles de ambos tipos de colesterol. Estamos plenamente concientes de la importancia del colesterol y de los efectos nocivos del colesterol LDL.

Lo que hasta ahora les he compartido es un conocimiento más o menos generalizado, conocido por bastantes personas. Ahora bien, ¿está usted listo para aprender el aspecto menos conocido de esto?

En realidad el colesterol LDL no es tan malo. Dios no cometió un ror al crearlo. El colesterol LDL original producido naturalmente por el o es benéfico. De hecho es esencial para la construcción óptima de las membranas celulares, de otros componentes de la célula así como de varias hormonas que nuestro cuerpo necesita. No podemos vivir sin él y si no obtenemos de nuestra alimentación la cantidad que requerimos, nuestro cuerpo se encargará de elaborarlo.

Los problemas comienzan cuando los radicales libres alteran u oxidan el colesterol LDL, y una vez que ha sido modificado se vuelve realmente dañino. En uno de los ejemplares del *New England Journal of Medicine* del año 1989, el Dr. Daniel Steinberg planteó que si los pacientes tenían cantidades suficientes de antioxidantes en su cuerpo para acabar con la oxidación, el colesterol LDL no sería dañino.[3]

Desde ese entonces, la teoría del Dr. Steinberg ha sido dada a conocer y miles de estudios se han realizado con la finalidad de apoyarla o invalidarla. Por lo pronto los científicos y los investigadores la recibieron de manera muy positiva, sobre todo si tomamos en cuenta que de los 1,5 millones de ataques al corazón que se presentarán este año en los Estados Unidos, casi la mitad provendrán de pacientes de menos de 65 años.[4] Todos hemos sabido de algún amigo o familiar que parecía estar en excelente salud y que súbitamente murió de un ataque al corazón. Si la teoría del Dr. Steinberg fuera verdad, se daría entrada a toda una importante gama de protocolos para el tratamiento y la medicina preventiva.

En 1997, el Dr. Marco Díaz realizó un extraordinario trabajo de revisión de todos los estudios divulgados en las principales publicaciones médicas desde el momento en que el Dr. Steinberg presentó su teoría. Díaz concluyó que los pacientes con altos niveles de antioxidantes en su cuerpo, tenían sin duda alguna, mucho menores posibilidades de padecer insuficiencia coronaria.[5]

Durante ese mismo tiempo, se llevaron a cabo algunos estudios en animales que confirmaron la teoría del Dr. Steinberg.[6] Los antioxidantes y los nutrientes de apoyo se han convertido en una nueva esperanza en la guerra contra la primera causa de muerte: las enfermedades del corazón.

El origen de la reacción inflamatoria

El colesterol LDL no es el único responsable de la inflamación de las paredes arteriales. Algunas otras causas son también la *homocisteína* (que abordaremos en el capítulo 6), así como los radicales libres provocados por el humo del cigarro, la hipertensión, los alimentos grasos y la diabetes.

La inflamación en nuestras arterias es similar a la que puede manifestarse en otras partes del cuerpo. Trataré de explicar este proceso en términos que le permitan entender mejor lo que pasa a nivel celular. No se detenga tratando de entender hasta el más mínimo detalle (no se sienta mal si no entiende todo; ésto es difícil aún para muchos médicos). Posteriormente, le explicaré la mejor manera en que puede protegerse de este ataque – verá que es realmente sencillo.

Cuando observa el corte de una arteria normal (Figura 1) mire solamente la primera capa de células llamada *endotelio,* un fino tejido que cubre la arteria. Voy a enfocarme únicamente en esta capa de células así como en el área que está justo debajo de este recubrimiento llamado *espacio subendotelial* (Figura 2).

La reacción inflamatoria está compuesta por cuatro fases:

Fase 1: El ataque inicial al endotelio

El endotelio es un tejido extremadamente delicado y vulnerable a la más mínima irritación. Casi todos los investigadores científicos están de acuerdo en que el endurecimiento de las arterias comienza cuando el estrés oxidativo daña o irrita cualquiera de las células que forman esta capa.

El colesterol LDL oxidado, la homocisteína y la cantidad excesiva de radicales libres provocan un estrés oxidativo que daña el endotelio. Esto sucede cuando el colesterol LDL original llega a atravesar el recubrimiento de la arteria (llamado espacio subendotelial) donde se oxida. Es ahí donde precisamente este colesterol comienza a irritar el recubrimiento de la arteria.

Fase 2: La reacción inflamatoria

Nuestro cuerpo está dotado de un sistema de defensa diseñado para proteger al endotelio de la arteria. En caso de alguna lesión, nuestro cuerpo reacciona y envía leucocitos (generalmente monocitos) con la finalidad de eliminar al peligroso colesterol LDL oxidado. El sistema de defensa de monocitos elimina al enemigo tratando de disminuir al máximo la irritación al endotelio. Si la reacción es positiva, el problema termina ahí y el tejido de la arteria será reparado. Pero esto no es lo que generalmente sucede.

Figura 1 – Arteria normal

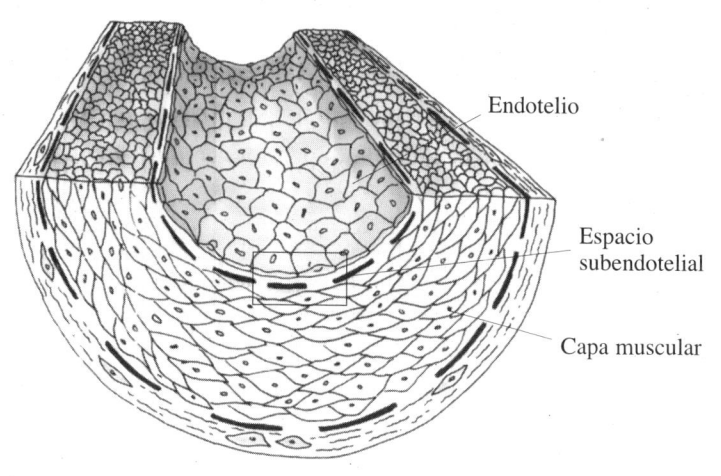

La superficie interna de la arteria está compuesta por una sola y delicada capa de células llamada endotelio, y la parte que la cubre es la capa muscular. Entre el endotelio y la capa muscular se encuentra el espacio subendotelial. Es justamente aquí que el daño comienza.

Figura 2 – Oxidatión del colesterol LDL

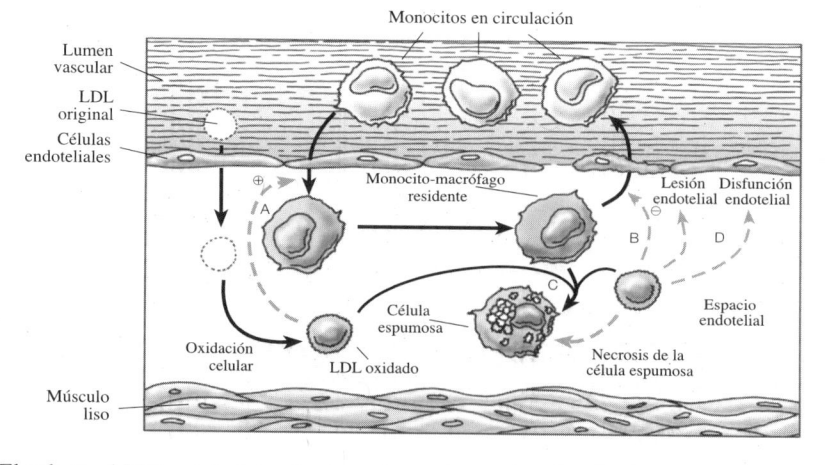

El colesterol LDL original queda atrapado en el espacio subendotelial y si no cuenta con una cantidad suficiente de antioxidantes, puede fácilmente oxidarse. Cuando este colesterol se oxida, será enseguida "devorado" fácilmente por el leucocito llamado monocito hasta que éste se llene totalmente de grasa. Recuerde, esto sucede únicamente cuando el colesterol LDL está oxidado. Una vez que este monocito está lleno de colesterol LDL oxidado, se convierte en una célula espumosa, la cual daña el recubrimiento liso de la arteria y crea a su vez estrés oxidativo en esta área. Esto provoca una disfunción y una lesión del endotelio, dando así comienzo al proceso de endurecimiento de las arterias.

Imagínese que un monocito es una camioneta de color blanco. Conforme va haciendo su recorrido, pasa a buscar a los niños y los lleva a su destino. Como su cupo está limitado a su capacidad, sólo transportará al número de niños que puedan ir correctamente sentados con su cinturón de seguridad. Lo mismo sucede con el monocito. Cuando estamos bien de salud, los monocitos se pasean rápidamente y van a buscar al colesterol LDL original, dejando el excedente. Justo como la camioneta, los monocitos transportan cada vez una cierta cantidad del colesterol LDL original. A esto se le conoce como el *mecanismo natural de retroalimentación.*

Cuando el colesterol LDL se oxida, sus partículas ya no son pequeños niños indefensos, sino por el contrario, representan una amenaza para el cuerpo, ya que los monocitos van a buscarlos de una manera totalmente diferente. Los monocitos continúan reuniendo a las células "delincuentes" de colesterol LDL, pero esta vez no las dejan salir. Es como si una banda de jóvenes obesos subieran de manera desordenada a la camioneta por la puerta trasera, sin que el conductor tuviera control alguno en el número de pasajeros. Si ésto sucediera, la camioneta se inmovilizaría, provocando un embotellamiento.

Cuando el monocito se encuentra con el colesterol malo, se enfrenta a un problema difícil de resolver, pues en este caso no existe ningún mecanismo de retroalimentación; el monocito está tan lleno de colesterol oxidado LDL (grasa) que se convierte en una célula espumosa. Si trata de imaginarla, es como una pelota llena de grasa, la cual se adhiere al recubrimiento de la arteria y en algún momento dado, comienza a dañar y a endurecer las arterias. A este fenómeno se le llama *placa del ateroma.*

La placa del ateroma es una lesión inflamatoria y se trata del primer síntoma de la enfermedad llamada *ateroesclerosis.* Si este proceso se detuviera aquí, el cuerpo tendría al menos la oportunidad de corregirlo, pero no es el caso ya que, como en cualquier guerra, hay daños colaterales. Al intentar sanar la fina y delicada capa de células que cubre nuestras arterias, se le daña aún más, se crea mayor inflamación, se atraen más monocitos y se oxida el colesterol LDL original. Esto origina una reacción inflamatoria crónica en el área del recubrimiento de nuestras arterias.

Fase 3: Reacción inflamatoria crónica

La inflamación crónica es la responsable de los ataques del corazón, de los accidentes cerebrovasculares, de la enfermedad arterial periférica y del aneurisma. Todas estas enfermedades en su conjunto, están clasificadas como enfermedades cardiovasculares (enfermedades que están relacionadas con las arterias de nuestro cuerpo). Cuando la inflamación de las arterias continúa, la placa del ateroma comienza a cambiar. No sólo la inflamación atrae más leucocitos (en su mayoría monocitos), sino que además se siguen llenando de más colesterol LDL oxidado, construyendo una placa mucho más gruesa e iniciando con ello el proceso de endurecimiento de las arterias.

Esta inflamación crónica provoca que el músculo liso de la arteria se vuelva más grueso a través de un proceso llamado *proliferación*, aumentando gradualmente el número células adiposas del músculo y apretando al mismo tiempo la arteria. Ver la Figura 3.

Todo este proceso se convierte en un círculo vicioso pues no sólo se lleva a cabo la construcción de una placa más gruesa sino que también se va estrechando la arteria. Normalmente, la capa del endotelio funciona correctamente cada vez que secreta una sustancia importante llamada *óxido*

Figura 3 – Arteria bloqueada

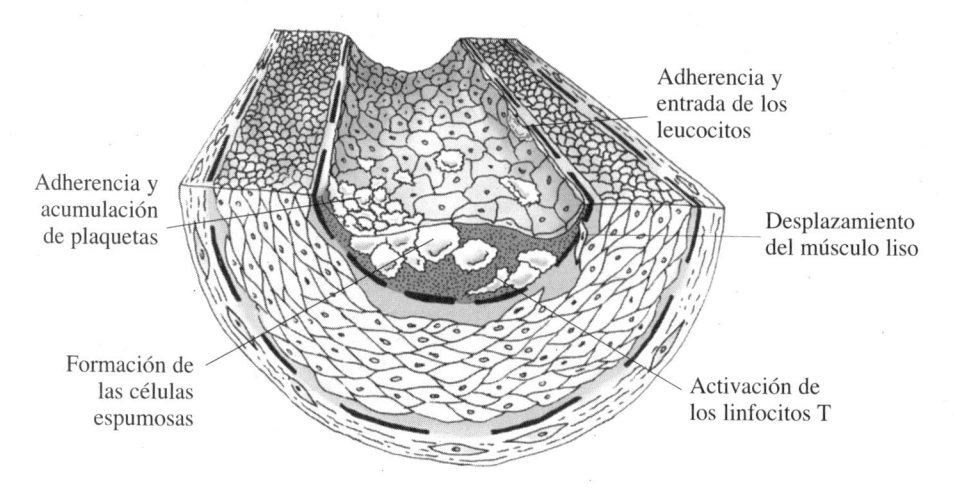

Adherencia y entrada de los leucocitos

Adherencia y acumulación de plaquetas

Desplazamiento del músculo liso

Formación de las células espumosas

Activación de los linfocitos T

nitroso. Sin embargo, durante la reacción inflamatoria esta secreción queda bloqueada en el endotelio haciendo que éste último no funcione adecuadamente. Ésto origina que las plaquetas se adhieran a la placa y que la arteria alrededor de la placa se espasme.

Las células espumosas comienzan a acumularse atrayendo más monocitos, los cuales se convierten a su vez en células espumosas. Por su lado, el músculo liso empieza a crecer y a extenderse rápidamente, desplazándose dentro de esta área; el lumen de la arteria comienza a reducirse. El tejido de la arteria deja de funcionar correctamente y ésta se estrecha cada vez más debido a los espasmos y a la adherencia de las plaquetas.

Fase 4: La ruptura de la placa

En 50 % de los casos de ataques del corazón, la etapa final consiste en la ruptura de una de las placas y la formación de un coágulo alrededor de la placa rota. En este caso la arteria se cierra firmemente de manera abrupta, y obstruye así la circulación de la sangre hacia el corazón. Las placas más peligrosas son aquellas que son imperceptibles, tan pequeñas que no tienen impacto alguno en el estrechamiento de la arteria – esto dificulta la detección temprana de la enfermedad del corazón porque no es posible identificar con anticipación la ruptura de la placa. (Ahora puede entender mejor porqué esta enfermedad es tan silenciosa e insospechada; justo ocurre cuando se lleva a cabo el rompimiento de la placa que bloquea la arteria). De igual forma, el estrés oxidativo puede ocasionar el cierre de estas placas y más adelante puede romperse.

Las arterias pueden seguirse estrechando hasta que se cierren (y dejen de funcionar). ¿Ha sabido usted de algún amigo o familiar que haya pasado por una angiografía en sus arterias para determinar si padece de un estrechamiento severo de una o varias arterias coronarias? Estos pacientes han sufrido generalmente de dolores en el pecho o lo que los médicos llaman *angina de pecho*. En ocasiones como estas, los médicos abren los vasos vía la angioplastia (inflando las arterias), o practican una cirugía de derivación vascular.

Si usted siguiera a un cardiólogo o un cirujano cardiovascular durante toda su jornada en el hospital, se daría cuenta que la mayor parte de su tiempo la dedican a "apagar los incendios". Generalmente darán atención a los pacientes que están en la etapa final del proceso de inflamación y hacen todo lo humanamente posible para salvarles la vida. A esas alturas no queda mucho tiempo para enseñar a estos pacientes acerca de los cambios de vida necesarios para atrasar o hacer retroceder esta enfermedad tan devastadora, y evitar en el futuro una nueva consulta médica.

La verdadera prevención: lo que dice la investigación

La buena noticia es que los antioxidantes y los suplementos vigorizantes pueden eliminar o reducir considerablemente todo aquello que provoque la inflamación en las arterias. Cientos de estudios clínicos que han estudiado las enfermedades del corazón, reportan que hay un beneficio significativo al utilizar los suplementos alimenticios. Ahora veamos la manera en que cada uno de ellos contribuye al retroceso o a la prevención de esta reacción inflamatoria.

Vitamina E

La vitamina E es el más importante antioxidante que obstaculiza el proceso de endurecimiento de las arterias. Si puede proveer esta defensa tan poderosa es porque es liposoluble haciéndolo el más eficaz en la membrana celular. La vitamina E se incorpora por sí misma al colesterol LDL y mientras más altos sean sus niveles dentro de la membrana celular, será más difícil que el colesterol LDL se modifique o se oxide. La vitamina E acompañará al colesterol LDL a donde quiera que vaya.

Como lo indiqué anteriormente, es importante entender que el colesterol LDL se oxidará únicamente cuando atraviese el tejido fino y se encuentre dentro del espacio subendotelial. Hoy en día, los investigadores consideran que el alto contenido de antioxidantes en el plasma o en la sangre no tiene repercusión en la arteria. En el espacio subendotelial, las células más cercanas ofrecen muy poca protección antioxidante. Si el contenido de vitamina E es elevado en el colesterol LDL, éste quedará protegido contra la oxidación aún si atraviesa el espacio subendotelial.

Recuerde que los leucocitos, en este caso los monocitos, van a buscar y dejar al colesterol LDL original para que éste no se acumule. Al evitar que el colesterol LDL sea alterado, se podrá prevenir la inflamación desde un principio.

Vitamina C

Estudios recientes muestran que la vitamina C es el mejor antioxidante en el plasma o fluido de la sangre porque es hidrosoluble. El tomar suplementos de vitamina C ha demostrado conservar y proteger la función del endotelio.[7] Recuerde, la disfunción endotelial está al centro del proceso inflamatorio. Como el principal objetivo es mantener en buen estado el delicado tejido de la arteria, muchos estudios publicados consideran que un suplemento de vitamina C ayuda a prevenir o a reducir las enfermedades cardiovasculares.[8]

Se ha comprobado que la vitamina C es muy eficaz para proteger al colesterol LDL de la oxidación tanto en el plasma como en el espacio subendotelial.[9] Además, tiene la capacidad de regenerar tanto a la vitamina E como al glutatión intracelular pudiéndose reutilizar una y otra vez.

Glutatión

El glutatión es el antioxidante intracelular más poderoso que habita dentro de cada célula. Si se comparan las arterias de una persona sana con las de un paciente que sufre de insuficiencia coronaria, este último presenta niveles muy bajos de glutatión en sus células. El glutatión es un antioxidante vital porque se encuentra dentro de cada célula que rodea el espacio subendotelial. Al ingerir suplementos que permiten a la célula producir más glutatión (como el selenio, la vitamina B12, la niacina y la N-acetilcisteína), usted estará mejorando todo el sistema de defensa antioxidante del cuerpo.

Bioflavonoides

Las frutas y las verduras que consumimos contienen miles de bioflavonoides. He aquí una regla de oro: mientras más variado sea el color de sus frutas y verduras, usted obtendrá una mayor diversidad de bioflavonoides. Estos antioxidantes son extremadamente poderosos, pues tienen propiedades antialérgicas y antiinflamatorias. Por ejemplo, las uvas y el vino tinto contienen un ingrediente llamado *polifenol*, el cual ha demostrado reducir la formación de colesterol LDL oxidado y ayuda a proteger el buen estado del endotelio.[10]

Se cree que el extracto de semilla de uva es el mejor antioxidante bioflavonoide que ayuda a prevenir las enfermedades inflamatorias crónicas.[11]

La medicina nutricional: la verdadera prevención

Los investigadores científicos han descubierto que la raíz de las enfermedades del corazón es la inflamación causada por el estrés oxidativo. Los médicos clínicos (los médicos practicantes como yo) necesitamos tomar esta información para hacerla práctica y útil para usted, paciente. Sin embargo, tanto los investigadores como los médicos tienen tendencia a estudiar los nutrientes esenciales como lo hacen con los medicamentos y examinan la reacción del cuerpo con cada uno de ellos determinando su exacto potencial.

Por ejemplo, se puede llevar a cabo un estudio sobre la vitamina E, otro sobre la vitamina C y otro más donde se explorarán los efectos del betacaroteno. En ocasiones, puede ser que algún ensayo clínico no muestre beneficio significativo alguno en la salud y en ese momento tanto los médicos como los investigadores dudarán en recomendar ese nutriente en particular. Esto es justamente lo que creó tanta controversia en los medios de comunicación y en la literatura médica. Antes de recomendar cualquier forma de suplementación nutricional, los médicos quieren estar realmente seguros que cada nutriente en particular va ayudar y pasan por alto los importantes *efectos sinérgicos* de la medicina nutricional.

Esto significa que todos los antioxidantes *trabajan juntos*. Para poder frenar el estrés oxidativo, el cuerpo necesita suficientes antioxidantes para controlar a los radicales libres, y todos los antioxidantes necesitan el apoyo de los nutrientes para poder hacer su trabajo correctamente. Todos estos ingredientes trabajan en sinergia para poder llevar a cabo su objetivo principal que es eliminar el estrés oxidativo.

Yo sugiero a mis pacientes que proporcionen a las células y a los tejidos, los niveles óptimos de nutrimentos. Lo que quiero es frenar el proceso de inflamación aún antes de que ésta aparezca. Por lo tanto, les recomiendo conservar los niveles más altos de vitamina E posibles dentro del colesterol LDL y evitar así que éste se oxide.

He observado que mis pacientes requieren ingerir además niveles óptimos de vitamina C para proteger el buen estado del endotelio, disminuir la oxidación del colesterol LDL, regenerar la vitamina E y al glutatión. Les recomiendo el consumo de betacaroteno junto con otros tipos de caroteno, los cuales son necesarios para prevenir o atrasar este proceso.

De igual forma aumento los niveles de glutatión en las células del cuerpo a través de sus precursores como son el selenio, la vitamina B2, el N-acetilcisteína. En el siguiente capítulo, conocerá la importancia del ácido fólico así como de las vitaminas B6 y B12, y la manera en que disminuyen el riesgo de enfermedades cardiovasculares.

Insisto nuevamente, todos estos nutrientes trabajan juntos ya sea para eliminar o para disminuir la inflamación de las arterias. La clave reside en el efecto sinérgico de todos estos nutrimentos juntos. Es por esta razón que la nutrición celular es tan importante para nuestra salud.

Dé vuelta a la página y conozca a otro precursor de las enfermedades cardiovasculares: la homocisteína.

CAPÍTULO 6

Conozca a la homocisteína

¿**H**a escuchado alguna vez acerca de la homocisteína? O mejor aún, ¿en alguna ocasión su médico le ha recomendado hacerse un análisis de sangre para verificar su nivel de homocisteína? Es probable que no y, después de leer este capítulo, conocerá la razón. Pocas son las personas que han escuchado acerca de esta sustancia y menos aún son las que están al tanto del peligro que representa, junto con el colesterol, en las enfermedades cardiovasculares.

Se estima que un nivel alto de homocisteína en la sangre es el responsable de aproximadamente 15% de los ataques del corazón y de los accidentes cardiovasculares a nivel mundial. Por ejemplo, en los Estados Unidos, esto equivale a 225 000 ataques al corazón y a 24 000 accidentes cardiovasculares al año. A estas cifras habría que incluir 9 millones de personas que padecen de alguna otra enfermedad cardiovascular debido también a un alto nivel de homocisteína.[1] No cabe la menor duda que es de gran importancia conocer más acerca de este gran asesino, sobre todo si tomamos conciencia de que para corregir la situación sólo es necesario ingerir vitamina B.

¿Qué es la homocisteína?

La historia acerca de la investigación de la homocisteína es verdaderamente fascinante. Comenzó con la carrera del doctor Kilmer McCully, prometedor patólogo e investigador graduado de la Escuela Médica de Harvard, quien durante los años sesenta estudiaba de manera muy entusiasta el nexo entre la bioquímica y la enfermedad. Gozaba de una muy buena reputación y en muy poco tiempo ocupó cargos importantes como patólogo asociado en el Hospital General de Massachussets, así como profesor asistente en la Escuela de Medicina de Harvard.

Al principio de su carrera, el doctor McCully se interesó específicamente en una enfermedad llamada *homocistinuria*. Esta enfermedad se presentaba particularmente en niños que tenían un defecto genético, el cual impedía sintetizar un importante aminoácido llamado *metionina*. Al mismo tiempo, estos niños producían grandes cantidades de una sustancia derivada llamada *homocisteína*. McCully estudió dos casos independientes de niños que presentaban este defecto y que murieron a causa de un ataque al corazón. Fue un suceso realmente triste pues se trataba de niños menores de 8 años. Cuando examinó las laminillas de anatomía patológica, descubrió que sus arterias estaban tan dañadas como las de personas mayores que sufrían de endurecimiento de las arterias. Con este suceso McCully dedujo que si un paciente promedio presentaba cantidades ligeras a moderadas de homocisteína durante un largo periodo de tiempo, mayor sería el riesgo de padecer algún ataque al corazón o bien algún accidente cardiovascular.[2]

Como lo mencioné en el caso de los niños, la homocisteína es un producto derivado que nuestro cuerpo genera al sintetizar (o liberar) un aminoácido esencial llamado metionina. Esta sustancia se encuentra en grandes cantidades en la carne, en los huevos, en la leche, en los quesos, en la harina blanca, en todos los productos enlatados e incluso en todos los alimentos altamente procesados. Nuestro cuerpo necesita metionina para sobrevivir. Sin embargo, si observamos la lista de alimentos citada previamente, nos damos cuenta que la tenemos en exceso. Normalmente, nuestro cuerpo transforma la homocisteína ya sea en cisteína o nuevamente en metionina.

La cisteína y la metionina son productos benignos y no son dañinos en forma alguna. El problema surge cuando las enzimas que transforman la homocisteína en cisteína o en metionina, carecen de ácido fólico, de vitamina B12 y de vitamina B6, pues esto impide su funcionamiento normal. Si no contamos con las cantidades suficientes de estos nutrientes, los niveles de homocisteína en la sangre aumentarán.

¿Por qué no hemos escuchado esto antes? Volvamos con el doctor Kilmer McCully.

Información verídica fuera de tiempo

A finales de los años sesenta y a principios de los setenta, McCully publicó su teoría sobre la homocisteína en varias revistas médicas y fue muy buen acogida. El doctor Benjamín Castle, jefe del departamento, apoyó totalmente al doctor McCully y presentó su trabajo a un prestigiado panel de expertos. Sin embargo, a mediados de los setenta, esta teoría perdió fuerza y decayó.

Cuando el doctor Castle se jubiló, el nuevo jefe de departamento solicitó a McCully buscar un nuevo financiamiento para su investigación o marcharse. Su laboratorio fue trasladado a un sótano y aún cuando McCully luchó larga y duramente, el tiempo y el dinero se agotaron: en 1979, el jefe de departamento anunció a McCully que Harvard prescindía de sus servicios, ya que su teoría sobre la homocisteína y las enfermedades del corazón no había podido ser comprobada.[3]

En enero de 1979, McCully perdió sus dos empleos tanto en la Escuela Médica de Harvard como en el Hospital General de Massachussets, pues ambos estaban estrechamente relacionados. Un antiguo compañero de estudios de Harvard, que en aquel entonces era director del Centro de arteroesclerosis en el MIT (*Massachussets Institute Technology*), consideró que las ideas de McCully "no tenían ningún sentido" y que "representaban una amenaza para el público". Poco tiempo después, el director de asuntos públicos del Hospital General de Massachussets solicitó al doctor McCully no relacionar su teoría ni con el hospital ni con Harvard.[4] Ese fue el fin de la carrera de McCully.

El doctor Kilmer McCully estaba muy avanzado para su época. Sin embargo, es difícil de entender ¿por qué tanta hostilidad hacia un hombre que trataba de encontrar la causa de muerte más importante en nuestro mundo actual? ¿Qué fue lo que lo que originó tanto pesimismo y tales ataques verbales? ¿Tendría algo que ver la sólida y bien fundada investigación acerca del colesterol realizada en aquel entonces?

En aquel tiempo, la teoría del colesterol y la de los ataques al corazón estaban haciendo gran furor y la hipótesis de Kilmer McCully representaba una seria amenaza. El doctor Thomas James, cardiólogo, presidente de la Universidad de Texas en el área médica, y presidente en 1979 y en

1980 de la *American Heart Association* dijo: "Usted no podía obtener financiamiento alguno para desarrollar ideas que no estuvieran relacionadas con el colesterol. Deliberadamente usted no podía trabajar en otras alternativas. Nunca antes en mi vida había tratado con un asunto que suscitara una respuesta tan hostil".[5]

Una vez que todas las otras teorías fueron reducidas al silencio, la del colesterol ganó gran popularidad. Las compañías farmacéuticas comenzaron a producir sus miles de millones de dólares y todo el mundo estaba convencido que los ataques al corazón y los accidentes cerebrovasculares eran el resultado de niveles importantes de colesterol en la sangre. ¿No diría usted que hicieron un excelente trabajo al vender esta idea a la comunidad médica y al público en general?

Un renovado interés por la homocisteína

En 1990, el doctor Meir Stampfer, profesor en epidemiología y en nutrición de la *Harvard School of Public Health*, manifestó un gran interés por la teoría de la homocisteína del doctor McCully. Llevó a cabo un estudio en el que verificó los niveles de homocisteína de una muestra de 1 500 médicos, y los resultados reportaron que aún los niveles *ligeramente elevados* estaban directamente relacionados con el desarrollo de alguna enfermedad del corazón. Los hombres que presentaban los niveles más elevados de homocisteína, corrían tres veces más el riesgo de sufrir un ataque al corazón que los que presentaban niveles más bajos.[6] Este fue el estudio más extenso en el que se presentaba a la homocisteína como un factor de riesgo independiente que puede ocasionar enfermedades del corazón.

En febrero de 1995, el doctor Jacob Selhub publicó en el *New England Journal of Medicine* que los niveles altos de homocisteína en el plasma estaban directamente relacionados con un mayor riesgo de padecer estenosis en la arteria de la carótida (estrechamiento de las dos principales arterias que proporcionan sangre al cerebro). Además, Selhub se dio cuenta que la mayoría de los pacientes con altos niveles de homocisteína, presentaban bajos niveles de ácido fólico así como de vitamina B12 y B6.[7]

Asimismo otro importante estudio llamado *European Concerted Action Project*, reveló que mientras más altos fueran los niveles de homocisteína, mayor era la probabilidad de padecer un ataque al corazón.[8] Lo que alguna vez fue considerado como niveles normales de homocisteína, fue inesperadamente reconocido como niveles de alto riesgo.

La preocupación de los investigadores fue cada vez mayor cuando constataron altos niveles de homocisteína en pacientes con otros factores de riesgo (como la hipertensión, un nivel alto de colesterol o el tabaquismo), pues la probabilidad de padecer alguna enfermedad vascular aumentaba *considerablemente*. Los resultados de estos ensayos clínicos aportaron la evidencia que mientras más bajos son los niveles de homocisteína, es mejor.

De manera sorpresiva, los investigadores aceptaron como veraz que la homocisteína era sin duda alguna un factor de riesgo independiente en las enfermedades cardiovasculares. Aún los antiguos partidarios del colesterol, como Claude L'Enfant, director del *National Heart, Lung and Blood Institute* comentó: "Aún cuando no se ha comprobado totalmente que un nivel alto de homocisteína representa un factor de riesgo, es un campo extremadamente importante para la investigación."[9]

Actualmente, la evidencia médica ya es cosa del pasado: la homocisteína puede provocar la insuficiencia coronaria, los accidentes cerebrovasculares y la enfermedad vascular periférica.

¡Dinero constante y sonante!
El poder económico de la medicina

Ahora puede ver claramente porqué más de la mitad de las personas que sufren de algún ataque al corazón, tiene niveles de colesterol normales. ¿Por qué tuvieron que pasar veinticinco años para que la hipótesis sobre la homocisteína, presentada por el doctor McCully, obtuviera finalmente la atención de la comunidad médica? El doctor Charles Hennekens, profesor de la escuela de medicina de Harvard y jefe del área de medicina preventiva en el *Brigham and Women's Hospital*, cita un ejemplo similar: "Por años hemos sabido de los grandes beneficios de la aspirina en el tratamiento [de pacientes] que sufrieron de un grave ataque al corazón o que sobrevivieron a ese tipo de ataques, y todavía no la utilizamos lo suficiente". "Recientemente, en una reunión del comité consultativo de la FDA (*Food and Drug Administration*), hice una broma al decir que si la aspirina fuera la mitad de eficaz, diez veces más cara y tuviera que comprarse bajo prescripción médica, la gente la tomaría más en serio."[10]

Eso sí, las compañías farmacéuticas lo tomaron más en serio y definitivamente comparten esos beneficios en la salud con los médicos. En nuestro caso, la situación es parecida a la de la aspirina, pues a un muy bajo costo, los suplementos de vitamina B pueden disminuir en la mayoría de los casos, los altos niveles de homocisteína. El doctor Stampfer afirma "no podemos negar que no haya interés comercial alguno en el apoyo a la investigación de la homocisteína," y agrega "pues nadie saca provecho de ello".[11]

Eche un vistazo al dinero que la comunidad médica y la industria farmacéutica han hecho al disminuir el colesterol con medicamentos sintéticos. Miles de millones de dólares circulan cada año. ¿Quién le brinda a usted la información acerca del riesgo de un alto nivel de colesterol? ¿Quién ocupa una plana entera en el periódico *USA Today* para informarle acerca de la importancia de disminuir el nivel de colesterol? Las compañías farmacéuticas. ¿Por qué no existe publicidad alguna en la televisión o en los periódicos que nos informe sobre lo importante que es disminuir el nivel de homocisteína? No se obtendría mucho dinero si se vendiera únicamente la vitamina B12, la vitamina B6 y el ácido fólico. Es triste decirlo, pero estamos atrapados en los efectos perversos de la economía médica. ¿Sería posible que esta haya sido la razón principal por la que el doctor Kilmer McCully perdió el financiamiento de su investigación así como su empleo en Harvard?

El doctor McCully ha hecho su propio seguimiento, cuestionándose quien gana más al no educar a la gente acerca del peligro que representa la homocisteína y menciona: "Las más impresionantes mejorías en términos de longevidad se han realizado a través de la salud pública y no a través de la medicina". Además agrega: "Prevenir la enferemedad no es un buen negocio. La industria farmacéutica y médica obtienen mayor beneficio al tratar los casos más críticos y los estados más avanzados de la enfermedad al prescribir sus medicamentos."[12]

¿Hay algún nivel saludable de homocisteína?

Contrariamente al colesterol que el cuerpo necesita para la producción de algunas partes de la célula y de las hormonas, la homocisteína no tiene efecto benéfico alguno. Mientras más alto sea el nivel de esta sustancia, mayor será el riesgo de ocasionar alguna enfermedad cardiovascular. Y cuando los niveles de homocisteína son más bajos, es mejor. No hay un nivel mínimo de homocisteína que sea benigno, y lo mejor que puede hacer es mantener el nivel más bajo posible.

Muchos laboratorios reportarán que el nivel normal de homocisteína oscila entre 5 y 15 micromoles por litro de sangre). La literatura médica considera que el nivel máximo debería ser 7 micromoles por litro, sin embargo existen mayores probabilidades de padecer alguna enfermedad cardiovascular. La mayoría de los pacientes querrán que sus niveles de homocisteína sean inferiores a 7 micromoles por litro. Si usted llega a tener un nivel superior a 12, está en graves problemas.

Cada vez que la comunidad médica descubre algún factor de riesgo, las pruebas vienen mucho después. Esto pasó con el colesterol y lo mismo sucederá con la homocisteína. Así que no se deje tranquilizar por su médico cuando le informe que su nivel de homocisteína se encuentra entre 10 u 11, que se encuentra en el rango normal y que no hay nada de qué preocuparse. Si no tiene ninguna señal de alguna enfermedad cardiovascular, será mejor que mantenga su nivel de homocisteína máximo a 9. Y si ya padece alguna enfermedad cardiovascular o alguna otra enfermedad del corazón, será mejor que su nivel sea inferior a 7.

¿Cómo disminuyo mi nivel de homocisteína?

En realidad hay dos problemas que hay que resolver. Por un lado hay que sintetizar o transformar la cantidad de metionina que se encuentra en sus alimentos. Para ello es necesario que ponga atención en el consumo de carne y de productos lácteos. ¿No es interesante observar que estos alimentos son también los más ricos en grasa y colesterol? Obviamente, será necesario reemplazarlos al aumentar nuestro consumo de frutas y verduras, e incluir además más proteína vegetal. Estoy consciente que la metionina es un aminoácido indispensable, sin embargo nuestro régimen alimenticio contiene más de lo necesario.

Por otro lado es importante proveer las cantidades suficientes de ácido fólico, de vitamina B12 y de vitamina B6, lo cual permitirá un mejor desempeño por parte de las enzimas que liberan la homocisteína. Lo que es interesante constatar es que todos aquellos estudios que demostraban los aspectos dañinos de la homocisteína, mostraron también que los niveles de vitamina B eran casi inexistentes. Yo recomiendo a mis pacientes que tomen 1 000 mcg (microgramos) de ácido fólico, de 50 a 150 mcg de vitamina B12 y de 25 a 50 mg (miligramos) de vitamina B6.

Recuerde, mientras menor sea el nivel de homocisteína, es mejor. Me gustaría que todo el mundo pudiera tener un nivel inferior a 7. Cuando mis pacientes comienzan a tener un nivel superior a 9, les prescribo suplementos de vitamina B y les pido se practiquen un examen de sangre dentro de seis a ocho semanas. Con este tratamiento de vitamina B, los niveles de homocisteína tienden a bajar de 15% a 75%. Sin embargo, no todos los pacientes responden de la misma manera a la vitamina B. Esto es un indicador de que estos pacientes tienen un problema más serio con la metilación, un proceso bioquímico utilizado por el cuerpo para transformar la homocisteína en un producto benigno o no dañino para el cuerpo.

Metilación anormal

La metilación anormal es el responsable no sólo de los altos niveles de homocisteína en la sangre sino que también es el causante principal de algunas enfermedades degenerativas crónicas más importantes, como algunos tipos de cáncer y de Alzheimer. De hecho al escribir este libro, un reciente estudio dio a conocer el descubrimiento de un nuevo examen que permitirá identificar a las personas con mayores posibilidades de padecer Alzheimer. Leí los resultados de ese estudio con gran expectativa y ¿sabe usted de qué examen se trata? Sí así es, el que mide nivel de homocisteína en la sangre.[13] Durante los últimos años, hemos practicado ese examen en mi consultorio porque además de mostrar que los altos niveles de homocisteína son el resultado de una carencia de vitamina B, indica además

70

el bajo nivel de proveedores de "metilo" en el cuerpo. Además de ser necesarios para reducir los niveles de homocisteína en el cuerpo, son indispensables en la producción de nutrientes esenciales necesarios para nuestro cerebro.

La *betaína* o *trimetilglicina* (TMG) es el proveedor de metilo más económico y más efectivo en los niveles de homocisteína. Si el nivel de homocisteína no disminuye al nivel deseado, agrego de 1 a 5 g de TMG al suplemento de vitaminas B.

El desenlace en la historia del doctor Kilmer McCully

El 10 de agosto de 1997 el *New York Times Magazine* publicó un artículo llamado *"The Fall and Rise of Kilmer McCully"* (La caída y el ascenso de Kilmer McCully), el cual, además de brindar la conclusión de esta historia, nos ofrece una interesante perspectiva:

McCully deja entrever brevemente la sombra de decepción que ha estado presente por más de dos décadas. "En octubre pasado," dice "el departamento de patología del hospital General de Massachussets organizó una reunión y me invitaron; ahí me encontré con una persona que estuvo implicada con mi salida del departamento y me dijo 'Bueno, después de todo parece ser que tenía razón'. Veinte años después. Mi carrera profesional está por terminar. Ya no puedo hacer gran cosa de esos veinte años, ¿no es verdad?".[14]

Peor aún, las fuerzas políticas y económicas que hicieron retroceder a McCully en aquel entonces, son ahora mucho más fuertes. En el mes de abril, el *New England Journal of Medicine* publicó un articuló intitulado *"The Messenger Under Attack – Intimidation of Researchers by Special-Interest Groups,"* el cual describe tres casos de acoso a grupos de militantes, asociaciones médicas o consultores académicos que continuamente fracasaron en deshacerse de sus lazos con las compañías farmacéuticas. Dado que hay un mayor número de grupos de presión que evalúa la manera en que la investigación está siendo financiada y promovida, el articulo menciona, "los ataques pueden ser más frecuentes y más agresivos."[15]

McCully descubrió los daños de la homocisteína y estoy seguro que junto con ello encontró que los suplementos de vitamina B representan un medio seguro, eficaz y muy accesible para combatir este problema. Hacía frente a un gran gigante y felizmente ahora sabemos la verdad. Lo que todavía es difícil de entender es porqué los médicos desconfían y no verifican los niveles de homocisteína en la sangre y más aún, porqué no recomiendan vitamina B a sus pacientes. *Lo que su médico ignora acerda de la medicina nutricional puede estarlo matando,* más aún si considera que la homocisteína es un importante, sino el mayor, factor de riesgo de las enfermedades del corazón que el colesterol.

Los nuevos exámenes para detectar las enfermedades del corazón

La proteína C reactiva (PCR)

Dado que la comunidad médica acepta cada vez más que la insuficiencia coronaria es más bien una enfermedad inflamatoria y no provocada por el colesterol, existe una mayor publicación de estudios clínicos en la literatura médica, los cuales proporcionan información a los médicos sobre los métodos efectivos para evaluar a los pacientes. Varios de esos estudios se han enfocado en diferentes sustancias del cuerpo que nos indican el nivel de inflamación presente en las arterias.

Una de las pruebas de sangre preferidas por los médicos se llama la proteína C reactiva (CRP). Este examen mide el nivel de inflamación arterial existente y es mucho más eficaz que el examen del colesterol, ya que permite determinar anticipadamente qué paciente sufrirá alguna enfermedad del corazón. Al practicar este examen, el médico puede verificar los niveles normales de colesterol de los pacientes que al mismo tiempo pueden desarrollar enfermedades cardiovasculares.

Niveles de homocisteína en la sangre

Verificar los niveles de homocisteína en la sangre de los pacientes además de ser muy sencillo es indispensable para determinar si se padece de algún problema o no. Además, la práctica de este examen se ha ido estandarizando entre laboratorios lo que lo hace económicamente más abordable. Actualmente, un examen del nivel del suero de homocisteína cuesta aproximadamente entre $ 45 y $ 150 dólares.

Medición de la calcificación coronaria

Con la finalidad de determinar el nivel de calcificación o acumulación de placa en las arterias coronarias, muchos centros médicos han hecho algunas transformaciones en los escáneres para practicar la tomografía axial computarizada (TAC). Se trata de un procedimiento muy sencillo pero su costo oscila entre $ 250 y $ 600 dólares. Yo recomiendo esta prueba a los pacientes que presentan mayores probabilidades de padecer algún padecimiento cardiaco o que cuentan con antecedentes familiares.

Si el examen muestra calcificaciones, el médico podrá determinar la gravedad del problema y definir el tratamiento que mejor convenga según el estado de salud del paciente. Recuerde, en más del 30 % de los casos, el primer signo de una enfermedad del corazón, es la muerte súbita. Esta herramienta me es de gran utilidad y brinda aliento a mis pacientes.

Le invito solicite a su médico familiar le practique uno o más de estos exámenes. Le sugiero consulte antes a su compañía de seguros para saber si estos exámenes están cubiertos por su póliza. Además de los perfiles químicos y niveles de colesterol, estas pruebas ayudan a identificar a los pacientes que tienen mayor riesgo de sufrir alguna enfermedad cardiovascular. Seguramente cada médico desea prevenir o frenar el avance de este tipo de padecimientos y evitar cualquier cirugía. ¿No es acaso también su propio interés?

CAPÍTULO 7

Cardiomiopatía: la esperanza de una nueva cura

Wayne es uno de mis grandes amigos de infancia. Crecimos juntos en un pequeño pueblo que bordea el río Missouri en Dakota del Sur. Su padre fue mi entrenador de béisbol durante toda mi época escolar hasta la secundaria y aún cuando Wayne era más chico que yo, competimos juntos y fuimos buenos rivales en el deporte. De hecho, cuando estuve en la categoría juvenil de la secundaria, llegué a romper el récord de media milla y, dos años después, Wayne lo hizo a su vez. Además, los dos fuimos a la Universidad de Dakota del Sur dónde participamos en una carrera de atletismo y los años siguientes, Wayne continuó con sus actividades deportivas llegando a ser un ciclista determinado y participando de vez en cuando en alguna carrera. Admiré su perseverancia para mantener una excelente condición física.

Conociéndolo, me preocupé el día que fue a mi consultorio a mediados del verano. Wayne estaba muy pálido y se quejaba de su corazón; sentía como si se le fuera a salir del pecho. Se veía agotado y desmejorado. Me comentó que después de haber tenido una gripa muy fuerte hacía como tres meses, se había debilitado mucho y que desde entonces no se había recuperado totalmente. Se sentía exhausto con cualquier cosa que hiciera. Era gerente de un restaurante y no sabía cómo podía seguir trabajando pues estaba sobrecargando su cuerpo.

Cuando examiné a mi amigo, me di cuenta que efectivamente su corazón latía rápidamente y de manera irregular; parecía una lavadora. Era evidente que estaba en serios problemas y le informé que tenía que irse de inmediato al hospital. Estando ahí, los cardiólogos lo examinaron. Los rayos X revelaron que el corazón de Wayne se había extendido y en ese momento el médico ordenó que se le practicara de urgencia un ecocardiograma (un ultrasonido del corazón). Los resultados fueron alarmantes, pues la fracción de eyección (la medida que se utiliza para saber qué tan fuertes son los latidos del corazón) era sólo de 17%. Una fracción de eyección normal oscila entre 50 % y 70 %. Cuando cae por debajo de 30 %, es muy posible que el paciente tenga que ser sometido a un transplante de corazón. El corazón de Wayne era enorme, estaba todo lleno de coágulos de sangre y tenía fibrilación auricular (palpitaciones a destiempo). Era realmente una situación muy delicada.

Después de todo esto, el cardiólogo insertó un catéter e inyectó un colorante especial en el corazón y en las arterias coronarias, y pudo constatar que las arterias estaban en buen estado pero el corazón estaba dañado. El siguiente examen consistió en una biopsia, la cual mostró que Wayne había padecido una infección viral y con ello desarrolló la cardio-miopatía (debilitamiento extremo del músculo del corazón). La infección se presentó muy probablemente durante la primavera, la cual Wayne identificó como gripa. De hecho, contrajo una miocarditis viral que dañó enormemente su corazón.

El cardiólogo le prescribió *Coumadin*, un medicamento que aclara la sangre, junto con otros que le ayudarían a fortalecer su corazón. Aún estando débil y teniendo gran dificultad para moverse, pudo salir del hospital.

Unas semanas después, el corazón de Wayne mostró una fracción de eyección de 23%. El cardiólogo no se mostró muy optimista pues pensó que ese sería el nivel máximo que podría alcanzar. El corazón seguía teniendo coágulos y también fibrilación auricular.

La única opción que el cardiólogo ofreció a Wayne fue mandarlo al hospital de Abbot Northwestern, en la ciudad de Miniápolis, dónde podrían ponerlo en una lista de espera para un transplante de corazón.

¿Puede usted imaginarse lo difícil que fue para mí hablar de esto con mi paciente, mi amigo? Además, tuve que hablar con los papás de Wayne, dos personas que conozco desde niño, a las que quiero y admiro, para informarles que su hijo estaba en peligro. Y para empeorar las cosas, ellos venían de perder a uno de sus hijos quien murió de cáncer en los pulmones. Me sentí como mensajero de malas noticias.

Wayne prefirió esperar antes de ir a Miniápolis y, en lugar de ello, quiso trabajar con el cardiólogo de la ciudad y visitarme periódicamente. Por mi lado, le prescribí grandes cantidades de antioxidantes muy poderosos, y su médico le prescribió los medicamentos. Sus coágulos finalmente se deshicieron y con una terapia de choques eléctricos, el cardiólogo logró que el ritmo cardiaco de Wayne volviera a la normalidad.

En aquel tiempo mi esposa Liz y yo viajamos al gran noroeste y, durante el trayecto, me mostró un artículo que estaba leyendo acerca del estudio de un nutrimento natural llamado Coenzima Q10 (CoQ10). Liz me prestó este artículo escrito por el Dr. Meter Langsjoen, cardiólogo y bioquímico en Tyler, Texas. Al agregar simplemente suplementos de CoQ10 a su tratamiento médico, este médico logró mejorar la salud de sus pacientes con cardiomiopatía.[1]

En cuanto regresé a casa, realicé algunas investigaciones sobre la CoQ10 en la literatura médica y constatando que era segura, decidí emplearla con mi amigo. ¿Qué podría perder Wayne? Le pedí que viniera a mi consultorio al día siguiente y comenzó una dosis de CoQ10 similar a la que el Dr. Langsjoen recomienda.

Como el cardiólogo llevaba a cabo un seguimiento constante de Wayne, dejé de verlo por tres o cuatro meses. La siguiente vez que Wayne vino a mi consultorio, me pidió le diera una incapacidad permanente debido a su enfermedad. Sentí como si me arrojaran un balde de agua fría *¿una incapacidad permanente?* Wayne me explicó que tenía ocho meses sin haber trabajado, y que sus amigos y proveedores lo presionaban para que la solicitara. Sin embargo, cuando le pregunté sobre su estado de salud, me comentó que se había sentido mejor, que había logrado andar cinco millas en bicicleta y que incluso podía correr un poco.

Sonriendo dije a Wayne que me sería muy difícil extenderle una incapacidad cuando en realidad su nivel de actividades había estado aumentando de manera considerable. Le sugerí que se practicara otro ecocardiograma para ver el estado de su corazón y aceptó. Realmente me sorprendí cuando obtuve los resultados, ya que la fracción de eyección había regresado a la normalidad, ¡es decir a 51%! La única explicación a este suceso tan milagroso era por supuesto la oración, así como el nutriente CoQ10.

A la semana siguiente, fui a ver al cardiólogo de Wayne durante su tiempo de descanso y felizmente compartí con él lo que había sucedido a nuestro paciente. Pero el cardiólogo no se mostró entusiasta, no me creyó. Incluso insistió para que se le repitiera el ecocardiograma con "su" equipo.

Wayne fue llamado al consultorio del cardiólogo y no tuve noticias de los resultados por varias semanas. Un día llegó una carta informando que la fracción de eyección de Wayne, en la máquina de su cardiólogo, ¡había obtenido 58%! *¡Sí, un resultado mejor que el esperado!*

Una semana después de haber recibido la carta, me encontraba en el hospital tomando un refrigerio cuando el cardiólogo se me acercó, y esta vez nuestra comunicación fue diferente. Él estaba realmente sorprendido por la recuperación de Wayne, quería leer algunos estudios acerca de la CoQ10 y me puse de acuerdo con él para enviarle algunas copias lo más pronto posible.

"Ray" me dijo, "usted me hace pensar en aquel médico que tenía la costumbre de escuchar en la radio de camino a mi trabajo. Hablaba acerca de los recientes estudios médicos así como de los suplementos, y de verdad pensé que estaba un poco perturbado. En el hospital, nuestra actividad favorita era criticar cada uno de sus temas, lo hacíamos trizas." Y continuó diciendo "el médico más criticón era Jim y durante la pausa hacía comentarios muy duros en contra de aquel médico. En alguna ocasión, uno de sus compañeros lo confrontó y le preguntó: '¿Si estás tan en desacuerdo acerca de este tema, por qué tomas suplementos alimenticios?' '"Bueno' – replicaba –, 'sólo por si la dudas'".

Wayne no tuvo que incapacitarse permanentemente y regresó a trabajar tiempo completo. Su primera visita a mi consultorio fue hace aproximadamente cuatro años. Hoy en día, mi amigo es capaz de hacer todo lo que quiere, sin embargo todavía tiene que ir a tomarse ecocardiogramas que muestran una fracción de eyección normal.

Cabe hacer la siguiente aclaración: el corazón de Wayne no se ha "sanado", todavía padece de cardiomiopatía, pero se ha fortalecido gracias al consumo del nutrimento CoQ10.

Enfermedades en el músculo del corazón

El corazón no es un órgano complejo, es principalmente un músculo cuya función consiste en bombear la sangre a través del cuerpo. En los dos capítulos anteriores, nos concentramos en las arterias coronarias que proveen la sangre al corazón y en este capítulo nos enfocaremos precisamente en el músculo del corazón.

En general, este músculo funciona a través de un sistema eléctrico que le permite latir de manera eficaz y coordinada. Las válvulas del corazón se abren y se cierran permitiendo que la sangre fluya adecuadamente a través de sus cuatro cámaras. Es el principal músculo responsable de bombear la sangre vital a cada órgano del cuerpo. Para llevar a cabo su función, tiene que latir constantemente todo el tiempo, para lo cual requiere grandes cantidades de energía.

La insuficiencia cardiaca congestiva, así como la cardiomiopatía, son enfermedades del músculo del corazón y sus causas son diversas. Entre ellas se encuentran la hipertensión, los ataques al corazón (severos o repetidos), las infecciones virales y otras enfermedades invasivas que afectan el corazón como el lupus o la esclerodermia. En cada uno de estos casos, la enfermedad debilita la fuerza del músculo del corazón a un grado tal, que es incapaz de transportar la sangre del cuerpo. El corazón trata de compensar esta debilidad agrandándose y latiendo más rápido, pero la sangre tiende a regresar a los pulmones, llenándolos de líquido. Es precisamente en este momento que se padece de *insuficiencia cardiaca congestiva*. El paciente tiene dificultad de tratar con su propio líquido y en algunas ocasiones la insuficiencia ocurre principalmente en el lado derecho del corazón, pudiendo congestionar el hígado y causando inflamación en las piernas del paciente.

Cuando el corazón se debilita y se dilata, como en el caso de Wayne, los médicos lo llaman cardiomiopatía. Se trata de una insuficiencia cardiaca congestiva muy severa y su característica principal es precisamente el aumento anormal del tamaño del corazón debido a su dilatación.

¿Qué es la coenzima Q10?

La coenzima Q10 (CoQ10) o ubiquinona, es una vitamina liposoluble o sustancia vitamínica, y un potente antioxidante que se encuentra en diversos alimentos como en las vísceras, la carne roja, el aceite de soya, las sardinas y en algunos pescados como la caballa del Atlántico y en los cacahuates. El cuerpo puede también elaborar esta sustancia a partir de la tirosina, un aminoácido presente en el cuerpo que se obtiene a través de un complejo proceso que requiere como mínimo ocho vitaminas y varios minerales. La falta de alguno de esos nutrimentos puede impedir la producción natural de la CoQ10.

Las coenzimas en su conjunto son cofactores indispensables en la reacción de las enzimas del cuerpo. La CoQ10 es la enzima más importante utilizada al interior de la mitocondria de la célula. Recuerde que la mitocondria es la batería o el generador dónde se produce la energía de la célula. Las enzimas mitocondriales son necesarias para la producción de fosfato y trifosfato de adenosina de alto nivel, requeridas para el funcionamiento celular.

Recordará también que es en la mitocondria dónde se origina el proceso oxidativo. No sólo la energía se genera a este nivel, sino que también aquí se crean algunos productos derivados, como los radicales libres. Siendo un antioxidante muy potente, la CoQ10 es extremadamente importante para neutralizar los radicales libres, sin embargo su función principal sigue siendo ayudar a generar energía.

La CoQ10, la cual funciona como combustible en la mitocondria humana, fue aislada por primera vez por el Dr. Frederick Crane en 1957, a partir de la mitocondria del corazón de un toro. En 1958, El Dr. Karl Folkers y sus colaboradores de Merk inc., definieron su estructura exacta y comenzaron a producirla de manera sintética. A mediados de los años setenta, los japoneses perfeccionaron esta tecnología y ahora son capaces de elaborar grandes cantidades de CoQ10 pura.[2]

La carencia de CoQ10 y la insuficiencia cardiaca

Numerosos son los investigadores que han definido los niveles normales de CoQ10 en la sangre, y otros más han identificado una posible correlación directa entre la insuficiencia cardiaca y los niveles de CoQ10: mayor es el avance de la enfermedad, mayor es la carencia de CoQ10. Además, se han encontrado bajos niveles significativos de CoQ10 en personas con padecimiento periodontal, cáncer, enfermedades del corazón y diabetes. De igual forma, se ha demostrado que la CoQ10 disminuye significativamente cuando se padecen enfermedades tales como la insuficiencia cardiaca congestiva y la cardiomiopatía.[3]

La carencia de CoQ10 puede deberse a una mala alimentación, a una incapacidad que tenga el cuerpo para metabolizar esta enzima y/o a un abuso exagerado del cuerpo en la utilización de CoQ10.

A principios de los años ochenta, diversos investigadores realizaron algunos experimentos en pacientes que ingerían suplementos de CoQ10. Durante los últimos veinte años, esta enzima ha suscitado un gran interés y numerosos estudios clínicos han puesto a prueba a la CoQ10 en pacientes con cardiomiopatía e insuficiencia cardiaca congestiva. En el mundo entero, se han realizado no menos de nueve ensayos clínicamente controlados con placebo. Además, se han llevado a cabo ocho conferencias a nivel internacional en las que se han abordado los aspectos biomédicos y clínicos de la CoQ10, y en los que médicos y científicos de 18 países han presentado más de 300 estudios.[4]

El estudio de mayor envergadura, fue el *Italian Multi-Center Trial* realizado por la firma Baggio y Asociados, el cual contó con la colaboración de 2 664 pacientes todos ellos con insuficiencia coronaria congestiva. En este caso, cerca del 80 % de los pacientes mejoraron su estado al comenzar a ingerir la CoQ10 y 54% de estos pacientes obtuvieron una gran mejoría dentro de las tres principales categorías de síntomas.[5] En pocas palabras, tanto los estudios como los hechos de la vida real han demostrado que la CoQ10 aporta grandes beneficios a los pacientes susceptibles de desarrollar enfermedades cardiacas. Aún cuando no los cura, sí les ayuda al detener el avance de la enfermedad. ·

El tratamiento a los pacientes con cardiomiopatía

¿Tiene usted alguna idea de lo que cuesta un transplante de corazón? ¿Le dio al blanco y pensó en $ 250 000 dólares? ¿Sabía usted que existen aproximadamente 20 000 pacientes *menores de 65 años* que están en la lista de espera para un transplante de corazón? Miles más son los pacientes mayores de 65 años que padecen igualmente cardiomiopatía, pero que no pueden formar parte de la lista de transplantes debido a su edad. Aún cuando estos pacientes recibirán un tratamiento médico muy agresivo, la mayor parte de ellos quedarán discapacitados. Y de aquellos pacientes que figuran en la lista de transplantes, uno de cada diez podrá recibirlo, pues los otros nueve morirán a causa de su enfermedad. Estas cifras no incluyen al resto de los otros pacientes que padecen insuficiencia cardiaca.[6]

En un estudio publicado en 1992, los Drs. Folkers y Langsjoen ponen de manifiesto esta situación y aportan una clara conclusión. Once candidatos para transplante de corazón fueron puestos a prueba con la CoQ10. Al basarse en la guía de la *New York Heart Association* (ver recuadro a continuación), tres de ellos pasaron de la categoría más avanzada, la número IV, a la categoría más ligera, la número I. Cuatro pacientes que se encontraban entre las categorías III y IV, pasaron a la categoría II y los otros dos pasaron de la categoría III a la I.[7]

Clasificación de la capacidad funcional de acuerdo a la New York Heart Association

Categoría I: No existe limitación alguna; la actividad física cotidiana no provoca cansancio alguno, ni falta de respiración ni palpitaciones cardiacas.

Categoría II: Limitación ligera en actividades físicas; estos pacientes se sienten bien al descansar. La actividad física cotidiana provoca fatiga, palpitaciones cardiacas, falta de respiración o angina de pecho.

Categoría III: Mayor limitación para realizar actividades físicas; aún cuando los pacientes se sienten bien al descansar, cualquier actividad, por ligera que sea, provocará los síntomas arriba mencionados.

Categoría IV: Incapacidad de realizar cualquier actividad física; los síntomas de la incapacidad cardiaca congestiva se presentan aún cuando el paciente esté en reposo. Cualquier actividad física aumenta el malestar y los síntomas se manifiestan.[8]

A pesar de todos los estudios publicados en la literatura médica, Folkers y Langsjoen comprobaron claramente que el uso de la CoQ10 es eficaz y seguro en pacientes que presentan estados avanzados de insuficiencia cardiaca y que estaban en la lista de espera para un transplante. Se trata de un excelente ejemplo que demuestra los buenos resultados de una vitamina/antioxidante natural. Es lo que se llama medicina nutricional en su máxima expresión: cuando el músculo del corazón se debilita, se encargará de ir a buscar una mayor cantidad de nutrimentos que las células del corazón necesitan para generar energía. Como se trata de una demanda extra, el músculo del corazón se quedará sin reservas de CoQ10, que es el nutriente primordial para crear generar energía. Cuando los pacientes lo consumen en forma de suplemento, el corazón podrá llenar nuevamente sus reservas, generar más energía y compensar su debilidad.

Sería recomendable que los médicos la utilicen como *apoyo* al tratamiento médico tradicional. Se trata de un *complemento* a la medicina y *no* de una medicina alternativa. Aún cuando en los estudios muchos pacientes mejoraron su estado a un grado tal que pudieron dejar de consumir varias de sus medicinas, no pudieron ser curados de su enfermedad.

Es importante tomar nota que aquellos pacientes que consuman la CoQ10 tendrán que hacerlo durante un largo periodo de tiempo. Los estudios clínicos reportan que cuando los pacientes suspenden el uso de esta enzima, el nivel de reservas disminuye nuevamente al estado en que se encontraba. Por otra parte, el Dr. Langsjoen reportó que al haber hecho un seguimiento en pacientes que consumieron constantemente su dosis de CoQ10 durante seis años, mejoraron su función cardiaca.[9]

¿Entonces por qué los médicos no recomiendan la CoQ10?

Nos encontramos frente a una enfermedad dañina y en la que el tratamiento médico puede hacer poco para mejorar la situación. El precio de un suplemento CoQ10 es de $ 1,00 dólar diario. Sin tomar en cuenta los gastos de hospitalización, la operación para un transplante del corazón cuesta al menos $ 250 000 dólares y ¡para colmo los pacientes están inscritos en una lista de espera! Más aún, la utilización de CoQ10 no tiene ningún efecto secundario y la mayor parte de los estudios muestran una mejoría en un periodo de cuatro meses.[10] Entonces ¿por qué los médicos no recomiendan a sus pacientes con cardiomiopatía la enzima CoQ10?

Lo que los médicos ignoran puede estarlo matando.

Durante las reuniones médicas, no he escuchado ningún comentario acerca de la utilización de la CoQ10 y menos aún viniendo de algún cardiólogo, a excepción del médico de Wayne.

No he sabido de ningún cardiólogo que utilice la CoQ10 en pacientes sufriendo insuficiencia cardiaca congestiva y cardiomiopatía. Después de haber revisado todos los estudios clínicos, estoy muy sorprendido al ver la falta de voluntad de los médicos que no ofrecen esta opción a sus pacientes. En los Estados Unidos, por ejemplo, solamente 1% de los cardiólogos la recomiendan a sus pacientes con cardiomiopatía o con insuficiencia cardiaca congestiva,[11] y no la ofrecen como una buena terapia alternativa. En ese mismo país, el *National Institute of Health* ha financiado la mayor parte de los estudios relacionados con la CoQ10 pero, a diferencia de la gama de medicinas sintéticas, la CoQ10 no puede ser patentada por la *Food and Drug Administration* (FDA)[12] Las compañías farmacéuticas no van a invertir $ 350 millones de dólares para poder obtener un producto natural aprobado por la FDA si no hay beneficio económico alguno.[13] Estas compañías invierten sumas considerables en la promoción de sus productos con los médicos y no les es rentable hacer lo mismo con un producto no patentado.

Ahora bien, la razón principal por la cual los médicos no recomiendan la CoQ10 es porque han recibido una formación en farmacología. Sabemos acerca de los medicamentos pero no conocemos mucho acerca de los productos naturales. Aún cuando nos cuesta mucho aceptarlo, los representantes farmacéuticos que vienen a nuestros consultorios evalúan cotidianamente lo que sabemos respecto a los nuevos tratamientos. Si además tuvieran que enseñarnos acerca de los efectos de la CoQ10 y sus efectos en la cardiomiopatía, simplemente no les sería provechoso.

La historia de Emma

Emma es una encantadora paciente mía que se acerca a sus 80 años de edad. Hace como cuatro años, su cardiólogo le diagnosticó cardiomiopatía. En aquel entonces tenía una fracción de eyección de apenas 20 %, lo que limitaba considerablemente su vida. El médico le prescribió entonces diversos medicamentos, entre ellos el *Cardarone*, para regularizar su ritmo cardiaco. Sin embargo este último no tuvo un buen efecto en Emma, ya que se enfermó y le quitó el apetito. Además de haber bajado mucho de peso, el medicamento destruyó su glándula tiroides. Y aún cuando se le prescribió medicamentos para tratar su problema glandular, Emma se encontraba en un estado delicado. Su cardiólogo no le daba muchas esperanzas pues, debido a su edad, no podía presentarse como candidata para un transplante de corazón.

En el caso de Emma, el tratamiento tradicional no fue nada benéfico.

Ya desesperada vino a verme, pues supo que había ayudado a otros pacientes a resolver este tipo de problemas. Al evaluarla, constaté la reacción que tenía al *Cardarone*, y ambos estuvimos de acuerdo en suspenderlo. En mi opinión, si hubiera continuado con este medicamento, sólo hubiera vivido uno o dos meses más. Tras dejar el *Cardarone*, comencé a dar a mi paciente 300 mg de CoQ10.

Emma tuvo una muy buena respuesta pues recuperó su apetito, se fortaleció y ya no le faltaba la respiración. Pudo recuperar su nivel de actividad y, cuatro meses después, el cardiólogo le practicó un ecocardiograma y estuvo gratamente sorprendido al constatar un aumento en la fracción de eyección, la cual había pasado a 42%.

Para aquel entonces, ¡Emma comenzó a preocuparse más por su artritis que por su corazón! De hecho logró recuperarse totalmente de una intervención en su rodilla izquierda. No está tan mal para una mujer a la que no le quedaban esperanzas de vida ¿no cree?

Hace cuatro años que a Emma se le diagnosticó la cardiomiopatía y hoy en día vive una vida feliz y saludable.

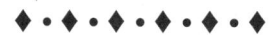

Los médicos deberían apoyar más a sus pacientes. Necesitamos aprender y entender la manera en que los productos naturales pueden ayudar a nuestros pacientes. Un principio básico que es necesario recordar es que cuando brindamos apoyo a la función natural del cuerpo y tratamos de mejorar su rendimiento a un nivel óptimo, es en ese momento y sólo en ese momento que estaremos haciendo todo lo posible por contribuir a la curación.

El tomar suplementos es un complemento a los medicamentos. Es necesario que los pacientes con cardiomiopatía, continúen con el tratamiento que el médico les haya prescrito y, además, incluyan un suplemento rico en antioxidantes y minerales junto con una buena dosis de CoQ10 (de 300 a 500 mg diarios). Esto reforzará la función natural del cuerpo ayudando al corazón y, con ello, la salud de los pacientes mejorará considerablemente.

CAPÍTULO 8

Un programa de prevención y el cáncer

No hay nada más difícil para mí que informar a alguno de mis pacientes que tiene cáncer. Aún cuando se trata de un diagnóstico, estoy en la obligación de reportarlo como un aspecto rutinario de mi trabajo. Y como yo, los médicos de toda nación tienen que compartir esta triste noticia con sus pacientes, pues habrá más de 1,3 millones de *nuevos casos* diagnosticados de cáncer este año.[1]

Aproximadamente 550 000 pacientes morirán de cáncer antes de que la esfera de cristal del Times Square de Nueva York baje nuevamente al finalizar del año. A pesar de los 25 mil millones de dólares invertidos en la investigación del cáncer durante los últimos veinte años, las muertes por esta enfermedad han *aumentado* en ese mismo lapso de tiempo.[2] Se ha convertido en una preocupación para médicos e investigadores y es tiempo de buscar algún otro enfoque que permita prevenirlo y tratarlo.

Usted podrá preguntarse, ¿acaso no se han obtenido importantes avances gracias a la investigación? No cabe la menor duda que así ha sido, pero estos logros han permitido únicamente detectar *tempranamente* la enfermedad. Algunos ejemplos de ello son las mamografías para la detección anticipada de cáncer de mama así como el examen antígeno específico de próstata.

¿Acaso podemos esperar únicamente una detección temprana? No. En este capítulo haré de su conocimiento algunos de los más recientes avances en la investigación del cáncer y la manera en que *usted* puede prevenirlo.

El cáncer y sus causas

¿No tiene la impresión que en estos días cualquier cosa que hagamos o comamos puede provocar cáncer? Una gran exposición al sol aumenta las posibilidades de tener cáncer en la piel. Los trabajadores de asbesto tienen mayor posibilidad de desencadenar un tipo de cáncer de pulmón poco usual llamado *mesotelioma*. Fumar (activa o pasivamente) representa una de las principales causas de muerte por cáncer en los pulmones. La radiación, la carne al carbón, la grasa excesiva en nuestra alimentación, la sacarina y otros componentes químicos que se encuentran en los herbicidas e insecticidas, son considerados por la literatura médica como agentes cancerígenos, es decir que pueden incrementar el riesgo de provocar cáncer.

Desde que un primer reporte demostró que los trabajadores de las chimeneas tenían mayores posibilidades de generar cáncer en el escroto por causa del hollín,[3] nos hemos vuelto más temerosos a nuestro medio ambiente y con mucha razón. Como lo mencioné anteriormente, hoy en día nuestro cuerpo está cada vez más y más expuesto a diversos químicos. ¿Cuál es el común denominador en todos esos componentes cancerígenos? Así es, el estrés oxidativo y es justamente ahí donde reside la clave para entender mejor las nuevas estrategias para combatir el cáncer.

El estrés oxidativo y el origen del cáncer

Varios investigadores han presentado diversas teorías proponiendo diferentes causas del cáncer, pero lamentablemente ninguna de ellas ha logrado explicar completamente todos los aspectos como tampoco la evolución de esta enfermedad en el cuerpo humano.

En 2001, el Dr. Meter Kovacic escribió un artículo muy minucioso en el *Current Medicinal Chemistry* con la finalidad de brindar una respuesta a todas ellas. En su artículo afirma que "de todas las teorías que han sido propuestas, la del estrés oxidativo es la más completa y la que ha perdurado por más tiempo. Con esta teoría es posible comprender y correlacionar los diferentes elementos relacionados con la cancerogénesis (el origen del cáncer)."[4]

La investigación de Kovacic apoya la evidencia médica que demuestra que una cantidad excesiva de radicales libres cerca del núcleo de la célula puede dañar seriamente su ADN. El ADN del núcleo de la célula es aún más vulnerable cuando ésta se divide, pues en ese momento sus hebras se deshacen y se relajan. Los investigadores han confirmado que los radicales libres pueden dañar tanto el ADN como sus hebras.

Cuando el cuerpo se enfrenta a un ataque de agentes cancerígenos, la unidad MASH reparará el daño causado al ADN. Sin embargo, cuando está expuesto a grandes cantidades de estrés oxidativo, los radicales libres serán más fuertes que el sistema de reparación, y en ese momento el ADN se modificará. Y conforme todas esas células continúen multiplicándose, este ADN alterado será llevado a cada nueva célula. Si a eso se le agrega más estrés oxidativo, mayor será el daño, la célula crecerá aceleradamente y fuera de control, teniendo vida propia y propagándose de un lado a otro (metástasis); es en esta etapa que se convierte en cáncer (ver figura 1).

Un proceso de diferentes etapas

El Dr. Donald Malins, un bioquímico de Seattle, dio a conocer un nuevo método que permite identificar cambios estructurales del ADN en el tejido del seno. Al utilizar un aparato que emite radiaciones infrarrojas,

Figura 1

CANCEROGÉNESIS

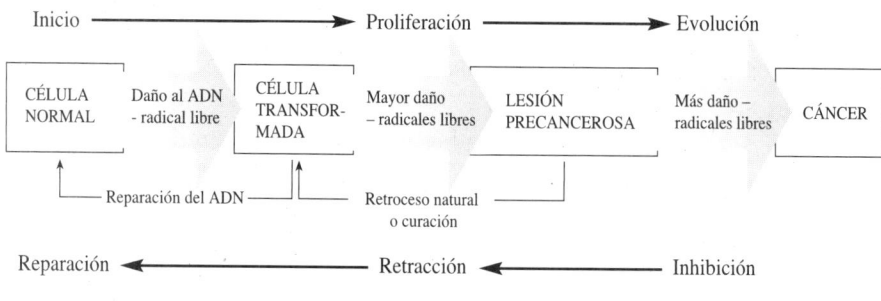

PREVENCIÓN DEL CÁNCER

junto con una computadora muy sofisticada que permite analizar estas señales, pudo dar seguimiento al daño estructural que los radicales libres hacen al ADN.[5]

Los investigadores están de acuerdo con Malins en que el avance del cáncer es un proceso en múltiples etapas y que toma generalmente varios años en desarrollarse. En los adultos esta enfermedad puede tomar de veinte a treinta años desde la alteración del ADN hasta su máxima manifestación. En los niños el tiempo es mucho más corto debido al rápido movimiento de sus células.[6]

Además, Malins pudo darse cuenta de los importantes cambios que sufre la estructura del ADN partiendo del tejido normal hasta convertirse en cáncer del seno metastático. Piensa que el estrés oxidativo es el responsable del daño causado al ADN, el cual más tarde puede degenerar en cáncer de mama. Incluso asegura que esta enfermedad es el resultado de un daño genético, provocado por los radicales libres, y no de un defecto genético.[7]

En los últimos veinticinco años, los investigadores han creído que los genes anormales son los causantes principales de todos los tipos de cáncer. Sin embargo, hoy en día están comenzando a creer que se trata más bien de individuos con ciertos tipos de genes que son simplemente más vulnerables al estrés oxidativo que otros. Esto podría explicar los patrones familiares de varios tipos de cáncer.[8]

Diez años perdidos y con pocos recursos

Cuando los médicos diagnostican cáncer, generalmente lo hacen una vez que se encuentra en sus etapas más avanzadas. La presencia de algunos síntomas o de algún tumor en una placa de rayos X, significa que la enfermedad comenzó antes, unos diez a veinte años atrás aproximadamente. En ese momento los médicos sacan la artillería pesada y utilizan las cirugías, las quimioterapias y las radiaciones para constatar más tarde lo poco que se puede hacer en favor del paciente.

La última vez que diagnostiqué cáncer en los pulmones a uno de mis pacientes, su oncólogo recomendó la quimioterapia pues era una alternativa que le daría alrededor de 40 % de posibilidades de recuperación. Mi paciente estaba entusiasmado por las estadísticas hasta el momento en que preguntó al médico qué entendía por recuperación, a lo que éste respondió: "si el cáncer logra ser removido, usted podrá vivir unos tres meses más". Al obtener esta respuesta mi paciente perdió muchas esperanzas. Esta es justamente la misma y trágica historia que viven muchas otras personas con cáncer.

Cuando mi propia madre fue diagnosticada de un tumor avanzado en su cerebro y de tamaño considerable, el radiólogo comentó que existía sólo un 1% de posibilidades de extender la vida de mi madre por un mes más. A pesar de que yo mismo estaba en contra de esta alternativa, mi madre pasó por este tratamiento y murió seis meses después. Luchó tanto contra el cáncer como contra el tratamiento, el cual la debilitó y la enfermó. Es cierto que se puede extender la vida del paciente por algunos meses hasta un año o incluso más, sin embargo se trata únicamente de un beneficio relativo si tomamos en cuenta todo el sufrimiento del enfermo y de sus familiares.

En este momento presente estamos perdiendo la batalla contra el cáncer. ¿Habrá acaso posibilidad de atacar esta enfermedad en sus fases *más tempranas*, antes que el número de muertes aumente? Quiero tener la esperanza de que así será. Una vez que comprendamos el papel que desempeña el estrés oxidativo en el avance del cáncer podremos prepararnos mejor, tanto a nivel de la prevención, como del tratamiento.

La prevención del cáncer

Al entender mejor las causas del cáncer será posible ofrecer más y mejores terapias. Como lo mencionamos anteriormente, esta enfermedad avanza pasando por diversas etapas, las cuales toman años en desencadenarse, y creemos que existen varias oportunidades para intervenir en este proceso.

En sus primeras fases, los cambios principales se manifiestan en el núcleo del ADN. La invasión de los radicales libres hace que el ADN se transforme, provocando a su vez que las nuevas células sean modificadas. Como los radicales libres continuarán atacando, se desarrollará un tumor precanceroso y es hasta este momento que se podrá realizar un diagnóstico clínico. La fase final corresponde al avance de tumores malignos o cáncer, que podrán trasladarse y extenderse hacia cualquier parte del cuerpo.

En lugar de aplicar tratamientos agresivos en las últimas fases, la prevención del cáncer se enfoca precisamente en prepararse anticipadamente desde las primeras etapas. Recuerde que la clave reside en el equilibrio: si tenemos suficientes antioxidantes en nuestro cuerpo, no habrá estrés oxidativo y el núcleo del ADN estará a salvo. Piense nuevamente en aquella metáfora de la chimenea: cuando hay una pantalla de protección, las cenizas no podrán dañar la alfombra.

Otra manera de prevención es la que consiste en hacer retroceder el daño presente en el cuerpo. Como lo leyó en el capítulo 4, el cuerpo tiene una gran capacidad de recuperación (la llamada unidad MASH). Veamos a continuación las siguientes tres estrategias de prevención, las cuales nos ayudarán a combatir el cáncer y al mismo tiempo a obtener resultados benéficos en nuestro cuerpo.

Fase I: Disminuya el riesgo

Sin duda alguna, la primera estrategia le será muy obvia: dondequiera que le sea posible, elimine o disminuya la exposición a los agentes cancerígenos (todas esas sustancias que sabemos pueden aumentar el riesgo de tener cáncer). Aún cuando es muy fácil decirlo, pocos de nosotros lo hacemos. A continuación encontrará algunas recomendaciones concretas que puede llevar a cabo lo más pronto posible:

1. *¡Deje de fumar!* – El humo del cigarro es la sustancia cancerígena más peligrosa a la cual muchos de nosotros estamos expuestos. Aún cuando la nicotina causa una gran adicción, es importante que luchemos para poder eliminar de nuestro cuerpo todas esas toxinas que se encuentran presentes en el humo del cigarro. Los fumadores activos generan una gran cantidad de radicales libres,[9] y los fumadores pasivos producen también estrés oxidativo.[10]

2. *Disminuya su exposición a la luz del sol* – Los rayos UVA y UVB son otro importante agente cancerígeno. No olvide usar bloqueador en

todo momento. Y para los que son papás, no olviden proteger la piel de sus hijos.

3. *Aliméntese con una dieta baja en grasas* – La grasa excesiva en los alimentos produce estrés oxidativo en el cuerpo, sobre todo si no se cuenta con cantidades suficientes de antioxidantes. Disminuya su consumo de grasa e incluya al menos siete porciones de frutas y verduras así como más de 35g de fibra cada día (sé que usted ha escuchado todo esto, pero el problema es que ¡menos del 9% de la población lleva a cabo estas recomendaciones![11]

4. *Esté atento a la presencia de otros posibles agentes cancerígenos* – Cuando le sea posible, trate de disminuir la exposición a todo agente cancerígeno como lo son la radiación, los pesticidas, los herbicidas, el asbesto, el carbón, el hollín. Cuide su medio ambiente y deshágase de todo aquello que sea dañino.

Al disminuir el contacto con todos esos agentes o sustancias cancerígenas, podrá contribuir a la disminución de la producción de radicales libres en el cuerpo. Me es muy difícil recomendar a un paciente que tome suplementos alimenticios si tiene la costumbre de fumar dos paquetes de cigarrillos al día, pues el efecto benéfico será mínimo y pocas son las probabilidades de no tener cáncer, a menos que deje de fumar.

Fase II: Fortalezca los sistemas inmune y antioxidante de su cuerpo

Aún cuando hagamos lo posible por disminuir nuestra exposición a algunos agentes cancerígenos, no podemos evitar estar expuestos a muchos más. Hemos de vivir en este mundo y es importante que lo hagamos sin tener que decirnos con temor: "¿qué es lo que me espera allá afuera?", pues esa actitud nos impide tener una vida plena y abundante. Como lo mencioné anteriormente, hay incluso algunas sustancias aparentemente benéficas pero que en realidad pueden tener un efecto nocivo. Ejemplo de ello es el oxígeno, el cual puede generar estrés oxidativo. Así que en lugar de querernos esconder, será mejor poner en marcha una estrategia que nos permita fortalecer tanto nuestro sistema inmune como nuestro sistema antioxidante de defensa, y el primer paso consiste en una buena alimentación.

Si consideramos que el *estrés oxidativo* es la causa de cáncer, sería lógico pensar que los *antioxidantes* nos ayudarán a combatir los radicales libres y con ello disminuir el riesgo de tener cáncer. Esto fue comprobado por la doctora Gladys Block, investigadora especialista del cáncer quien hizo el seguimiento de 172 estudios epidémicos realizados en diversos países, analizando la correlación existente entre la alimentación y el cáncer. Obtuvo un importante descubrimiento: aquellos individuos que consumen grandes porciones de frutas y verduras (la principal fuente de antioxidantes), disminuyen considerablemente las probabilidades de tener casi cualquier tipo de cáncer. De hecho, el riesgo es *dos a tres veces inferior* que el que corren los individuos que consumen porciones más pequeñas.[12]

Por su parte, el doctor Bruce Ames, uno de los principales investigadores del cáncer, afirmó durante una entrevista con el *Journal of the American Medical Association* que aquellas personas que consumen cantidades mínimas de frutas y verduras, duplican el riesgo de tener cáncer si se comparan con aquellas que consumen más.[13]

Justo por ingerir entre cinco y siete porciones diarias de frutas y verduras, podremos disminuir a la mitad el riesgo de padecer cualquier tipo de cáncer.[14]

La mejor defensa para nuestro cuerpo reside en una buena alimentación y no hay medicamento alguno que pueda sustituirla. Y si usted decide incluir suplementos alimenticios, he de hacer un énfasis especial: se toman para complementar una buena alimentación y no con alimentos poco saludables. De esta manera, el primer paso para fortalecer nuestro sistema inmune es importante que incluyamos una gran cantidad de fibras y poca grasa, así como frutas y verduras.

Aún cuando se trata de una acción que tiene gran impacto en nuestro cuerpo, es necesario hacer algo más en favor de la prevención del cáncer. Hasta ahora, la investigación médica comienza a demostrar que los antioxidantes en forma de *suplementos* a nuestro régimen, tienen un impacto muy favorable. Algunos estudios demostraron que al incluir vitamina C, vitamina E y betacaroteno en nuestra alimentación durante un periodo de 25 semanas, el daño oxidativo al ADN, tanto en los fumadores activos como en los pasivos decrece significativamente. De igual forma, la vitamina E demostró proteger el ADN.[15]

Fase III: Vigorice el sistema de curación de su cuerpo

En las primeras fases de la prevención, nos enfocamos principalmente en disminuir la cantidad de estrés oxidativo en el cuerpo y, en proveer las cantidades adecuadas de antioxidantes para evitar cualquier estrés en el ADN de la célula. En esta tercera fase, nuestro principal objetivo consiste en concentrarnos en ese maravilloso sistema de reparación de nuestro cuerpo, el cual acompañado de nutrientes adecuados, ayuda considerablemente a reparar el daño causado a la célula.

Las lesiones precancerosas o tumoraciones nos brindan una mejor comprensión de lo que los antioxidantes pueden realizar a nivel de la prevención. Es cierto que es muy difícil observar la trayectoria de esas tumoraciones al interior del cuerpo, pero en diversos estudios se ha podido hacer un seguimiento de aquellos que son más visibles. Un ejemplo de ello es la leucoplaquia, en la que los tumores precancerosos se encuentran generalmente en la boca de las personas que mastican tabaco; y la displasia cervical en la que tumores precancerosos se forman en el cuello del útero.

Esperemos que al observar la acción de los antioxidantes en este tipo de tumores, podamos obtener mayor información del daño causado al ADN. Recuerde, el cáncer progresa en diferentes etapas que podemos distinguir y los tumores precancerosos se encuentran en una etapa relativamente avanzada del desarrollo de la enfermedad; la siguiente etapa de ese proceso corresponde al desarrollo del cáncer.

Por un lado, el estudio de la leucoplaquia ha suscitado gran interés. Numerosos estudios han demostrado que aquellos individuos que mascan constantemente tabaco tienen muy bajos niveles de antioxidantes. Y aquellos que contaban con un alto nivel de antioxidantes demostraron también que tenían menores probabilidades de padecer esta enfermedad.

El doctor Harinder Garewal escribió un artículo sobre el efecto de los antioxidantes, no sólo en la prevención del cáncer oral, sino además en el retroceso de esta enfermedad. Este artículo es clave para la fase III, pues nos muestra resultados realmente sorprendentes: los antioxidantes no sólo ayudan a frenar el avance del cáncer sino que también refuerzan el sistema de reparación, el cual hará *retroceder* el daño causado a las células.[16] A continuación encontrará una sinopsis de los diversos estudios llevados a cabo por este médico.

Estudios sobre la utilización de suplementos alimenticios en pacientes con lesiones precancerosas:

1. En un estudio realizado en la India, se utilizó la vitamina A y el betacaroteno: los investigadores observaron una total recuperación de la leucoplaquia con un nivel diez veces más elevado que el del grupo placebo.

2. En un estudio piloto se utilizó únicamente betacaroteno y se observó el retroceso de la leucoplaquia y una recuperación de las células en 71% de los pacientes.

3. En un reciente estudio en los Estados Unidos, los pacientes recibieron una composición de betacaroteno, con vitamina C y E. Los investigadores fueron testigos de un nivel de reacción del 60 %. Las células precancerosas regresaron a su estado normal.

4. En un reciente estudio realizado en diversos hospitales de los Estados Unidos, los pacientes recibieron solamente betacaroteno, obteniendo una reacción del 56%.

5. En un estudio realizado con hámsteres, en el que se les indujo experimentalmente el cáncer oral, se utilizó una composición de betacaroteno, vitamina E, glutatión y vitamina C, y se utilizaron además estos mismos ingredientes en forma independiente. Se obtuvieron resultados muy positivos y más aún con la combinación de los diferentes antioxidantes. Se observó que la mejoría se debió, no a la utilización cuantiosa de antioxidantes, sino a los efectos sinérgicos de los antioxidantes al trabajar en conjunto.[17]

Por otro lado, la displasia en el cuello uterino consiste en un tumor precanceroso que se manifiesta en la superficie del cuerpo. Muchos estudios demostraron que aquellas mujeres con niveles ínfimos de betacaroteno y de vitamina C, corrieron un riesgo mayor de padecerla. En este mismo sentido, aquellas mujeres que presentaron bajos niveles de betacaroteno, duplicaron o triplicaron el riesgo si se les compara con aquellas que tienen niveles más altos. Además, aquellas que consumieron menos de 30 miligramos de vitamina C al día aumentaron diez veces el riesgo de contraer esta enfermedad, si se compara con aquellas mujeres que consumieron una dosis superior. Otros estudios epidemiológicos han demostrado que la carencia de vitamina A, vitamina E, betacaroteno y vitamina C, aumentan el riesgo de tener cáncer en el útero.[18]

Los suplementos de betacaroteno han demostrado ser muy efectivos en la prevención y en el avance de este tipo de cáncer. Incluso algunos ensayos han comprobado la efectividad de la vitamina C y del betacaroteno para hacer retroceder o disminuir totalmente el riesgo de padecer displasia en el cuello uterino.[19]

Aún cuando la ciencia médica trata de encontrar una "poción mágica" que ayude a sanar cada uno de estos tipos de cáncer, yo como médico clínico, opto por determinar *principios* benéficos para mis pacientes. Después de consultar estudios como los que acabo de mencionar, no me cabe la menor duda que los nutrimentos antioxidantes trabajan juntos, en sinergia y aún más, es necesario incluir minerales (manganeso, zinc, selenio y cobre) así como vitamina B para apoyar la función enzimática.

Estoy maravillado por la increíble destreza de Dios en nuestro cuerpo. No sólo creó un sistema de protección contra el estrés oxidativo sino que además pensó en un sistema que repara el daño causado al ADN de la célula. En este momento se realizan estudios que determinarán posteriormente la capacidad de los antioxidantes para hacer retroceder los primeros síntomas de la cancerogénesis. Por lo pronto, recuerde que tanto la leucoplaquia como la displasia uterina se encuentran en las etapas avanzadas del proceso del desarrollo del cáncer, y aún así estos estudios muestran la manera en que el cuerpo puede recuperarse por sí mimo cuando le proporcionamos los niveles óptimos de antioxidantes.

¿Y si ya tengo cáncer?

Es cierto que las terapias de prevención contra el cáncer son efectivas justo antes de la formación total del mismo. Y las terapias actuales para combatir el cáncer no son todavía muy prometedoras. La cirugía (cuando es posible), la quimioterapia y la radiación, que se utilizan una vez que los tumores se han formado en los pulmones, en la mama, en el colón, o en algún otro lugar; todas ellas han obtenido resultados muy limitados.

Aún cuando ha habido éxito en el tratamiento de los linfomas no-Hodgkin, en la leucemia infantil y en el cáncer testicular, se cree que habrá efectos secundarios así como complicaciones derivadas de estos tratamientos.[20]

A pesar de este panorama, tenemos una buena noticia: la investigación médica revela que los suplementos alimenticios junto con una buena cantidad de antioxidantes pueden *mejorar* la función de la quimioterapia y la radiación, además de que contribuyen a proteger las células normales contra los efectos nocivos de ambas terapias.

La historia de Kimberly

Cuando Kimberly estudiaba su cuarto año de comunicación en la Universidad de Westmont en Santa Bárbara, California sintió un dolor en el abdomen y una presión en su vejiga. Fue a ver al médico de la universidad quien le diagnosticó una infección vaginal y le recetó algunos antibióticos. Pasados los días el estado de Kimberly empeoró, ya que el dolor aumentó en el abdomen y sufrió náuseas y vómito.

Un día en que estaba acostada sintió una formación en su cuerpo en la parte baja de su abdomen, lo que la asustó mucho y regresó inmediatamente a consultar al doctor. Al examinarla, el médico pudo sentir efectivamente una bola del tamaño de una uva. Le hizo una prueba llamada *CA 125*, la cual permite detectar cáncer en el área genital y en los intestinos. Los resultados fueron alarmantes y Kimberly fue programada para practicarle una cirugía.

A la edad de 21 años, Kimberly tenía un cáncer ovárico, lo cual es muy inusual para una mujer de su edad. Por supuesto, ella y su familia estaban atónitos. Después de la operación el cirujano se mostró muy optimista, ya que había logrado retirar totalmente el tumor. Además, aconsejó a Kimberly tomar algunas precauciones así como ir a visitar a un oncólogo. Este último insistió para que Kimberly tomara algunas sesiones de quimioterapia, principalmente porque era muy joven y le quedaba mucho por vivir.

Por aquel entonces Kimberly vino a mi consultorio. Quería información sobre los suplementos alimenticios y quería saber si le servirían en su tratamiento. Comenzó un programa muy agresivo y al mismo tiempo se le programaron sus sesiones de quimioterapia. Kimberly no quiso dejar la escuela aún cuando sus médicos insistieron en que lo hiciera; estaba determinada a dar lo mejor de ella hasta el final. Así que programó sus terapias cerca de la universidad para poder seguir yendo a sus clases.

La joven profesionista logró pasar con bien todo su tratamiento y pudo con toda la carga de la universidad. Ambos, el cirujano y el oncólogo, comentaron lo bien que se veía además de lo bien que había tolerado el tratamiento. Y aún cuando perdió su cabello, no faltó a ninguna clase. En su último tratamiento, el oncólogo le preguntó "¿qué estás tomando?", a lo que ella respondió "¿qué quiere decir?" y le dijo "sé que has estado tomando algo durante el tratamiento porque mientras el resto de mis pacientes sufren de vómito, tú estás leyendo el *Time*".

Cuando ella le comentó acerca de los suplementos alimenticios que había estado ingiriendo, el médico estaba muy impresionado, pues no sólo *toleró* bien los tratamientos si no que además *respondió* muy bien.

Hoy en día Kimberly se ha recuperado. Hace más de tres años que concluyó la quimioterapia. Su bello cabello ha crecido nuevamente y disfruta de la vida. Su examen de sangre CA 125 muestra resultados normales y ahora sólo tiene que ir a chequearse dos veces por año. Kimberly no ha mostrado ninguna señal recurrente de cáncer.

Cómo trabajan los antioxidantes

Los oncólogos y los especialistas en radiación desaconsejan el consumo de antioxidantes en pacientes que han de pasar por alguna de terapia, pues consideran que los antioxidantes contribuyen además a fortalecer el sistema de defensa antioxidante de las células cancerosas, lo que puede provocar que el tratamiento sea menos efectivo. El objetivo principal del tratamiento es justamente destruir las células cancerosas creando estrés oxidativo. Es un argumento que parece razonable, sin embargo no tiene el respaldo de la literatura médica.

Los doctores Kedar Prasad y Arun Kumar, junto con sus colegas del Departamento de Radiología, de la escuela de medicina de la Universidad del Colorado hicieron una revisión de más de 70 estudios tratando este tema. Los resultados de su reporte, llamado *"High Doses of Multiple Antioxidant Vitamins: Essential Ingredients in Improving the Efficacy of Standard Cancer Therapy"*, se encuentran en el *Journal of the American College of Nutrition*. Algunos estudios demuestran que al utilizar *un* sólo nutriente, hay un efecto dañino en ciertos tratamientos quimioterapéuticos. Sin embargo, cuando se utiliza *una importante dosis compuesta* de diferentes antioxidantes se obtienen resultados mucho más favorables.[21] ¿Por qué? Veamos a continuación.

Los antioxidantes contribuyen a destruir las células cancerosas

La investigación clínica revela que las células cancerosas asimilan los antioxidantes de manera diferente que las células normales. Estas últimas van a tomar únicamente la cantidad de antioxidantes y de nutrimientos que realmente necesitan. Este es un principio de base de la nutrición celular.

Por su parte, las células cancerosas consumen antioxidantes y nutrimientos sin parar, y al tomar una cantidad excesiva de antioxidantes se debilitarán hasta morir. De esta manera, los antioxidantes participan durante la batalla en contra del cáncer y además, mejoran el sistema de defensa de las células sanas al protegerlas de la radiación y de la quimioterapia.

Los antioxidantes ayudan a las células sanas

Es bien sabido que durante la quimioterapia y la radiación, las células sanas se dañan a causa del estrés oxidativo ocasionado por estos tratamientos. Sin embargo, muchos ignoran que cuando un paciente consume grandes cantidades de suplementos antioxidantes, se brindará apoyo al sistema de defensa de las células normales. Se trata de una situación en la que todo el mundo gana: la quimioterapia y la radiación trabajaran a su máxima potencia mientras que al mismo tiempo se disminuyen los efectos nocivos y secundarios de manera considerable.

La vitamina E protege los pulmones, el hígado, los riñones, el corazón y la piel, en contra del daño sufrido por varios agentes quimioterapéuticos. La coenzima CoQ10 ha demostrado proteger al corazón durante un largo periodo de tiempo contra los efectos de un medicamento llamado *Adriamycin*. El betacaroteno y la vitamina A reducen los efectos nocivos de la radicación así como de algunos otros agentes quimioterapéuticos. Todos estos antioxidantes han probado contribuir a proteger el ADN de la célula en contra del daño provocado por los tratamientos.

La historia de Michelle

En aquel tiempo Michelle era una linda niña de 4 años edad, rodeada de mucho amor y alegría, y todo parecía indicar que nada podría empañar tanta felicidad. Pero todo cambió cuando los médicos le detectaron un dolor en la espalda y en el vientre, y diagnosticaron en Michelle un cáncer muy agresivo llamado *neuroblastoma*. Frente a tal noticia la familia estaba deshecha.

Después del diagnóstico, el cirujano practicó una laparoscopia (una cirugía exploratoria) y cuando salió de la sala de operaciones, se podía adivinar que no tenía buenas noticias: el cáncer se había extendido hacia el diafragma y había rodeado los intestinos así como una gran vena de su abdomen que, por tanto, no podía ser extirpado.

Antes de que Michelle se recuperara de esta cirugía, un equipo de oncólogos decidió tratarla con una quimioterapia muy agresiva, aún si el panorama a futuro no era muy positivo. En aquel momento, la mamá de Michelle vino a verme, pues quería proteger a su hija de los efectos secundarios de estos tratamientos.

A pesar de las objeciones de los médicos, comenzamos con un programa muy agresivo a base de nutrimentos, y Michelle fue muy obediente y estuvo ingiriendo todos sus suplementos, los cuales fueron buenos aliados para soportar el tratamiento. Sin embargo, tiempo después Michelle se debilitó tanto que enfermó a un grado tal que los médicos dudaban que pudiera sobrevivir. Pero Michelle pudo librar la batalla y se logró que el tamaño del tumor diminuyera de manera significativa.

La respuesta de Michelle fue tan favorable que los médicos decidieron llevarla al quirófano para ver si era posible extraer el tumor. Afortunadamente, el cirujano lo logró e incluso el oncólogo informó a los papás de Michelle que los resultados habían sido muy positivos.

Además de la cirugía, Michelle tuvo que pasar por un transplante de médula ósea, pues los médicos querían asegurarse que el cáncer no pudiera extenderse ni siquiera a nivel microscópico. Aún cuando se trataba de una decisión difícil, los papás de Michelle aceptaron, con la condición de que continuara consumiendo los suplementos alimenticios durante este tratamiento.

Al principio el oncólogo rehusó, pues era de la idea que los nutrientes bloquearían la efectividad del tratamiento. Pero cuando se le preguntó si tenía pruebas, estudios que confirmaran este punto de vista, y el oncólogo respondió que no, el papá de Michelle, que era un médico de urgencias, reveló al médico que Michelle había estado tomando los suplementos durante todo el tratamiento y confirmó que tuvo una respuesta fuera de lo común, así que insistían él y su esposa en que su hija continuara ingiriéndolos durante el transplante.

El oncólogo propuso entonces hacer una verificación con su farmacólogo para asegurarse que los suplementos no afectaran el efecto de los medicamentos. El farmacólogo pudo hacer una buena investigación y estuvo de acuerdo en proporcionárselos durante el transplante. Fue un tratamiento muy duro pero la niña sobrevivió y se recuperó. Incluso el oncólogo mencionó haber estado muy sorprendido por su recuperación. Su perseverancia constante bien valió la pena.

Michelle y su mamá oraron continuamente durante todos esos meses para que pudiera ir al jardín de niños a partir de sus 5 años, y lo logró. Hace más de tres años que se le diagnosticó cáncer, y hoy con 7 años, Michelle anda en bicicleta, salta la cuerda, viste a la moda y convive con sus amigas.

◆ • ◆ • ◆ • ◆ • ◆ • ◆

La ciencia nutricional nos da una gran esperanza en lo que a la batalla contra el cáncer y otras enfermedades degenerativas se refiere. No sólo ayuda a prevenir el cáncer sino que además refuerza el efecto de la quimioterapia y de la radiación. ¿Por qué podría ser nociva si ayuda a fortalecer el sistema de defensa? ¿No sería bueno que los médicos hicieran todo lo posible para ayudar a sus pacientes a enfrentar los tratamientos que provocan tanto estrés, con las mejores herramientas?

Los antioxidantes naturales y los nutrientes de apoyo son ideales en la terapia preventiva por las siguientes razones:

- Limitan y previenen el daño que los radicales libres puedan causar al ADN del núcleo de la célula.

- Proveen los nutrientes adecuados que el cuerpo necesita para reparar cualquier daño que haya en el cuerpo.

- Son seguros y pueden utilizarse por largos periodos de tiempo (lo que no se puede hacer con los medicamentos farmacéuticos. Por ejemplo, el *Tamoxifen*, que contribuye a disminuir el riesgo de cáncer de mama, tiene efectos secundarios muy severos).

- Sus costos son relativamente accesibles (los nutrientes que yo recomiendo cuestan entre $1 y $1,50 dólares diarios).

- Proveen la mejor defensa en contra del avance del cáncer.

- Protegen al cuerpo del estrés oxidativo provocado por la quimioterapia y la radiación.

- Brindan un mayor apoyo a la quimioterapia y a la radiación en la batalla contra el cáncer.

- Inhiben el avance y la propagación del cáncer.

- En algunos casos han demostrado reducir el tamaño de los tumores.[22]

No podemos negar que los tratamientos tradicionales contra el cáncer dejan mucho que desear. Es necesario que los especialistas sean más abiertos a la utilización de antioxidantes en sus pacientes. Los investigadores creen seriamente que el ingerir una combinación adecuada de antioxidantes puede tener un impacto revolucionario en la prevención y en el tratamiento del cáncer. Por lo pronto, la literatura apoya la utilización de antioxidantes durante las fases de prevención del cáncer, así como en los tratamientos quimioterapéuticos.

CAPÍTULO 9

El estrés oxidativo y sus ojos

Mavis era una mujer muy activa y nada la detenía. Un año después de haber perdido a su esposo pudo recobrar nuevos ánimos y ser independiente otra vez. Le gustaba mucho viajar y no tenía miedo de partir a la aventura. Sabía vivir plenamente.

No había nada que frenara a Mavis Ehresman, hasta el día en que sintió miedo de perder la vista y quedarse totalmente en la oscuridad. Era una persona que admiraba la luz emitida por las tormentas eléctricas y tenía la capacidad de alcanzar a distinguir las diferencias sutiles en las anchas llanuras.

En 1983, se dio cuenta que no veía bien y como su visión no mejoraba, decidió ir al oftalmólogo para revisarse. Éste le diagnosticó degeneración macular. No podía creerlo, fue un duro impacto para ella.

Aún cuando Mavis no conocía mucho acerca de su problema, decidió aprovechar su vista al máximo durante el corto tiempo que le restara. Y así, leyó todo lo que pudo acerca de su enfermedad, buscando *alguna* solución. Pero las noticias no eran buenas, ya que la literatura mencionaba que los médicos no podían hacer nada más que constatar el avance de la enfermedad, y eso es exactamente lo que pasó.

Durante los siguientes catorce años, Mavis continuó perdiendo la vista y tuvo que tomar algunas medidas. Primero, comenzó a dejar de manejar en la noche. Tiempo después, dejó de manejar durante el invierno, pues se le dificultaba distinguir los tonos del cielo gris con los del camino y los inviernos en Dakota del Sur son bastante largos.

Posteriormente, la vieja *Chevy* tuvo que quedarse estacionada durante buen tiempo. Sin embargo, la perseverancia de Mavis la llevó a encontrar la solución a su problema. En 1997, llamó a mi consultorio y me entrevisté con ella. Después de brindarle una clara explicación acerca de su enfermedad, le recomendé que tomara suplementos alimenticios. Comenzó a tomar un antioxidante muy potente junto con un suplemento a base de minerales, así como grandes cantidades de extracto de semilla de uva.

Aproximadamente dos meses después, la vista de Mavis comenzó a mejorar, fue más clara y nítida aún en la noche. Cuando fue hacerse une chequeo con su oftalmólogo, se maravilló cuando supo que su vista tenía el mismo nivel que el de 1991, ¡sí, el mismo de hace seis años!

Al obtener estos resultados, Mavis volvió a manejar su vieja *Chevy*, y se fue a visitar muchos otros lugares que le faltaban por descubrir. Aún cuando había de tener cuidado en las noches y durante el invierno, el miedo a perder la vista no la detuvo más y continuó paseándose. Esta enérgica mujer, llena de vida, recuperó la vista para admirar nuevamente la inmensidad de los cielos y las anchas llanuras en el paisaje, hasta el día en que Dios fuera a buscarla en el otoño del 2001.

Los problemas de nuestros ojos

Hoy en día han suscitado gran interés tanto el estrés oxidativo, considerado como el causante de los cambios degenerativos en los ojos, así como la utilización de suplementos alimenticios como medida de prevención e incluso de tratamiento de algunas enfermedades de los ojos relacionadas con el envejecimiento. En este momento se están llevando a cabo al menos seis grandes ensayos clínicos en los que se estudia el efecto de diversos suplementos alimenticios en las siguientes enfermedades:[1]

Cataratas

La cirugía de cataratas es una de las más practicadas en pacientes mayores de 60 años lo cual causa un fuerte impacto en el sistema de salud. Tan sólo en los Estados Unidos, los cirujanos llevan a cabo 1,3 millones de operaciones al año con un costo de *3 500 millones de dólares*. Se ha estimado que si pudiera retrasarse el avance de esta enfermedad de unos diez años, sería posible reducir el número de operaciones a la mitad.[2]

La función del cristalino del ojo consiste en refractar la luz y proyectarla sobre la retina. Para que funcione correctamente es importante que permanezca siempre limpio. Conforme vamos creciendo, diversos componentes del cristalino pueden dañarse y pueden opacarlo a tal grado que puede degenerar formando cataratas.

Los investigadores médicos creen que es imprescindible determinar si, al proveer cantidades adecuadas de nutrimentos a los ojos en edades tempranas, es posible actuar a nivel preventivo y evitar la formación de cataratas. Importantes estudios de investigación sostienen la teoría de que los radicales libres son los responsables, ya que éstos surgen a partir del daño causado por los rayos ultravioleta, y posteriormente forman las cataratas.[3]

Los antioxidantes naturales del cuerpo (glutatión peroxidasa, catalasa y superóxido dismutasa) son el principal sistema de defensa de los ojos. Sin embargo, los investigadores se han dado cuenta de que este sistema *natural* no puede proveer una protección completa. Varios ensayos clínicos opinan que, al aumentar la cantidad de antioxidantes a través de nuestra alimentación y con los suplementos, es posible proteger el cristalino de los daños causados por el estrés oxidativo.[4]

Los antioxidantes que se encuentran en el fluido del cristalino son indispensables para poder protegerse a sí mismo. Si el nivel de antioxidantes es muy bajo, el avance de las cataratas será mucho más rápido. El más importante antioxidante en este fluido es la vitamina C, la cual es soluble en agua y se encuentra en grandes concentraciones alrededor del cristalino. Otros antioxidantes que se encuentran en esta sustancia son la vitamina E, el ácido alfa-lipoico y el betacaroteno.

Numerosos estudios epidemiológicos han demostrado el nexo que existe entre los niveles de vitamina C, de vitamina E y de betacaroteno, y el riesgo de tener cataratas. En Finlandia, un estudio con el grupo control mostró que los individuos con los más bajos niveles de vitamina E y beta-caroteno tienen un riesgo cuatro o cinco veces mayor de someterse a una cirugía de cataratas.[5] Otro estudio mostró que los individuos que consumen suplementos alimenticios reducen al menos en un 50 % las posibilidades de favorecer el desarrollo de cataratas.[6]

Evidencia médica fiable demuestra que la protección antioxidante disminuye conforme avanzamos en edad. Numerosos y diferentes estudios clínicos demuestran claramente que las personas que toman suplementos alimenticios variados, protegen los ojos del envejecimiento. Los investigadores han encontrado que mientras mayor sea el nivel de vitamina C en el líquido acuoso del ojo, mayor será la protección contra la formación de cataratas.[7] Particularmente, el ácido alfa-lipoico ha demostrado mejorar el funcionamiento de todos los antioxidantes que protegen el cristalino. Estudios clínicos recientes han revelado que juntos, la vitamina C y el ácido lipoico, tienen la capacidad de regenerar el glutatión intracelular, lo que permite que sea reutilizado una y otra vez.[8]

Tan sólo espero que en los próximos años los médicos recomienden la utilización de antioxidantes como medio de prevención en la formación de las cataratas. Conforme los ensayos clínicos vayan revelando sus resultados, tendremos mayor información acerca de ciertos tipos de antioxidantes, así como la dosis que se requiere tomar. Sin embargo, yo creo que la evidencia actual es suficiente para que recomendemos el consumo de antioxidantes en forma de suplementos, y podamos contribuir así a reducir la incidencia de personas que padezcan esta enfermedad.

La degeneración macular

La degeneración macular relacionada con la edad es la principal causa de ceguera en personas mayores de 60 años de edad, en los Estados Unidos.[9] En términos generales, esta enfermedad consiste en la degradación de una parte muy importante de la retina llamada *mácula,* la cual contiene gran cantidad de fotorreceptores y es responsable de la visión central. Cuando esta área de los ojos se deteriora, prácticamente perdemos la visión central que es la que contribuye primordialmente a la vista. Si una persona padece degeneración macular y dirige la mirada hacia usted, no podrá ver su cara, pero sí podrá ver lo que le rodea, es decir, la vista periférica queda intacta.

Existen dos tipos de degeneración macular: la seca y la húmeda. En 90 % de los casos, los pacientes padecen la de tipo seca, en la que la visión central irá disminuyendo gradualmente para más tarde convertirse en húmeda (en 10 % de los casos).[10] En nuestros días, no existe tratamiento alguno para combatir este tipo de padecimiento.

La de tipo húmeda es más agresiva al reducir la visión central más rápidamente, y propagarse hacia los vasos sanguíneos, y en algunos casos causar algunos derrames. Esta forma de degeneración es posible tratarla con una operación llamada fotocoagulación láser, la cual permitirá disminuir la producción de nuevas venas, reducir la formación de tumoraciones (edema) y sangrados o derrames en la retina; y parar el sangrado causado por el derrame. Sin embargo, aún con este tratamiento no podrá evitarse la ceguera.

Una asociación llamada *Prevent Blindess America* estima que 14 millones de estadounidenses presentan los síntomas de la degeneración macular. Un estudio llamado *Beaver Dam Eye Study* reporta que 30 % de los habitantes de los Estados Unidos mayores de 75 años padecen esta enfermedad y que el 23% restante la padecerá aproximadamente dentro de cinco años.

Proceso de deterioración de la retina

Recientemente, numerosos investigadores han propuesto diferentes teorías sobre las causas de la degeneración macular. Estas teorías sugieren que la luz que entra a los ojos y que se enfoca sobre la mácula de la retina, produce radicales libres en la parte externa de los fotorreceptores. Una vez más, si no hay suficientes antioxidantes para neutralizar los radicales libres, éstos estropearán los fotorreceptores. Se ha demostrado que esta forma de estrés oxidativo daña las altas concentraciones de grasas poliinsaturadas que se encuentran al exterior de la retina y de los fotorreceptores.

De la misma manera en que se lleva a cabo la oxidación del colesterol LDL, las grasas poliinsaturadas oxidadas y dañadas van a formar lipofuscinas – productos lípido proteínicos reunidos al interior de la capa pigmentaria de la retina –, y oxidarán aún más la retina. Los investigadores creen que este proceso es precisamente el que deteriora y destruye los fotorreceptores.

Estas sustancias tóxicas se acumularán en el epitelio pigmentario y serán secretadas como depósitos de color amarillento o drusas. Estos depósitos indican al oftalmólogo que el paciente se encuentra en las primeras fases de la degeneración macular. Y conforme se vayan acumulando entre las células de la capa pigmentaria y en el suministro de sangre, bloquearán el intercambio de nutrimientos y las células de los fotorreceptores dejarán de funcionar, provocando ceguera en el área afectada.

Deterioro de los fotorreceptores

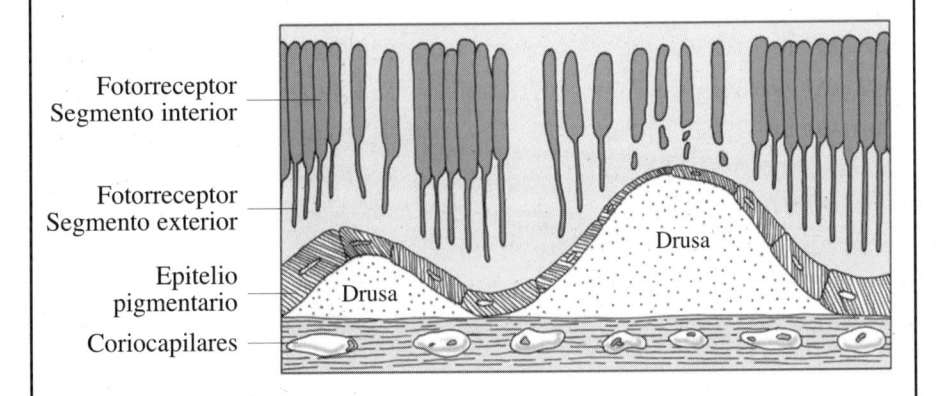

Las drusas impiden el suministro de sangre hacia los fotorreceptores provocando así ceguera en el área afectada.

Generación de radicales libres en la retina

Como lo mencioné anteriormente, el epitelio pigmentario de la retina y los fotorreceptores se encargan de absorber la luz y este proceso trae consigo la formación de radicales libres. La luz ultravioleta de alta energía así como la luz azul visible, generan una gran cantidad de radicales libres en la retina del ojo. Como ha de estarlo suponiendo, los pacientes que se exponen a esta energía durante un largo periodo de tiempo corren mayor riesgo de desarrollar degeneración macular. Varios estudios demuestran que, conforme va pasando el tiempo, el sistema de defensa antioxidante que nos protege precisamente contra estos radicales libres se debilita considerablemente.[11] Esto trae consigo un desequilibrio entre los antioxidantes y los radicales y, por ende, un daño creciente a la retina.

De igual forma, numerosos estudios han demostrado que al comparar los niveles de zinc, selenio, vitamina C, carotenoides y vitamina E entre personas con degeneración macular y personas en buen estado de salud, los primeros presentan niveles muy bajos de estos componentes en comparación a los segundos.[12] Se han realizado estudios clínicos que han examinado el efecto que pueden tener los nutrientes proporcionados en forma individual con la finalidad de determinar si contribuyen al mejoramiento del paciente o bien frenan el avance de esta enfermedad. A continuación encontrará un breve resumen de los resultados.

Carotenoides

Todavía recuerdo cuando mi madre me decía "Ray, anda come tus zanahorias y tendrás tan buena vista como la de los conejos". ¡Cómo me insistía en que comiera mis zanahorias antes de irme a jugar!

Y, en su caso ¿sus papás hicieron lo mismo? Durante mucho tiempo, los médicos creían que el betacaroteno de las zanahorias era necesario para tener una buena vista y especialmente una buena visión nocturna. Esto es verdad en parte, ya que este nutrimento es uno de los doce más importantes carotenoides que nuestro cuerpo requiere. Sin embargo, es más importante comer maíz, vegetales de hojas verdes así como hojas de col verde, porque tienen grandes cantidades de carotenoides llamados *luteína* y *zeaxantina*.

Como ambos carotenoides son de color amarillo, tienen la cualidad de absorber eficazmente la porción de luz azul de la luz visible (ésta última contiene una poderosa energía que puede dañar el cristalino y la retina del ojo), y cuando están presentes en la mácula y en el cristalino, nuestros ojos absorberán la luz azul y disminuirán el estrés oxidativo. Es como si tuviéramos lentes de sol internos que impiden el paso de la luz de alta energía y disminuyen el paso de los radicales libres producidos por los fotorreceptores. Estos nutrientes son además antioxidantes muy poderosos y pueden neutralizar los radicales libres que se encuentren en esta área del ojo.

Estudios que demuestran las cualidades de la luteína en la protección de los ojos

Los pacientes que incluyeron luteína y zeaxantina como suplemento alimenticio, aumentaron no solamente sus niveles de estos elementos en su sangre, sino también en el interior del ojo. De manera más específica se observó un incremento del 20 al 40 % en el pigmento macular, el cual se encarga de proteger la retina de cualquier daño. Además, se constató un 40 % menos de luz azul transmitida a los fotorreceptores y al pigmento macular.[13]

En el ejemplar número 9 del mes de noviembre de 1994, el *Journal of the American Medical Association* reportó que los pacientes que toman grandes cantidades de ambos nutrientes, llegan a disminuir hasta en 43 % el riesgo de desarrollar degeneración macular, si se compara con aquellos que toman cantidades mínimas. Lo más interesante es que estos resultados no fueron los mismos que los obtenidos con el betacaroteno. La luteína y la zeaxantina son los únicos carotenoides que prevalecen en la mácula.[14] Aún cuando el betacaroteno que contienen las zanahorias es muy saludable, su consumo no disminuye el riesgo de padecer degeneración macular.

Vitamina C

Al igual que los cartenoides, las personas que tienen niveles muy bajos de vitamina C corren mayor riesgo de padecer degeneración macular. Esta vitamina se concentra en el fluido del ojo (humor acuoso) y es un antioxidante muy importante para la retina. Los estudios indican que al tomar suplementos de vitamina C, es posible frenar el avance de la degeneración macular. Además, esta vitamina tiene la cualidad de poder regenerar tanto la vitamina E como el glutatión, un poderoso antioxidante intracelular.[15]

Vitamina E

En general, todos los pacientes con degeneración macular presentan muy bajos niveles de vitamina E en el área de la mácula dónde la luz de alta energía produce radicales libres que dañan los fotorreceptores. Aún cuando la vitamina E no es el principal antioxidante para el ojo, juega un papel clave. Un paciente que toma suplementos de vitamina E puede protegerse del avance de la degeneración macular.[16]

Coenzima Q10 (CoQ10)

Como lo vimos en el capítulo 7 sobre la cardiomiopatía, la CoQ10 es una enzima y un poderoso antioxidante liposoluble que protege grandemente las grasas del cuerpo, así como también la retina del ojo la cual está formada en gran parte por grasa.

Se ha detectado que los pacientes con degeneración macular carecen generalmente de CoQ10, y aquellos pacientes que presentan niveles normales de CoQ10 tienen mayor resistencia al estrés oxidativo producido por los radicales libres.[17] El estudio de la CoQ10 en la degeneración es relativamente reciente, sin embargo, presenta resultados muy prometedores.

Glutatión

Como lo mencioné anteriormente, el glutatión es un antioxidante muy poderoso que se encuentra especialmente en cada célula del cuerpo y juega un papel primordial en el cristalino del ojo, así como en las células del pigmento y del fotorreceptor. Se han hecho estudios clínicos que han demostrado que los niveles de glutatión van disminuyendo conforme vamos envejeciendo. Este es un elemento clave, pues muestra claramente que existe una relación entre el desarrollo de enfermedades en los ojos y la edad. Numerosos estudios han buscado la manera de incrementar los niveles del glutatión tanto en el cristalino como en la retina del ojo.

Dentro del medio de la investigación, es bien sabido que el cuerpo no logra asimilar eficazmente el glutatión proporcionado por vía oral, lo que impide incrementar sus niveles de manera adecuada.[18] Sin embargo, existe otra alternativa que consiste en proveer los nutrimentos necesarios al cuerpo para que él mismo sea quien lo produzca. Recuerde, el glutatión peroxidasa forma parte de los sistemas antioxidantes naturales del cuerpo. Así que para fortalecer este sistema, es necesario proveerle los nutrientes necesarios como el selenio, la vitamina B6, el N-acetilcisteína y la niacina.

Conforme vaya conociendo más acerca de la nutrición celular, podrá apreciar mejor la importancia que tiene el proveer todos estos nutrientes de base a la célula. En el caso de la degeneración macular, el ácido alfa-lipoico y la vitamina C son realmente necesarios porque ambos tienen la capacidad de regenerar el glutatión, el cual al renovarse puede utilizarse una y otra vez.

Los investigadores han demostrado que cuando las células del fotorreceptor y del epitelio tienen los niveles necesarios de antioxidantes, pueden protegerse del daño oxidativo. De igual forma, el cristalino del ojo está mejor protegido cuando los niveles de glutatión son más altos.[19]

Zinc y selenio

El zinc y el selenio son dos de los más importantes minerales que necesita nuestro sistema de defensa. El zinc es muy importante en el funcionamiento de la catalasa y el selenio contribuye al funcionamiento del glutatión peroxidasa. Ambos sistemas de defensa son imprescindibles en la batalla contra los radicales libre que se crean en el ojo. Cuando carecemos de estos dos minerales, ambos sistemas tendrán dificultades para funcionar de manera óptima. Sin embargo, numerosos estudios nos muestran actualmente que al proporcionarlos en forma de suplemento alimenticio, especialmente el zinc, es posible estabilizar la degeneración macular e incluso hacerla retroceder.[20]

La historia de Faye

Faye es una de mis antiguas pacientes. Comenzó a venir a mi consultorio acompañando a su esposo para un chequeo general. Durante esa primera visita, me comentó que hacía poco tiempo le habían diagnosticado degeneración macular.

Durante un viaje a Texas se dio cuenta de que no podía ver claramente. Se la pasó quitándose y limpiando sus lentes, poniéndoselos nuevamente para finalmente constatar que no podía ver correctamente. En aquel momento pensó que sus lentes necesitaban aumento y, cuando regresó a casa, fue con el optometrista, quien no notó ninguna anomalía.

Sin embargo, la vista de Faye empeoró. Cuando iba a la iglesia no podía distinguir las caras de las personas del coro. Se preocupó tanto que hizo una cita con un oftalmólogo especialista en enfermedades de la retina quien la examinó y le diagnosticó degeneración macular de tipo húmedo. Ya en ese entonces, Faye casi había perdido la visión del ojo izquierdo. Necesitaba que el doctor la revisara continuamente para poder determinar el momento en que le tendrían que hacer una operación láser.

Durante nuestro encuentro, pude explicarle lo que había investigado acerca de la degeneración macular y la manera en que diferentes pacientes habían logrado mejorar su visión al tomar suplementos alimenticios. Después de escucharme, tomó la decisión de utilizarlos y adoptó un programa, el cual describo en el capítulo 17.

Dos meses después, Faye me comentó que su vista había mejorado notablemente y todo estaba regresando a la normalidad. En aquel entonces logró identificar la cara de cada participante del coro.

Esta historia tiene ya cinco años y Faye continúa tomando los suplementos alimenticios. Su vista permanece bastante estable, pero sigue consultando con regularidad a su oftalmólogo quien no le ha prescrito que sea necesario una operación. Su doctor le dice que sus ojos lucen hermosos.

Proteja sus ojos de las cataratas y de la degeneración macular relacionada con la edad

En este capítulo, he presentado a usted información técnica con la finalidad de que tenga evidencia médica que facilite su toma de decisiones respecto a los suplementos alimenticios. Estas recomendaciones se extienden tanto a las personas que padecen cataratas, como a las que padecen degeneración macular y que desean retardar el avance de estas enfermedades. Probablemente se estará preguntando, *¿cómo lograré llevar esto a cabo?*

De acuerdo a mi experiencia clínica en el tratamiento de la degeneración macular, llevo a cabo un plan de acción muy agresivo con la finalidad de hacer retroceder el daño causado por el estrés oxidativo. Personalmente he estado involucrado en una docena de casos en los que los oftalmólogos observaron una evidente mejoría después de haber adoptado las siguientes recomendaciones:

En primer lugar, es muy importante proteger nuestros ojos del daño ocasionado por los rayos del sol, pues contienen una energía muy fuerte, y son considerados como la causa principal de estrés oxidativo. En un joven adulto saludable la cornea y el cristalino del ojo, los cuales protegen a la retina, absorben una gran cantidad de rayos ultravioleta, pero no son capaces de bloquear o de absorber la luz azul visible. Conforme envejecemos, el cristalino del ojo deja entrar más luz ultravioleta perdiendo la capacidad de proteger la retina.

En este caso, la luz del sol es nuestra principal enemiga y es muy importante entonces que disminuyamos la cantidad de estrés oxidativo para que se mantenga a un nivel que pueda ser tratado por nuestro cuerpo. Un primer gran paso consiste en adquirir lentes de sol que permitan bloquear tanto la luz ultravioleta como la luz azul visible. Es una muy buena inversión pues le permitirá disminuir el número de radicales libres.

Investigaciones de oftalmología muestran que cuando el sistema de defensa antioxidante se satura, es más fácil que el estrés oxidativo entre en acción. Es necesario que tomemos conciencia dela importancia de proteger los ojos y de evitar mirar directamente la luz del sol. Para las personas que trabajan al aire libre o las que practican algún deporte y actividad al exterior, y que están continuamente expuestas a la luz del sol, es necesario que utilicen una buena protección para sus ojos cada vez que estén afuera.

Además, será necesario fortalecer su sistema natural de defensa antioxidante. Diferentes estudios nos indican que esto es posible si incluimos suplementos alimenticios. Una investigación en particular estudió a192 pacientes con degeneración macular que tomaron antioxidantes y a 61 pacientes que formaban el grupo control que no los tomó. Seis meses después, 87.5% de los pacientes que los tomaron obtuvieron una agudeza visual igual o mejor a la que tenían al principio del estudio. En cambio, sólo 59% de las personas que no los tomaron obtuvieron una agudeza visual similar o mejor que la del principio del estudio.[21]

Recuerde, en el capítulo 17 presento el programa de suplementos necesarios para tratar esta enfermedad.

♦ • ♦ • ♦ • ♦ • ♦ • ♦

Hace dos años, un oftalmólogo del pueblo me abordó en el estacionamiento de un restaurante para preguntarme acerca de los suplementos alimenticios que he estado recomendando a sus pacientes con degeneración macular. Me dijo "justo esta mañana acabo de ver una paciente en mi consultorio y ¡constaté que su visión mejoró de 21:100 a 20:40 en ambos ojos! Nunca antes había visto algo semejante en pacientes con esta enfermedad."

De camino a su auto, le expliqué a grandes rasgos los conceptos expuestos en este capítulo, y ya cuando abría la puerta sacó sus lentes de sol y con una sonrisa me dijo: "ayude a todos los pacientes con degeneración macular que quiera, pero déjenos a los pacientes con cataratas. ¡A ellos podremos ayudarlos operándolos!". Por supuesto que estaba bromeando; en todo caso, me dio gusto constatar su interés acerca de los suplementos alimenticios.

No cabe la menor duda de que la causa principal de las cataratas y de la degeneración macular es el estrés oxidativo y creo que podemos aplicar un programa agresivo a base de suplementos nutricionales para ayudar a los pacientes que padecen estas enfermedades. Hasta ahora no existe tratamiento alguno que cure alguna de estas enfermedades o que pueda evitar la cirugía de las cataratas. O ¿conoce usted acaso una mejor solución?

CAPÍTULO 10

Las enfermedades autoinmunes

S iendo el menor de seis hermanos, Mark desarrolló cierta rudeza para poder tratar con sus hermanos mayores. Era un niño muy saludable y muy activo. Le gustaba participar en todo tipo de actividades o deportes que tuvieran que ver con un balón, y era bueno para competir. Practicaba todo tipo de deportes y su favorito era el fútbol.

A la edad de 12 años, Mark estaba corriendo durante su práctica de fútbol cuando de repente le vino un calambre y, poco después, tuvo un gran dolor en el estómago. En los siguientes días, los calambres se presentaron con mayor frecuencia, e iban acompañados además de diarrea y vómito. Cuando ya no respondió a los medicamentos, sus papás lo llevaron al servicio de urgencias y ahí le diagnosticaron una apendicitis. Después de una breve cirugía y un corto periodo de recuperación, Mark fue dado de alta.

Sin embargo, no pudo quedarse en casa por mucho tiempo. Tuvo que regresar de inmediato al hospital ya que tenía un fuerte dolor abdominal, así como diarrea con sangre y vómito. Ahora estaba peor que antes de la operación.

Mark fue internado nuevamente al hospital pero, en un momento dado, los médicos no supieron qué hacer y entonces lo refirieron a la unidad de gastroenterología pediátrica de la *University Medical Center* de Loma Linda, dónde lo dirigieron de inmediato a la unidad pediátrica de cuidados intensivos. Ahí le practicaron una colonoscopia así como diferentes biopsias de sus intestinos y de su colón.

Al ver por video los resultados, los papás de Mark no creían lo que veían. Ellos me describieron el intestino como una calle llena de piedras. Los médicos determinaron que Mark padecía de un desorden autoinmune llamado *enfermedad de Crohn*, además de una infección bacterial llamada *Clostridium difficile*.

Como podrá imaginarlo era una situación muy difícil para un chico de su edad pues Mark continuaba sufriendo de dolor y molestias. Después del diagnóstico, los médicos le prescribieron 200 mg de un medicamento llamado *Prednisone* así como antibióticos y calmantes para el dolor. Además, los médicos se reunieron con los cirujanos para determinar si era necesario cortar una parte de los intestinos y decidieron esperar algunas semanas y mantenerlo en observación.

El estado de salud de Mark mejoró un poco y además el resultado de una nueva colonoscopia mostró que la infección había desaparecido. Con este mismo examen, se pudo ver de manera más clara la apariencia ulcerativa que provoca la enfermedad de Crohn. Los médicos informaron a los papás de Mark que se trataba de una enfermedad en la que por alguna razón el sistema inmunitario comenzó a atacar a sus propios intestinos, lo que generó una gran inflamación y una tremenda destrucción. Propusieron tratar a Mark con un medicamento quimioterapéutico llamado *Imuran* junto con otros que ya estaba tomando, y después de seis semanas de hospitalización, fue felizmente dado de alta.

Pero, una vez más, la estancia en casa fue muy breve. Una semana después de haber dejado el hospital, Mark tuvo que ser ingresado nuevamente.

En estos casos, los médicos tienen la costumbre de prescribir a sus pacientes un tratamiento que destruye el sistema inmunitario, pues es lógico pensar que es mejor destruirlo si es el responsable de este ataque. Sin embargo, el efecto secundario de este tratamiento es que elimina al mismo tiempo el sistema antioxidante. En el caso de Mark, se pudo controlar la enfermedad de Crohn, sin embargo su sistema inmunitario se debilitó tanto, que quedó muy vulnerable al ataque de cualquier infección. Un resfriado se convirtió en una neumonía y una gripa lo puso en cama durante varias semanas. Desde la primera vez que Mark fue tratado, tuvo que regresar al hospital siete veces debido a diversas infecciones. Fue entonces que intervine en su caso.

Al final de una conferencia que di en San Diego, el papá de Mark se acercó buscando consejo. Le dije que yo pondría a su hijo bajo un tratamiento en el que ingeriría un antioxidante muy poderoso así como un comprimido de minerales junto con altas dosis de extracto de semilla de uva y de coenzima Q10. Además le recomendé que se aseguraran en proporcionarle una cantidad suficiente de aceites, ya fuera aceite de linaza o aceite de pescado. Todo esto estimularía nuevamente su sistema de defensa.

Poco a poco el estado de salud de Mark fue mejorando, aún cuando continuó con las molestias y el dolor en su abdomen, así como con los efectos secundarios de sus medicamentos. Tiempo después, los médicos fueron suspendiendo el *Prednisone* y continuaron prescribiéndole el *Imuran*. Entonces los papás de Mark vinieron de nuevo a mi consultorio y les recomendé que solicitaran una segunda opinión de algún otro gastroenterólogo pediátrico privado.

A pesar de los efectos del *Imuran*, Mark estaba reaccionando tan bien que el gastroenterólogo determinó que valdría la pena intentar y suspender los demás medicamentos. Poco a poco fue disminuyendo su consumo de *Imuran*, tomó algunas técnicas de relajación con un psicólogo y dejó de tomar el resto del tratamiento. Una vez que los suspendió, Mark se sintió aún mejor que cuando tuvo su primer ataque.

Hoy en día Mark está muy bien y come un régimen alimenticio normal. Estoy feliz al ver a ese chico, hoy de 15 años, bien activo. Esta experiencia fue dura y dolorosa para sus papás, pues se trata de una enfermedad que ofrecía pocas esperanzas de recuperación, pero desde hace ya dos años y medio Mark no ha sentido ningún dolor, a pesar de su enfermedad. Estoy sumamente optimista acerca de su futuro.

Aún y cuando todo está nuevamente en orden, una pregunta prevalece: ¿por qué el sistema inmunitario de Mark lo atacó? ¿No se supone que ese sistema está hecho para ayudarnos? Veamos primeramente la manera en que este sistema trabaja normalmente.

Nuestro sistema inmunológico: nuestro gran protector

Nuestro sistema inmunológico nos protege contra virus, bacterias, hongos, proteínas extrañas y toda clase de células cancerosas anormales. Es un sistema muy sofisticado compuesto de interconexiones entre diferentes tipos de células inmunitarias. Aún cuando no pretendo brindar toda la información detallada sobre los diferentes mecanismos que intervienen en este complejo sistema, a continuación encontrará los elementos más importantes que vale la pena retener.

Los principales actores de nuestro sistema inmune

Los *macrófagos* (fagocitos) son las células blancas que forman nuestra primera línea de defensa. Tienen la capacidad de atacar de manera inmediata cualquier intruso (virus o bacteria) y de devorarlo. En algunas ocasiones, estas células pueden no estar seguras si ellas mismas están sujetas a algún intruso, y como no destruirán algo que forme parte del cuerpo (como lo que pasó en el caso de Mark), es necesaria la intervención de las células T – auxiliares.

Las *células T auxiliares* forman parte del grupo de células blancas llamadas *linfocitos*. Su función principal consiste en acompañar al macrófago y determinar si la partícula que contiene el macrófago es amiga o enemiga. Si decide que se trata de algún enemigo, secretará *citoquinas*, hormonas que tienen una reacción inflamatoria, y avisará al sistema inmunológico, el cual actuará enseguida y estimulará la participación de las células B así como de más macrófagos y células T auxiliares.

Las *células B* tienen la capacidad de detener el avance del intruso al utilizar enzimas que generarán estrés oxidativo. Algunas de estas células regresarán a los nódulos linfáticos para crear los anticuerpos para este tipo de intrusos. Si ese intruso regresara, nuestro sistema inmunológico estará preparado pues ya contará con ese tipo de anticuerpos.

Las células "natural killer" destruyen todo lo que encuentran a su paso. Utilizan células infecciosas que contienen toxinas y enzimas destructoras para eliminar cualquier invasor o célula que presente algún crecimiento anormal, como por ejemplo las células cancerosas.

Las células T citotóxicas entran en acción una vez que el invasor ha sido destruido. Su función consiste en reestablecer el orden y apaciguar la reacción del sistema inmune. Su presencia es imprescindible para evitar cualquier efecto secundario y proteger los tejidos normales de cualquier daño que pudiera causar la reacción del sistema como la inflamación, la cual si no se controla puede ser sumamente peligrosa.

Hasta ahora usted ha tomado conocimiento de los efectos de los suplementos nutricionales así como la manera en que pueden fortalecer el sistema antioxidante de defensa. En este capítulo podrá tomar conciencia de la manera en que pueden ayudar de igual forma a nuestro sistema inmune. El Dr. Karlheinz Schmidt afirmó: "La función óptima del sistema de defensa depende de un suministro adecuado de micronutrientes antioxidantes."[1] Tiene sentido pensar que para que nuestro sistema nos proteja como Dios quiere hacerlo, es necesario que contemos con las cantidades óptimas de nutrientes.

Los nutrientes y nuestro sistema de defensa

Veamos nuevamente lo que la literatura médica nos aporta y conozcamos el impacto de cada uno de esos nutrientes naturales en nuestro sistema inmune:

La vitamina E

Los macrófagos que carecen de vitamina E liberan una mayor cantidad de radicales libres y tienen un tiempo de vida más corto. Generalmente nuestro sistema inmune utiliza la producción de radicales libres para destruir a los invasores extraños mediante el estrés oxidativo. Ese es el lado "positivo" del estrés oxidativo, siempre y cuando se mantenga bajo control. La carencia en vitamina E provoca que no se logre diferenciar las células T en la glándula timo, creando con ello un desequilibrio entre las células T auxiliares y las T citotóxicas. Como lo comenté anteriormente, éstas últimas intervienen para calmar la reacción del sistema inmune una vez que se ha eliminado al enemigo. En caso de no haber una producción suficiente de células citotóxicas, se perdería el control de la reacción inflamatoria. Algunos investigadores creen que el problema central en la respuesta de la reacción auto inmune es precisamente el mal funcionamiento de las células T citotóxicas.[2]

Ahora bien, se han hecho estudios que demuestran que el tomar suplementos de vitamina E corrige estas deficiencias en nuestro sistema inmune y contribuye a curar las infecciones. Incluso algunos estudios clínicos han demostrado que al ingerir vitamina E, las personas mayores y las personas que padecen algún síndrome de mala absorción, fortalecen aún más su sistema inmunológico.[3] Ejemplo de ello es el caso de Mark, quien justamente presentó problemas de absorción en el intestino y en el colón. La vitamina E contribuye también a protegerse contra los efectos inmuno supresores del cortisol, el cual es liberado en grandes cantidades durante una reacción de estrés.

Los carotenoides

Una de las principales cualidades de los carotenoides es su capacidad de proteger los tejidos normales contra cualquier daño provocado por alguna reacción inflamatoria del sistema inmunológico. Al tomar suplementos que contienen carotenoides se puede aumentar y mejorar el desempeño de las células T auxiliares así como de las células "natural killer", las cuales forman parte de nuestro sistema de defensa contra las células cancerosas. Además, estos nutrientes ayudan a nuestro sistema de defensa en el proceso de detección de tumores.

La vitamina C

El doctor Linus Pauling ha tenido gran influencia en nuestro consumo de vitamina C al haber dado a conocer sus beneficios en el fortalecimiento de nuestro sistema inmune. Aún cuando existen todavía divergencias respecto al consumo de esta vitamina para combatir la gripa, se ha podido confirmar sus efectos positivos en el sistema inmune. Se ha demostrado que la vitamina C mejora la actividad de los macrófagos[4], lo cual fortalece la línea de defensa en contra de cualquier infección.

Es mucho más efectivo ingerir una cantidad constante todo el tiempo, que tomar grandes cantidades cuando estamos enfermos. Un estudio en el que los participantes tomaron diariamente 1g de vitamina C por más de dos meses, mostró un evidente fortalecimiento en diversos componentes del sistema inmunitario. La vitamina C tiene además la propiedad de regenerar la vitamina E así como de eliminar el exceso de radicales libres al interior del plasma. Estas dos propiedades tienen un fuerte impacto en el fortalecimiento del sistema inmunológico.

El glutatión

Al proveer las sustancias que favorecen la producción del glutatión, como el N-acetilcisteína, el selenio, la niacina y la vitamina B12, se ha comprobado una gran mejoría en todo el sistema inmunitario. Incluso aquellos pacientes que tienen el virus del VIH han obtenido un efecto positivo.[5]

La coenzima Q10 (CoQ10)

Conforme vamos envejeciendo, los niveles de CoQ10 van disminuyendo y con ello debilitando la función de la mitocondria (la batería de la célula), exponiéndose a la oxidación. La CoQ10 es indispensable para la función óptima del sistema inmunológico ya que se encarga de generar energía en sus células. Se ha demostrado que al tomar suplementos de CoQ10 se logra hacer retroceder todos estos problemas y fortalecer considerablemente el sistema inmune.[6]

El zinc

Cada elemento de nuestro sistema inmune requiere de zinc y si carecemos de este mineral se verá perjudicado: el número de linfocitos disminuirá, la función de los glóbulos blancos se verá deteriorada, e incluso habrá una disminución en los niveles de hormonas secretadas por el timo, la glándula que participa en la función inmunitaria.

Muchas personas toman pastillas de zinc cada vez que tienen un resfriado. Existen estudios que han demostrado que al ingerir estas pastillas cada dos horas, se pueden disminuir los síntomas de la gripa. Los investigadores creen que el zinc no sólo estimula el sistema inmunitario sino que además inhibe la propagación de los virus.[7] Sin embargo, es necesario tener cuidado con el consumo de esta sustancia, pues si se toman cantidades excesivas por un largo periodo de tiempo, se puede destruir el sistema inmunitario. En el caso de un resfriado, no habría ningún problema en ingerir grandes dosis de zinc o de vitamina C durante un corto periodo de tiempo. Aunque lo mejor sería tomar ambos suplementos de manera constante, ya que sería benéfico para el sistema inmune así como para el sistema de defensa.

Nuestra salud se beneficia cuando cada elemento del sistema inmune funciona a su mejor capacidad. Al tomar suplementos alimenticios, los niños pueden mejorar su sistema inmune en unos seis meses aproximadamente. Al ir creciendo, nuestro sistema inmune se va debilitando y las infecciones van siendo cada vez más frecuentes y agudas. De hecho, las infecciones (sobre todo aquellas relacionadas con el sistema respiratorio) representan la cuarta causa de mortandad en las personas mayores.[8]

La revista médica británica *Lancet* publicó recientemente un estudio en el cual pacientes de edad avanzada recibieron ya fuera cantidades suficientes de suplementos nutricionales o un placebo. Se constató que aquellos que ingirieron los suplementos mejoraron considerablemente el estado de su sistema inmune y las infecciones que padecieron fueron menos frecuentes y menos severas que aquellos que sólo recibieron un placebo. Les tomó aproximadamente un año optimizar el estado de su sistema inmune, pero los resultados fueron admirables.[9] Este estudio junto con otros más, confirman que tanto nuestro sistema inmune como nuestro sistema de defensa necesitan todos estos micronutrientes.

La reacción inflamatoria

Al leer este libro ha de haber constatado que la reacción inflamatoria es una enemiga muy peligrosa. Por ejemplo, la enfermedad del corazón es una enfermedad inflamatoria y no un padecimiento del colesterol. Los problemas que sufrió Mark se debieron a la inflamación de su intestino. En el capítulo siguiente podrá constatar que millones de personas padecen artritis, una inflamación de las articulaciones. Y la principal causa del asma es prácticamente la inflamación.

Veámoslo de esta manera: en muchos de nosotros existe una gran inflamación en nuestro cuerpo. Es necesario reducirla hasta restablecer nuevamente nuestro equilibrio, y para lograrlo la clave está en los suplementos alimenticios.

La reacción inflamatoria es el resultado de una serie de eventos complejos en nuestro sistema inmunológico, el cual libera grandes cantidades de radicales libres, enzimas cáusticas y citoquinas inflamatorias. Hemos dado a conocer las bases de la reacción inmunitaria, y ahora necesitamos conocer la manera en que hemos de tratar la inflamación prolongada (o inflamación crónica) generada por las citoquinas.

Los antioxidantes son nuestros mejores aliados. Mejoran nuestro sistema inmune, ayudan a controlar la reacción inflamatoria y refuerzan nuestro sistema de defensa antioxidante. Éste último protege las células normales del ataque derivado de la reacción inflamatoria. Sin embargo, es importante tratar otro aspecto importante: nuestro sistema natural anti-inflamatorio. ¿Cada vez que va a buscar un Advil, le ha pasado por la mente que nuestro cuerpo tiene su propio almacén de productos anti-inflamatorios? Echemos un vistazo a esa propiedad de nuestro cuerpo.

Los ácidos grasos esenciales

No todas las grasas son malas. De hecho, los ácidos grasos esenciales son indispensables para el cuerpo y al no poder elaborarlos por sí mismo los busca en los alimentos, utilizándolos para producir células sanas y hormonas llamadas *prostaglandinas*. Los dos principales ácidos grasos son el omega-3 o *alfa-linoleico* y el omega-6 o *ácido linoleico*. Nuestro cuerpo transforma los omega-3 en prostaglandinas, las cuales tienen principalmente propiedades antiinflamatorias, mientras que los omega-6 se transforman en prostaglandinas con propiedades principalmente inflamatorias.

El consumo diario óptimo recomendable de ácidos grados esenciales es una medida de omega-3 por cada cuatro de omega-6.

Los omega-6 se encuentran por lo general en nuestro régimen alimenticio occidental, ya que los hay en la carne, en los productos lácteos y en los alimentos procesados. Los omega-3 los obtenemos de los aceites vegetales, como el aceite de linaza, de colza, de calabaza y de soya, así como en peces de agua fría, por ejemplo la caballa del Atlántico, las sardinas, el salmón y el atún. Como ha de estarlo imaginando, nuestro régimen alimenticio tiene una cantidad mucho mayor de omega-6 que de omega-3. En promedio consumimos una proporción de ¡20 o hasta de 40 de omega-6 por una de omega-3!

Esto tiene una repercusión directa en nuestro organismo, el cual producirá una cantidad *significativamente* mayor de productos inflamatorios y una menor cantidad de antiinflamatorios. Siendo así, nuestro cuerpo tiene mayor tendencia a inflamarse. Al ingerir una mayor cantidad de omega-6 se produce un desequilibrio en la producción de hormonas prostaglandinas y es por esta razón que en el mundo industrializado la población necesita ingerir mayores cantidades de aceite de linaza o de pescado y lograr así recuperar nuevamente el equilibrio.

A esto podemos agregar otro hecho que no se toma en cuenta porque se desconoce: los ácidos grasos tienen la capacidad de disminuir los niveles de colesterol y particularmente el LDL (el dañino). Esto quiere decir que no todas las grasas son iguales y es por eso que recomiendo a mis pacientes que aumenten el consumo de omega-3 y disminuyan las cantidades de grasas saturadas. Al hacer este esfuerzo, la inflamación de nuestro cuerpo disminuye y puede nuevamente estar bajo control, mejorando nuestros niveles de colesterol.

Numerosos estudios han demostrado los beneficios de tipo clínico que los ácidos grasos aportan a los pacientes con artritis reumatoide, lupus, enfermedades del corazón, esclerosis múltiple y casi cualquier enfermedad inflamatoria.[10] Son sustancias que ayudan a conservar un buen estado de salud e incluso ayudan a recuperarla.

Hemos visto juntos diversos aspectos de nuestro sistema inmunológico y la manera en que normalmente trabaja. De igual forma, hemos tomado conocimiento de los problemas que puede generar la reacción inflamatoria cuando está fuera de control. Ahora bien, es necesario abordar el peor escenario, es decir aquel que sucede cuando nuestro sistema inmunológico se rebela y ataca a nuestro propio cuerpo.

Las enfermedades autoinmunes

¿Ha escuchado alguna vez que "nuestra mayor fuerza representa a la vez nuestra mayor debilidad"? Esto mismo podría decirse del sistema inmunitario. Varios médicos clínicos creen que todas las enfermedades son el resultado de alguna debilidad en el sistema inmunológico. Sin embargo, en el caso de las enfermedades autoinmunes, éste actúa como el peor enemigo al atacar a las células y a los tejidos sanos. Si toca alguna articulación deriva en artritis reumatoide, si ataca a los intestinos se convierte en la enfermedad de Crohn o en colitis ulcerativa, si invade la vaina de la mielina de nuestros nervios deriva en esclerosis múltiple y cuando ataca el tejido conjuntivo se convierte en lupus o esclerodermia.

¿Cuál es la razón y cuándo sucede esto? En la escuela de medicina aprendí que las enfermedades autoinmunes se deben a una hiperactividad del sistema inmunológico, el cual se ataca a sí mismo en lugar de atacar a los extraños. Desde mi punto de vista, creo que en lugar de ser hiperactivo, el sistema inmunológico llega a un *estado de confusión* tal que ataca al cuerpo en lugar del enemigo.

En un artículo recientemente publicado en el *New England Journal of Medicine*, que trata precisamente de las enfermedades autoinmunes, los autores señalaron que por el momento nadie está muy seguro de los motivos por los cuales el sistema inmunológico ataca al propio cuerpo. Sin embargo, numerosos investigadores creen que el estrés oxidativo está a la raíz de las enfermedades autoinmunes y que además es el culpable de que el sistema inmune nos ataque.[11]

De igual forma, diversos estudios han documentado que el estrés oxidativo se encuentra al origen de las enfermedades autoinmunes.[12] Como ha de estarlo imaginando, las personas que participaron en el estudio y que padecían artritis reumatoide, lupus, esclerosis múltiples, la enfermedad de Crohn y esclerodermia, presentaron niveles muy bajos de antioxidantes. Otros estudios han demostrado que los bajos niveles en antioxidantes incrementan el riesgo de padecer artritis reumatoide o lupus. Además, los indicadores clínicos que ayudan a determinar el nivel de estrés oxidativo, son muy elevados en estos pacientes y más en periodos en que estas enfermedades son más agudas.[13]

A partir de esta información, podemos deducir que los suplementos antioxidantes son excelentes para ayudar a los pacientes con enfermedades autoinmunes. No sólo mejorará el sistema de defensa natural antioxidante, sino que también fortalecerá el sistema inmune y ayudará a controlar mejor la reacción inflamatoria. Es decir, harán retroceder al estrés oxidativo y romperán así el círculo vicioso.

La historia de Matt

Matt es un abogado exitoso en la ciudad de Chicago, lo que significa que es una persona que trabaja arduamente dedicándole mucho tiempo al desarrollo de su carrera; y además dedica otra parte de su tiempo a su esposa y a su familia. Gozaba de una buena salud y casi no le ponía atención hasta el día en que tuvo un incidente en el otoño de 1996.

Estando como invitado en una boda, Matt comenzó a sentir un fuerte dolor abdominal. Había estado sumamente ocupado durante las dos últimas semanas y pensó que probablemente su problema se debía a alguna infección. Uno o dos días después, se sentía como si un camión le hubiera pasado por encima, el agotamiento y el dolor invadían todo su cuerpo.

Cuando los síntomas empeoraron, Matt decidió ir al médico. En aquel momento presentaba dolores intestinales más frecuentes. Desesperado y buscando algún alivio, pidió a su doctor le sacara lo que le estaba causando tanto daño. Pasó por todo tipo de exámenes médicos: tomografías computarizadas, ultrasonidos, rayos X y diferentes exámenes de sangre, y los resultados no mostraban anomalía alguna. Matt no podía creerlo. Tuvo que regresar a casa con un analgésico.

En aquel entonces, Matt había estado leyendo información acerca de los suplementos alimenticios y decidió adoptar un programa agresivo. No mejoró mucho su estado y ahí se sintió realmente desconsolado. Continuó sufriendo dolor y fatiga extrema. Tiempo después, fue a ver a un especialista quien le practicó un examen de sangre llamado anticuerpo antinuclear (ANA) el cual mostraba un nivel de 1:640 (cuando el nivel normal es igual o inferior a 1:40) De esta manera, el especialista diagnosticó lupus erimatoso sistemático, llamado comúnmente lupus.

El ANA indicaba que el proceso inmunológico estaba fuera de control y que su sistema inmune estaba atacándose a sí mismo. Cuando Matt escuchó esto, aumentó aún más la cantidad de suplementos y tomó 350g de extracto de semilla de uva junto con sus antioxidantes y minerales. Poco a poco fue mejorando y al mismo tiempo fue disminuyendo la cantidad de medicamento que necesitaba para el dolor, aún y cuando de repente sufría espasmos. Todo este tratamiento fue largo y difícil mientras luchaba contra el cansancio y los síntomas de infección.

Hacia el mes de enero Matt se sentía mucho mejor y empezó a dedicarle algunas horas de la semana a su trabajo, incorporándose progresivamente. Se sentía muy entusiasmado, pues habían pasado ya cuatro meses sin trabajar. Pero al mismo tiempo estaba preocupado de no poder sostener a su familia como lo hacía antes.

Meses después cuando fue a una consulta de seguimiento, el especialista quiso someterlo a un tratamiento comúnmente utilizado para tratar el lupus, el cual está compuesto de medicamentos quimioterapéuticos. Matt insistió que se sentía bastante bien y que no tenía problema alguno. Cuando se le practicó un examen ANA, el especialista no creía lo que veía: los indicadores habían bajado.

"Matt, ¡tu ANA ha disminuido!" exclamó, "ahora se encuentra a 1:40, un resultado normal". El especialista felicitó a Matt y le recomendó que siguiera tomando lo que el médico le estuviera prescribiendo. Matt informó que no estaba tomando ningún medicamento a lo que el especialista replicó: "No sé qué es lo que estés haciendo, pero ¡sigue haciéndolo!"

Matt sigue mejorando y ya tiene más de cinco años que no se enferma y su ANA sigue en un nivel normal. Incluso dice sentirse mejor que antes de tener el lupus. Aún cuando Matt sabe que no se ha curado, siente como si ya no lo tuviera. Los síntomas pueden presentarse en cualquier momento o puede que no. Nadie puede saberlo. Pero una cosa sí es segura: Matt nunca volverá a tomar su salud por sentada.

◆ • ◆ • ◆ • ◆ • ◆

El aspecto más importante en la historia de Matt es que adoptó un programa agresivo de suplementos alimenticios desde las primeras manifestaciones de su enfermedad.

He presentado a usted una serie de casos clínicos en los cuales los pacientes han recuperado su salud aún cuando la enfermedad ha avanzado considerablemente. Espero que más y más gente comience a tomar suplementos junto con su régimen alimenticio antes de enfermarse, y más aún, que incluyan productos de refuerzo en el momento que detecten alguna enfermedad seria. Un programa a base de suplementos alimenticios no provoca ningún daño y sólo puede ayudar. (Para mayor información sobre su consumo, consulte el capítulo 17).

CAPÍTULO 11

La artritis y la osteoporosis

E n esta vida podemos estar seguros de dos cosas: de la muerte y del pago de impuestos. Conforme voy escribiendo este libro, constato con desagrado que la fecha límite del pago de impuestos se acerca. También viene a mi mente una tercera cosa con la que seguramente nos enfrentaremos: la artritis. Durante los últimos quince años, aproximadamente entre un 70 % y 80 % de los estadounidenses mayores de 50 años padecen en mayor o menor grado alguna de las formas comunes de artritis llamada *osteoartritis* o *artritis degenerativa*.[1]

Es muy probable que conozca los síntomas: esa sensación de rigidez por la mañana, la leve inflamación y el dolor en las articulaciones. La osteoartritis es una de las enfermedades degenerativas crónicas que más frecuentemente trato en mi consultorio. Afecta tanto a hombres como a mujeres y se presenta en cualquier articulación del cuerpo incluyendo también las que se encuentran en el cuello hasta la parte baja de la espalda. Conforme la artritis va empeorando, las molestias y el dolor van aumentando hasta limitar totalmente el movimiento.

En términos generales, la osteoartritis es una degeneración del cartílago de las articulaciones, que puede incluso dañar el líquido sinovial (la membrana de la articulación) así como el hueso que va unido a esa articulación. Conforme el cartílago se va desgastando, habrá un mayor roce con el hueso y éste a su vez se irá haciendo más denso. Es por esta razón que encontramos frecuentemente espolones alrededor de la articulación.

Puede ser que haya escuchado de algún familiar o amigo que ha de someterse a una operación para reemplazar una articulación porque tiene un "hueso pegado al otro". Lo que está queriendo decir es que el cartílago (o amortiguador) de la articulación ha desaparecido por completo. Como la artritis degenerativa incluye además a las articulaciones que rotan (por ejemplo las caderas y las rodillas), el estrés mecánico repetitivo causado por el sobrepeso, algún accidente o la misma actividad, contribuye al desarrollo y al avance de esta enfermedad.

¿Cómo se dañan las articulaciones?

El cartílago articular cubre las extremidades de nuestros huesos mientras que las articulaciones de las rodillas contienen un cartílago adicional que actúa como un cojín entre los huesos. El cartílago está compuesto principalmente por fibrillas de colágeno, glicoproteínas y proteoglicanos, y la estructura integral del cartílago humano pasa por un ciclo tanto de regeneración como de eliminación. En otras palabras, para poder mantener las articulaciones en buen estado, el cuerpo necesita crear cartílago a medida que éste se va usando. La clave reside en el equilibrio. Cuando una articulación comienza a dar de sí y se desgasta, puede ser que se trate de la eliminación del cartílago o bien, que el nivel de producción haya disminuido.

Es bien sabido que la osteoartritis es una enfermedad inflamatoria. Si usted observa a alguien que padece de artritis en las manos podrá ver la inflamación y la hinchazón tanto de los dedos como de las manos. ¿Ha pensado alguna vez en qué es lo que causa tal inflamación y cómo puede dañarse de tal manera el cartílago? La respuesta es multifactorial, pues hay varias fuentes de inflamación que pueden ocurrir al mismo tiempo. A continuación encontrará un recuadro con las diferentes razones posibles.

Causas de la inflamación en las articulaciones

Las *citocinas* son una de las causas de inflamación en las articulaciones. Estas proteínas transmiten mensajes a las células y regulan, además, la inflamación y la inmunidad. Dos de las más importantes citocinas son el factor de necrosis tumoral alfa (TNF-a) y la interleucina uno beta (IL-1B). En personas que padecen oste-oartritis, estos elementos se encuentran en altas concentraciones.

Las *peptidasas* son enzimas que provocan el rompimiento de las proteínas y se ha demostrado además, que son las causantes de la inflamación en las articulaciones. Las peptidasas están bajo el control de las citocinas. Algunas de ellas tienen propiedades antiinflamatorias y otras inflamatorias. En el caso de la artritis, encontramos aquellas que favorecen la inflamación.

Los *fagocitos o* neutrófilos llegan a la articulación inflamada para intentar disminuirla, y para proteger el cartílago y el líquido sinovial. Pero, como lo vimos en el capítulo anterior, esta reacción inflamatoria no siempre es benéfica y los neutrófilos pueden provocar mayor inflamación en la articulación.

Es posible que al escuchar el término *isquemia-reperfusión* piense que se trata de algo complicado, pero en realidad se puede explicar de manera muy sencilla. Cada vez que caminamos o corremos, utilizamos una articulación de apoyo como la cadera o las rodillas y debido a nuestro peso ejercemos cierta presión, lo que bloquea la circulación de la sangre al cartílago. A esto se le llama *isquemia* o falta de suministro sanguíneo. Cuando quitamos ese peso, la presión disminuye permitiendo que la sangre fluya al cartílago. A esto se le llama *reperfusión.* Este proceso, así como las otras formas de inflamación que he mencionado, provocan una producción excesiva de radicales libres sobrecargando el funcionamiento del sistema de defensa antioxidante y generando con ello estrés oxidativo.

Cuando el sistema de defensa antioxidante está sobrecargado, el estrés oxidativo de las articulaciones dañará el cartílago y el líquido sinovial. Y en caso de que el cuerpo no pueda producir el cartílago requerido en un periodo de tiempo relativamente corto, la articulación se deteriorará.

Otro tipo de artritis: la artritis reumatoide

La artritis reumatoide se clasifica como una enfermedad autoinmune (ver capítulo 10) y se manifiesta cuando el sistema inmunológico ataca al cartílago y al líquido sinovial. Esto provoca un proceso de desequilibrio inflamatorio (nocivo) destruyendo el tejido sano. Este tipo de reacción inflamatoria no sólo crea una producción excesiva de radicales libres, sino que además trae consigo citocinas del tipo TNF-a.

Los estudios demuestran que los niveles de TNF-a son muy elevados en personas que padecen artritis reumatoide. Además, se ha constatado que la producción de radicales libres en personas que sufren de esta enfermedad, es cinco veces más elevada que la de pacientes con articulaciones normales.[2] Este estrés oxidativo es tan agresivo que daña las articulaciones de las personas que padecen esta enfermedad.

Si usted conoce a alguna persona que sufre de artritis reumatoide, estará consciente de lo dañina que puede ser, pues a menudo deforma y causa dolores tan intensos que incapacitan a la persona.

Aún y cuando se observa que el estrés oxidativo es mayor en las personas que sufren de artritis reumatoide que en las personas que padecen osteoartritis, en ambos casos la eliminación del cartílago se debe a este mismo estrés oxidativo. Sin embargo, es importante comprender las causas relacionadas con cada una de estas enfermedades y elegir así el tratamiento médico que mejor convenga en cada caso.[3]

El tratamiento tradicional para la artritis

El tratamiento que generalmente se utiliza en ambos padecimientos son los antiinflamatorios no esteroideos (AINES) y las aspirinas. El problema es que aún y cuando son muy efectivos para combatir la inflamación, tienen también frecuentes efectos secundarios dañinos, por ejemplo la formación de úlceras en el estómago y el sangrado gastrointestinal superior. Por ejemplo, en los Estados Unidos ambos medicamentos han provocado que más de 100 000 personas sean internadas cada año y que más de 60 000 de ellas fallezcan.

A partir de esta situación, las compañías farmacéuticas crearon un nuevo tipo de AINES, los cuales bloquean las enzimas COX-2. Estos medicamentos llamados inhibidores COX-2 entraron al mercado y tuvieron mucho éxito porque disminuyen de manera considerable los sangrados gastrointestinales. Sin embargo, en algunas ocasiones es posible que algunos pacientes sufran todavía de algún sangrado e incluso de una perforación de la pared intestinal.

Mi mayor preocupación respecto a la utilización de estos antiinflamatorios en pacientes con artritis es que sólo alivian el dolor pero no atacan lo que origina la enfermedad, es decir, el estrés oxidativo. Los pacientes con artritis reumatoide severa llegan a ser tratados con antiinflamatorios aún más poderosos como la *Prednisona* y otros medicamentos quimioterapéuticos como el *metotrexato* o el *Imuran*.

La historia de Peggie

Peggie es una atractiva dama que conozco desde hace más de siete años. La primera vez que la vi, la parte inferior de su pierna estaba arqueada hacia fuera porque su rodilla se había dañado considerablemente. Además de sentir una gran molestia en su rodilla también sufría de su cadera pues tenía que caminar en una postura poco adecuada.

Peggie me platicó acerca de la fuerte artritis degenerativa que desarrolló en su rodilla derecha después de haber sufrido en su juventud un accidente de ski. El accidente dañó el cartílago de su rodilla y poco tiempo después se lastimó una vez más. Después de la segunda lesión tuvo que operarse y el cirujano retiró una gran cantidad de cartílago que estaba muy dañado. A pesar de haber hecho todo lo que le era posible, el médico le informó que en el futuro tendría problemas con la rodilla.

Su especialista le prescribió un aparato ortopédico que tendría que poner alrededor de la rodilla derecha para protegerla especialmente en periodos de mayor actividad. Le prescribió también algunos antiinflamatorios no esteroideos para aliviar el dolor y además le recomendó se practicara un reemplazo de rodilla. El problema es que este reemplazo dura aproximadamente entre ocho y doce años. Siendo tan joven y con la posibilidad de vivir hasta cuatro o cinco veces más, ¿qué decisión le convenía tomar?

Cuando conocí a Peggie, sus médicos le hablaban de la posibilidad de reemplazarle la rodilla y ella estaba considerando seriamente esa opción. Sin embargo, aunque era mejor retrasar lo más posible la operación, tenía que evaluar el dolor que sufría en ese momento así como lo que se le pronosticaba para el futuro.

Sin poner en daño su calidad de vida, Peggie decidió atrasar el mayor tiempo posible la operación. Durante ese tiempo, leyó mucho acerca de los suplementos alimenticios y pensó que un programa agresivo le permitiría mejorar su estado. Comenzó por tomar una poderosa combinación de antioxidantes y minerales, junto con extracto de semilla de uva, ácidos esenciales grasos y suplementos a base de magnesio. Incluyó también 2000 mg de sulfato de glucosamina.

Además, Peggie continuó con su programa de terapia física y adoptó una dieta balanceada. Al cabo de algunos meses comenzó a sentir y a ver una gran mejoría. Disminuyó el consumo de antiinflamatorios y pudo realizar mucho más actividades sin tanto dolor. Logró sobreponerse a sus miedos y después de muchos años, pudo nuevamente esquiar.

Lo mejor se presentó cuando Peggie fue a ver a su médico quien le practicó unas radiografías en su rodilla. A la sorpresa de todos, al comparar las placas de años pasados con las recientes, se constató una gran mejoría. La curvatura de su pierna había disminuido y hasta pudo verse una separación entre los huesos. Esto significaba que el cartílago había crecido nuevamente. Peggie no estaba tan sorprendida como los médicos, pues había estado sintiendo la diferencia, y después de haber estudiado sobre la medicina nutricional sabía lo que pasaría. La mejoría constatada por su médico era sólo el principio.

Hoy en día Peggie continúa siendo muy activa y hace casi todo lo que quiere (todavía tiene que utilizar su aparato ortopédico para la rodilla especialmente cuando hace deporte), y sigue ingiriendo sus suplementos alimenticios. Cada año lo celebra con gran alegría pues para ella significa un año más que pudo atrasar la fecha de su operación.

¿Por qué Peggie reaccionó tan bien? Veamos de cerca la estrategia que adoptó. En primer lugar, Peggie quiso entender el origen de su problema de artritis degenerativa (la cual fue causada por sus accidentes) a nivel celular. Lo hizo de manera personal y asistiendo a conferencias científicas. En segundo lugar analizó las diversas opciones que se le presentaban y tercero, después de haber tomado su decisión, puso en práctica lo que aprendió.

Los suplementos antioxidantes

Como en el caso de Peggie, cualquier persona que sufre de alguna enfermedad degenerativa necesita suplementos a base de antioxidantes y minerales bien balanceados. La evidencia nos muestra que los pacientes que padecen artritis carecen de diversos antioxidantes y nutrientes tales como la vitamina D, la vitamina C, la vitamina E, el boro (un mineral) y la vitamina B3.[4] Como lo hemos visto en los capítulos anteriores, necesitamos proveer todos estos antioxidantes a niveles óptimos para neutralizar el estrés oxidativo.

Además de tomar los nutrimientos arriba mencionados, Peggie incluyó otro más y no menos importante: el sulfato de glucosamina.

El sulfato de glucosamina

La glucosamina es uno de los nutrientes básicos para la producción de cartílago. Es un amino-azúcar simple y forma parte de los principales componentes de los proteoglicanos, moléculas que brindan la elasticidad al cartílago. La glucosamina no sólo alivia el dolor como los AINES, sino que también trabaja en la regeneración del cartílago. Algunos estudios realizados en el pasado demostraron sus beneficios a corto plazo, pero en aquel entonces los médicos no manifestaron sorpresa alguna.[5]

Durante el Congreso Anual del Colegio Americano de Reumatología de 1999, se publicaron los resultados de una importante experimentación de tres años, de tipo aleatoria a doble ciego, con pruebas placebo clínicamente controladas (el tipo de estudios preferidos por los médicos); y reveló que la glucosamina no sólo disminuye el dolor y la inflamación causada por la artritis, sino que incluso repara el cartílago dañado. Y más aún, se constató que contribuye a la regeneración del cartílago, justo como ocurrió en el caso de Peggie. Además, se observó que los miembros del grupo placebo, quienes sólo ingirieron antiinflamatorios, sufrieron una mayor deterioración de sus articulaciones.[6]

Este estudio, junto con muchos otros demostraron los grandes beneficios que los pacientes con artritis obtuvieron al consumir de 1 500 mg a

2000 mg de sulfato de glucosamina, sin sufrir ningún daño secundario alguno. Más aún, se demostró que aquellos pacientes que suspendieron la utilización de la glucosamina, no tuvieron dolor durante semanas e incluso meses.[7]

Por otro lado, y como lo mencioné anteriormente, los antiinflamatorios tienen varios efectos secundarios como la formación de úlceras, el sangrado intestinal e incluso daño al hígado. Si consideramos que estos medicamentos no hacen gran cosa por hacer retroceder la enfermedad sino que pueden incluso acelerarla, hemos de preguntarnos ¿por qué los antiinflamatorios siguen siendo de los que más se prescriben en el mundo? Para el perjuicio de las compañías farmacéuticas, más y más médicos están recomendando a sus pacientes el consumo de sulfato de glucosamina.

Los resultados que he obtenido durante mi práctica profesional son realmente sorprendentes. Sin embargo, prescribo el sulfato de glucosamina junto con los antiinflamatorios para poder obtener un alivio rápido. Lo que sí me es grato constatar es que los pacientes que incluyen el sulfato de glucosamina, disminuyen con el tiempo la cantidad de antiinflamatorios. Y los pacientes que deciden incluir antioxidantes, minerales, ácidos grasos esenciales y extracto de semilla de uva, obtienen todavía mejores resultados.

No soy el único que cree en esto. Muchos colegas ortopedistas apoyan la utilización de glucosamina, pues están conscientes que puede ayudar a aplazar el reemplazo de una articulación, lo que a final de cuentas representa el principal interés del paciente.

El sulfato de condroitina

El sulfato de condroitina se combina generalmente con el sulfato de glucosamina para "matar dos pájaros de un tiro". La condroitina forma parte de los proteoglicanos y su función consiste en llevar agua al cartílago, permitiendo que éste sea más flexible y elástico. Cuando se carece de este importante nutriente, el cartílago se seca y se debilita.

En mi opinión, el nutriente más importante sigue siendo el sulfato de glucosamina. La condroitina oral necesita ser estudiada más a fondo con una muestra mayor de pacientes para ver si existe evidencia de su efecto.

Cualquier antiinflamatorio natural necesita ser estudiado a fondo. Sin embargo, tengo numerosos pacientes que han obtenido una reacción positiva al incluir este nutriente en su programa.

El sulfato de condroitina

Numerosos estudios han demostrado que al agregar sulfato de condroitina al tratamiento de los pacientes con artritis, éstos presentan una mejoría. Sin embargo, estos estudios utilizan la condroitina bajo la forma de inyección y algunos investigadores consideran que esta sustancia no se asimila adecuadamente por vía gastrointestinal. Otros dicen que se disuelve, se absorbe y se forma nuevamente en el cartílago. En mi opinión, es necesario hacer otros estudios y determinar la función que desempeña en el tratamiento de la osteoartritis.[8]

La osteoporosis

La osteoporosis se define como una deficiencia natural y ha tomado proporciones desmesuradas en países como los Estados Unidos. En esta nación por ejemplo, considerada como una de las más ricas del mundo y donde la mayoría de la población está bien alimentada, 25 millones de habitantes padecen de osteoporosis, lo que ha costado a la economía americana cerca de 14 mil millones de dólares al año. Cada año en este país, este padecimiento ha provocado al menos 1,2 millones de fracturas al año.[9] He atendido pacientes que al entrar a mi consultorio y sin haber sufrido caída o lesión alguna se han fracturado la cadera. Otros pacientes con osteoporosis llegan a sufrir fracturas por compresión, las cuales se presentan generalmente en las vértebras y en la espalda, siendo generalmente muy dolorosas.

La osteoporosis se ha presentado al público como una enfermedad relacionada con la falta de estrógenos y de calcio. Así que para contrarrestar sus efectos, la comunidad médica ha provisto terapias de reemplazo hormonal (TRH) a las mujeres que están pasando por la fase de la menopausia.

Aún cuando se cree que este tipo de terapia es realmente eficaz, se ha comprobado que puede ser más dañina de lo que se piensa. En 1997, el *New England Journal of Medicine* revisó numerosos estudios de mujeres que estuvieron bajo un tratamiento hormonal a base de estrógenos durante más de cinco años. Los resultados fueron realmente alarmantes pues revelaron una mayor incidencia de cáncer de mama de más del 40 % en estas mujeres. Las compañías farmacéuticas reaccionaron rápidamente y convencieron a los médicos que los beneficios del tratamiento hormonal son superiores a los riesgos, pues otros estudios revelaron que, al seguir este tratamiento, las pacientes disminuyen el riesgo de padecer ataques al corazón, accidentes cardiovasculares y Alzheimer.[10]

Dos importantes estudios llamados *Heart and Estrogen/Progestin Remplacement Study (HERS)* y *Women's Health Iniative Study*, demostraron que las TRH no contribuyen en el mejoramiento de las enfermedades del corazón. Por el contrario, la evidencia nos indica que las pacientes que siguen esta terapia corren mayor riesgo de sufrir un ataque al corazón durante el primer año de tratamiento. Por otro lado, es importante mencionar que estos mismos estudios revelaron que estas mismas pacientes disminuyeron considerablemente el colesterol LDL (dañino) y aumentaron el colesterol HDL (benéfico). Entonces ¿por qué estas personas corren mayor riesgo de sufrir un ataque al corazón?

Yo creo que la respuesta se halla en otros estudios, los cuales han demostrado que las mujeres bajo una TRH generan una enorme cantidad de proteínas C reactivas que, como usted recordará, contribuyen a la inflamación de las arterias y representan un indicador más fiable de posibilidad de riesgo de ataques al corazón que el colesterol, especialmente en las mujeres. Recuerde, las enfermedades del corazón son causadas por la inflamación de la arteria y no debido al colesterol.

Esta información podrá ser de gran utilidad para las mujeres que estén pensando adoptar alguna medida de prevención contra la osteoporosis y que estén evaluando la posibilidad de una TRH. Podrán darse cuenta que los beneficios no son tan buenos, pues una TRH contribuye además a la formación de coágulos en las piernas y favorece el desarrollo de enfermedades en la vesícula. *Fosomax, Actonel, Evista y Calcitonin* son algunos de los numerosos medicamentos que se han introducido al mercado para combatir la osteoporosis y cuya función consiste en favorecer la densidad de los huesos. Los médicos los recomiendan aún más que las terapias TRH debido a los efectos secundarios de estas últimas. Se han llevado a cabo algunos estudios de corto plazo y se ha observado un mucho menor riesgo de fractura o de fracturas repetitivas.[11] Para mayor información sobre éste y otros padecimientos relacionados con la menopausia, le recomiendo la lectura del libro *La sabiduría de la menopausia* escrito por la Dra. Christiane Northrup.

¡Los huesos no son sólo calcio, son también tejidos vivos!

¿Recuerda usted aquel tiempo de la secundaria o de la preparatoria en que se utilizaba un esqueleto para el curso de biología? Además de ser el tema de muchas travesuras, ¡fue utilizado también como rompecabezas en nuestras evaluaciones! En ese entonces se nos presentó un modelo de plástico y hoy en día tenemos la tendencia de verlo como un conjunto de "simples huesos", olvidando que se trata de huesos vivos, tejidos vivos que continuamente se remodelan a través de los osteoblastos (las células que contribuyen a la formación de los huesos) y de los osteoclastos (los que contribuyen a la reabsorción del hueso).

Lejos de ser únicamente cristales a base de calcio, los huesos, al ser tejidos vivos, tienen reacciones bioquímicas constantes, y dependen tanto del sistema de micronutrientes como del sistema enzimático y, como cualquier tejido, tienen también necesidades nutricionales.

El régimen alimenticio norteamericano está compuesto principalmente por grandes cantidades de pan blanco, harinas blancas, azúcares refinados y grasas, y carece de muchos nutrientes esenciales. Además, este régimen es rico en carne y bebidas carbonatadas (refrescos), lo que incrementa el nivel de fósforo y disminuye nuestra absorción de calcio. Al no ingerir los nutrientes necesarios para mantener la salud de nuestros huesos, la probabilidad de padecer osteoporosis es mayor.

Otra creencia común acerca de ese "famoso esqueleto" de la escuela es que sólo necesitamos calcio para tener huesos fuertes y mantenernos fuera del alcance de la osteoporosis. Pero la verdad es que necesitamos toda una variedad de nutrientes para poder combatir esta enfermedad.

Por lo tanto, para poder disminuir el riesgo de fractura en la columna vertebral, en la cadera o en las muñecas, es importante adoptar las siguientes tres medidas: conservar una masa ósea adecuada, evitar la pérdida de matriz (orgánica) proteínica del hueso y asegurar que éste tenga los nutrientes necesarios para poder reparar y reemplazar las zonas dañadas del mismo. Los suplementos alimenticios intervienen en estas tres áreas conservando y regenerando así los huesos.

Veamos a continuación cada uno de los nutrientes y la manera en que ayudan a combatir la osteoporosis:

Calcio

Es bien sabido que al carecer de calcio las probabilidades de padecer osteoporosis son mayores. Sin embargo, algunos estudios revelaron que aproximadamente un 25% de las mujeres posmenopáusicas carecen de este mineral. No cabe la menor duda que los suplementos de calcio contribuyen a incrementar la masa ósea. No obstante, en el 75% restante de las participantes en el estudio que también los tomaron y que no tenían ninguna carencia de este nutriente, no se obtuvo efecto alguno. Estudios recientes sobre los suplementos a base de calcio y de vitamina D demostraron *disminuir el avance* de la osteoporosis, pero no se pudo demostrar que trabajaran a nivel *preventivo*. Estos mismos estudios revelaron una menor incidencia de fracturas en la cadera, en la columna vertebral y en las muñecas.[12] El calcio es una gran ayuda pero no representa *la* solución.

El calcio es un nutriente esencial para combatir la osteoporosis. Es recomendable que tanto hombres como mujeres ingieran entre 800 mg y 1,200 mg al día. La cantidad puede variar de acuerdo a la cantidad de calcio que consumamos en nuestros alimentos. En general las personas asimilan más fácilmente una mayor cantidad de citrato de calcio que de carbonato de calcio. Sin embargo, cuando se ingiere con los alimentos junto con una buena dosis de vitamina D, la absorción es más equilibrada.

Cualquiera que sea la forma de consumo de calcio, hágalo con sus alimentos y obtendrá una mejor absorción.

Tome en cuenta que los niños necesitan también este nivel de consumo de calcio. De hecho, los estudios han demostrado que los niños, al ingerir entre 800 mg y 1,200 mg diarios antes de alcanzar la pubertad, aumentan su densidad ósea de 5 a 7%. Este hallazgo es de gran importancia puesto que al aumentar la densidad de los huesos se pueden esperar repercusiones positivas, más tarde, durante la juventud e incluso en la adultez.[13]

Magnesio

El magnesio juega un rol importante en las reacciones bioquímicas que se llevan a cabo en los huesos. Por un lado activa la fosfatasa alcalina, una enzima que contribuye en el proceso de regeneración de cristales óseos, y por otro lado, este mineral es muy necesario para la transformación de la vitamina D en una forma más activa. Cuando carecemos de magnesio, se puede padecer el síndrome de resistencia a la vitamina D.

Las encuestas nos demuestran que, hoy en día, el régimen alimenticio estadounidense no contiene las cantidades de magnesio requeridas.[14]

Vitamina D

La vitamina D es necesaria para la absorción del calcio. Generalmente se produce en la piel cada vez que está expuesta a los rayos del sol. Conforme van pasando los años, la gente tiene tendencia a pasar menos tiempo bajo el sol, lo que frecuentemente conlleva a una carencia de esta vitamina.

Podemos también ingerir la vitamina D vía oral a través de los alimentos enriquecidos y en la leche. En este caso el cuerpo necesitará transformarla en su forma biológicamente activa, es decir en vitamina D3. En ocasiones este proceso de transformación representa un mayor problema que si se careciera de esta vitamina. Es por esta razón que recomiendo el consumo de vitamina D, ingiriendo directamente su forma activa, es decir, la vitamina D3.

El *New England Journal of Medicine* publicó los resultados de una investigación realizada consecutivamente en 290 pacientes admitidos en el Hospital General de Massachussets. Se trataba de pacientes con una vida activa que no fueron admitidos en casa de reposo. El personal del hospital verificó sus niveles de vitamina D y encontraron que 93% carecían de esta vitamina. Este hallazgo es de suma importancia pues confirma que el calcio no se asimila si no hay vitamina D.

El estudio concluyó afirmando que *cada persona* necesita consumir suplementos de vitamina D en un nivel superior al recomendado. Los investigadores concluyeron que es realmente necesario ingerir entre 500 y 800 UI de vitamina D diarios si queremos combatir la osteoporosis, padecimiento que está tomando dimensiones epidémicas.[15] Y recuerde, usted tendrá una mejor asimilación del calcio si lo consume junto con vitamina D y durante las comidas.

Vitamina K

La vitamina K es necesaria para sintetizar la osteocalcina, una proteína que se encuentra en grandes cantidades en los huesos. Juega un rol esencial en la formación de los huesos, en su transformación y en su reparación. Durante una experimentación llevada a cabo en pacientes con osteoporosis que ingirieron una dosis de vitamina K, pudieron reducir la pérdida de calcio vía urinaria de 18% a 50 %. Esto significa que la vitamina K ayuda al cuerpo a absorber y a retener el calcio en lugar de desecharlo.[16]

Manganeso

El manganeso es necesario para la síntesis del tejido conjuntivo del cartílago y de los huesos. De igual forma que el magnesio, el manganeso es eliminado al transformarse los granos enteros en harina refinada. Un estudio practicado en mujeres que padecían osteoporosis, reveló que sus niveles de manganeso eran apenas del 25% al compararse con los del grupo control.[17] Es necesario que tengamos los niveles óptimos de este nutriente para poder prevenir esta enfermedad.

Ácido fólico, vitamina B6 y vitamina B12

¿Recuerda esta combinación? Seguramente que sí después de haber leído el capítulo 6 sobre la homocisteína. Esta enfermedad no sólo perjudica las arterias sino que también afecta a los huesos. Aquellos que presentan niveles elevados de homocisteína, sufren además de osteoporosis.

146

Otro hecho interesante es que las mujeres premenopáusicas tienen una mayor capacidad de sintetizar la metionina y presentan niveles muy bajos de homocisteína. Esta situación cambia radicalmente después de la menopausia. Las mujeres posmenopáusicas presentan niveles mucho más elevados de homocisteína. Esto podría explicar entonces por qué las mujeres posmenopáusicas presentan mayores probabilidades de padecer alguna enfermedad del corazón o bien osteoporosis.[18] De una u otra manera, estas mujeres necesitan grandes cantidades de ácido fólico, vitamina B6 y vitamina B12.

Boro

El boro es un nutriente que participa de manera muy especial en el metabolismo de los huesos. En un estudio practicado en individuos que ingirieron boro, se observó que la eliminación de calcio vía urinaria disminuyó alrededor de 40 %. Además, el boro ayuda a incrementar las concentraciones de magnesio y disminuye los niveles de fósforo.[19] Tomar suplementos de 3 mg diarios de boro es más que suficiente.

Silicio

La función del silicio también es importante porque tiene la cualidad de fortalecer la matriz del tejido conjuntivo del hueso, la cual a su vez fortalecerá los huesos. Es muy necesario para los pacientes que sufren osteoporosis y que necesitan una regeneración de sus huesos.

Zinc

Este mineral es imprescindible para el funcionamiento normal de la vitamina D. Al estudiar los niveles de zinc en el suero de pacientes que sufren osteoporosis, se constató que eran muy bajos.[20]

La prevención de la osteoporosis

Estoy seguro de que usted no querrá padecer osteoporosis. He tratado numerosos pacientes que sufren esta enfermedad a niveles muy agudos. Es muy molesta y genera una gran debilidad. Estas personas presentan frecuentes fracturas a nivel de la columna vertebral, las cuales son extremadamente dolorosas durante largos periodos de tiempo. Como lo mencioné anteriormente, la osteoporosis no es la consecuencia de una falta de calcio y de estrógenos. Nuestro cuerpo necesita toda una gama de nutrientes para la regeneración ósea y la formación de huesos saludables.

Además es necesario controlar el estrés oxidativo. Estudios recientes demuestran que las personas con una densidad ósea baja, presentan un alto nivel de estrés oxidativo. Así que además de que estos nutrientes contribuirán a la regeneración y a la formación de los huesos, será necesario incluir una gama de antioxidantes y nutrientes de apoyo para reforzar su sistema de defensa antioxidante.

Yo recomiendo a mis pacientes, hombres y mujeres, que ingieran, de preferencia antes de los 40 años, suplementos a base de antioxidantes y minerales de alta calidad junto con niveles adicionales de calcio, magnesio, boro y silicio. Es muy necesario que, además, los adultos tengan una dieta balanceada y realicen una rutina de ejercicio ligera y constante. Se requiere practicar el ejercicio con pesas para estimular la producción de hueso. Caminar ayuda a la parte inferior de las piernas pero no tiene mayor impacto en las caderas ni en la espalda. La parte superior del cuerpo necesita ejercicios de peso con resistencia como, por ejemplo, levantar pesas por arriba de su cabeza, lo que contribuirá a protegerse mejor en contra de esta enfermedad.

Aún mis pacientes que se encuentran en la etapa de la menopausia y que presentan un adelgazamiento en sus huesos, padecimiento llamado *osteopenia*, llegan a mejorar su densidad ósea al seguir su programa de ejercicios. En esos casos, retraso la prescripción de medicamentos como *Fosomax, Actonel, Evista* o *Calcitonin*, siempre y cuando mis pacientes decidan hacer los siguientes cambios en su estilo de vida: ingerir suplementos alimenticios de alta calidad junto con una dieta alimenticia adecuada y un programa de ejercicios que incluya las pesas.

Para poder hacer un seguimiento les practico cada año un análisis de densidad ósea llamado densitometría radiológica dual. Si los resultados son estables o se presenta alguna mejoría, les recomiendo que continúen con ese mismo programa y al mismo tiempo verifico de cerca su estado. Sin embargo, si el adelgazamiento avanza, en ese caso les prescribiré alguno de los medicamentos arriba mencionados.

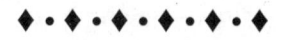

La nutrición celular es la clave para poder prevenir tanto la osteoporosis como la artritis. He presentado diferentes nutrientes de manera individual con la finalidad de brindarle lo que la literatura médica destaca y la importancia que tienen cada uno de ellos.

Como ha podido observarlo, el prevenir estos padecimientos tan dolorosos no se debe únicamente a una carencia de estrógenos y de calcio. En realidad, este tipo de padecimientos nos muestra, una vez más, la manera en que los suplementos alimenticios en nuestro cuerpo pueden ayudarnos a mantener la salud o a recuperarla.

CAPÍTULO 12

Enfermedades de los pulmones

A ntes de irse a dormir, la joven madre de Christian fue una última vez a verificar que su hijo de 2 años estuviera con bien. Al inclinarse para darle un beso en la frente, sintió un miedo terrible porque constató que su hijo no respiraba y el color de su piel se había azulado.

Después de llamar a la ambulancia, la mamá de Christian trató de reanimar a su hijo pero no lo logró. Cuando los paramédicos llegaron, lo llevaron inmediatamente al servicio de urgencias del hospital. Durante el trayecto intentaron reanimarlo nuevamente pero el corazón de Christian había dejado de latir. Sólo el médico de urgencias pudo hacer que el corazón y los pulmones del niño respondieran nuevamente.

Al ser admitido en el hospital, el médico diagnosticó asma aguda.

Una vez que la enfermedad fue identificada, los médicos decidieron primeramente estabilizar el estado de salud del niño y después le prescribieron un medicamento que contiene *teofilina* para dilatar las vías respiratorias. Al ver la recuperación de su hijo, los papás de Christian sintieron un gran alivio. Sin embargo, sintieron también una gran angustia al pensar en lo que le esperaba a futuro. No sabían en qué momento los ataques de asma se presentarían, ni cual sería su intensidad. Por el momento, los papás decidieron dar todos los medicamentos prescritos por los médicos y tiempo después, estando aún bastante débil, Christian fue dado de alta y pudo regresar a casa.

Debido al estado de sus pulmones, Christian tuvo una infancia muy difícil. Tuvo que limitarse en muchas actividades; de hecho no pudo jugar y divertirse como todos los niños. Conforme fue creciendo, los médicos aumentaron también la cantidad de medicamentos, ya que sus pulmones no funcionaban correctamente.

Cuando Christian tenía 15 años tuvo otro episodio de asma. Estando en casa perdió conocimiento y dejó de respirar. Una vez más sus papás llamaron a los paramédicos para reanimar a su hijo y como en la primera ocasión, sólo reaccionó al estar en la unidad de urgencias. Al dejar el hospital, el joven adolescente tuvo que agregar a la lista un antiinflamatorio llamado *Prednisona*, el cual ingeriría durante los siguientes catorce años.

A la edad de 27 años la función pulmonar de Christian era deficiente y dependía de nueve medicamentos. Se le practicó una prueba de función pulmonar y los resultados revelaron que sus vías respiratorias superiores sólo funcionaban al 17% de su capacidad normal, mientras que las inferiores trabajaban solamente al 8%. A pesar de todo este tratamiento, no tenía un ritmo de vida activo y normal. No podía hacer ninguna actividad que requiriera esfuerzo físico alguno, pues tenía miedo de sufrir otro ataque de asma. Tenía que verificar constantemente que tuviera todos los medicamentos a la mano pues su vida dependía de ellos.

Por aquel entonces Christian decidió hacer algo por su cuerpo. Además de su alimentación, incluyó un poderoso antioxidante junto con una buena dosis de minerales. En 19 días sintió una gran mejoría y entonces decidió complementar su programa con vitamina C, calcio, magnesio y extracto de semilla de uva. Durante los siguientes veinte meses, su función pulmonar mejoró a un grado tal, que el médico decidió suspender el *Prednisona*. En alguna ocasión Christian me comentó: "normalmente una persona debería tomar este medicamento durante catorce días y no ¡durante catorce años!"

Las siguientes pruebas de función pulmonar mostraron una gran mejoría. Después de dos años de haber seguido su programa de suplementos alimenticios, los resultados revelaron que sus vías respiratorias superiores funcionaban al 87% de su capacidad normal, mientras que las vías respiratorias inferiores trabajaban al 56%. Eran resultados muy positivos sobre todo tomando en cuenta que había dejado de tomar una gran cantidad de medicamentos, reduciéndolos de nueve a tres.

En la actualidad su broncodilatador dura más tiempo y lo cambia cada seis meses. Antes le duraba un mes y hoy en día casi ya no lo utiliza. Y lo mejor de todo es que ahora Christian puede hacer deporte y practicar ejercicio sin mayor problema. El asma ya no controla su vida.

Los pulmones y la contaminación del aire

¿Sabía usted que una de las principales causas de estrés oxidativo en el cuerpo se lleva a cabo a través de nuestras vías respiratorias? Así es, todo comienza con nuestras fosas nasales y termina con los delicados alvéolos. En nuestros días, el aire que respiramos contiene grandes cantidades de ozono, óxidos de nitrógeno y a eso hay que agregarle el humo del cigarro y la emisión de gases contaminantes. En resumidas cuentas, si tomamos una respiración profunda, enseguida tosemos.

Siempre recordaré aquel recorrido que hice para ir a San Diego, al Hospital Mercy dónde realicé mi internado. Estando ya de camino decidí pasar a saludar a unos amigos que viven en la ciudad de Azusa. Al llegar me impresionó ver la cantidad de contaminación que había, sobre todo para mí, un joven originario de un pequeño pueblo del Dakota del sur. A la mañana siguiente, uno de mis amigos me invitó a salir para ir a ver las magníficas montañas de San Bernardino, sin embargo no pudimos verlas. Y cómo recuerdo cuando mi amigo tomó una profunda respiración diciéndome que no había nada mejor que respirar el aire fresco de la mañana. Hice lo mismo que él y después no paraba de toser.

Más tarde fuimos a jugar una partida de golf y cada vez que respiraba, tosía. Ya estando en el séptimo hoyo, tuve que dejar de jugar pues no paraba de toser. Estaba tan apenado, sobre todo cuando era el turno de los otros jugadores. Las personas que me conocen saben cómo me gusta jugar golf y si alguna vez tuve que desertar a la mitad de un partido era porque se trataba de una causa mayor.

En algunas ocasiones escuché la broma de los habitantes de esta población que dicen que hay que desconfiar del aire que no es transparente. Esta fue la manera en que experimenté lo que en las noticias catalogaban como un día de *contaminación moderada*.

Los contaminantes atmosféricos provocan un gran estrés oxidativo en las vías respiratorias, que posteriormente se extenderá al resto del cuerpo. Cada vez que usted se expone al principal generador de estrés oxidativo, es decir al humo del cigarro, tanto sus fosas nasales como sus pulmones serán literalmente invadidos.

Y a pesar de esta situación, Dios no nos dejó indefensos, pues creó un complejo y sofisticado sistema de defensa en nuestro aparato respiratorio, que nos permite librar la batalla.

La protección natural de los pulmones

Para combatir los oxidantes venenosos, contamos con los líquidos de las células *epiteliales en la primera línea de defensa*. Estas células se hallan desde la nariz hasta el extremo de los pulmones y están cubiertas por una delgada membrana mucosa. En la superficie de cada una de estas células se encuentran cilios, pequeños vellos que forman una especie de cepillo, que tienen como función impulsar todo cuerpo extraño, bacterias y virus, y sacarlos fuera del cuerpo. La delgada membrana que cubre las células está compuesta por una gran cantidad de antioxidantes, los cuales neutralizan los contaminantes que inhalamos (el ozono, el dióxido de nitrógeno y la emisión de gases contaminantes). Estos antioxidantes proveen una protección tal, que es muy difícil que estos contaminantes entren en contacto con las más importantes células epiteliales.

Los líquidos de las células epiteliales en la primera línea de defensa, junto con la mucosa, los cilios y la respuesta inmune, representan un extraordinario equipo para la prevención de infecciones en el tracto respiratorio. Las más importantes células epiteliales producen y secretan numerosos antioxidantes en la mucosa. Ejemplo de ello son la vitamina C, la vitamina E y el glutatión. Todos ellos trabajan vigorosamente para neutralizar los contaminantes que respiramos; protegen el tejido de los pulmones y mejoran el funcionamiento de estos órganos. La vitamina C juega un rol de gran importancia, tanto en el líquido de la membrana como en la regeneración de la vitamina E y del glutatión.

Aún teniendo todo este equipo de defensa, es posible padecer alguna infección en el tracto respiratorio así como encontrar dificultades para hacer frente a la continua exposición de contaminantes que se encuentran en el aire. Cuando esto sucede, nuestro sistema inmune sufre una gran reacción inflamatoria y los líquidos de las células epiteliales se van haciendo más y más espesos cada vez que nuestro sistema trae más glóbulos blancos, los cuales atacan literalmente todo organismo y/o contaminante invasor.

Sin embargo, como lo hemos visto en los capítulos anteriores, esta respuesta inmune puede ocasionar una inflamación desmedida. Si los invasores son eliminados rápidamente, nuestro sistema podrá normalizarse sin mayor problema. Pero en caso contrario, si no es posible acabar con ellos y controlar la reacción inflamatoria, nuestras células epiteliales serán gravemente dañadas. Esto puede degenerar en una inflamación crónica que puede dañar considerablemente el tejido pulmonar afectando así su funcionamiento.

El asma

El asma es un tipo de inflamación crónica en los pulmones que trae como consecuencia un agotamiento y una gran debilidad en el sistema inmunológico. Cada vez que el sistema inmunológico combate una infección crónica o algún contaminante en el aire, habrá una inflamación mucho más aguda en las personas asmáticas, particularmente en los niños. Es precisamente en ellos que se puede observar una importante disminución de energía, pues su sistema se la pasa defendiéndose de una serie de infecciones que nunca terminan. Las vías respiratorias en estos niños no tienen nada que ver con las de los niños en buen estado de salud.

Cuando comencé a trabajar en mi propio consultorio, a principios de los años setenta, los médicos creían que la causa principal del asma eran los espasmos bronquiales. En este tipo de espasmos, los músculos que se encuentran alrededor de las vías aéreas se contraen y cierran el paso a las traqueas de nuestros pulmones, lo que provocará una sensación de constricción en el pecho, así como una respiración forzada y entrecortada. Esta constricción es tan evidente que no es necesario utilizar el estetoscopio para constatarla. En aquel entonces el tratamiento consistía en dar a nuestros pacientes *teofilina* o *Albuterol* los cuales se encargaban de relajar las zonas afectadas. Si el estado de la persona era delicado, o tenía que internarse en el hospital, entonces le prescribíamos *Prednisona*.

Sin embargo, después de haber adquirido cierta experiencia clínica, la investigación científica dio a conocer la causa real del asma: la reacción inflamatoria crónica. En ese momento, los profesionales médicos dimos un giro al tratamiento y ahora prescribimos primeramente los antiinflamatorios (todos los esteroides inhalados) y tiempo después la *teofilina*. En los últimos diez años, la investigación científica ha demostrado que la causa del asma y de cualquier enfermedad crónica en los pulmones se debe al estrés oxidativo.[1]

En alguna ocasión, el profesor de educación física de mis hijos me comentó que hace veinte años, cuando pedía a los chicos que corrieran alrededor de la pista, no había mayor problema. En cambio, cuando lo hace con nuestros niños de hoy, las bolsas de su pantalón están llenas de inhaladores. El asma se ha convertido en una epidemia en nuestros niños a todo lo largo de nuestro país e incluso del mundo industrializado.

Durante algunas conferencias que he dado en Londres y en Holanda, los asistentes han expresado gran preocupación respecto al asma y la magnitud que está cobrando, sobre todo en los niños. En mi opinión, la generación actual de niños, a nivel mundial, está expuesta a una cantidad de contaminantes volátiles sin precedente. He visto niños con apenas dos años de edad sufriendo de asma y la cantidad de medicamentos que tienen que tomar para poder respirar es realmente asombrosa.

La mayor parte de los tratamientos tienen como objetivo desinflamar y relajar los órganos que padecen un espasmo bronquial. Sin embargo, ninguno de ellos combate la raíz del problema, que es el estrés oxidativo.

He leído varios estudios clínicos en los que los pacientes con asma presentan una gran carencia en antioxidantes a nivel del líquido extracelular de la membrana pulmonar. Aún en los niños que no han padecido de algún ataque agudo, se ha observado que sus niveles de vitamina C, vitamina E y de betacaroteno son muy bajos. Al mismo tiempo presentan niveles muy altos de productos derivados del estrés oxidativo, generando inflamación crónica y una hiperactividad en las vías respiratorias.[2]

La historia de Adam

A la edad de tres años, Adam tuvo una crisis de asma bronquial muy grave. Sus papás estaban muy preocupados al verlo respirar con gran dificultad. A partir de esa edad, tuvo que ingerir varios medicamentos y utilizar un nebulizador (un tipo de aparato inhalador que ayuda a respirar y en el cual se mezcla la medicación con una solución salina normal) para recibir su tratamiento de *Albuterol*. Sin embargo, no lo toleró ya que tuvo un efecto estimulante en Adam que no le permitía conciliar el sueño y sufría de palpitaciones cardiacas. Lo más desalentador fue que el niño no podía tener una vida activa, no podía correr, jugar o participar en cualquier actividad. Continuamente estaba enfermo, tenía gripa y en muchas ocasiones tuvo que ir al servicio de urgencias para ser atendido por un problema respiratorio.

La época más difícil fue cuando iba a tener 4 años. En aquel entonces Adam tuvo un resfriado muy severo que se fue empeorando a tal grado que tuvo que ser hospitalizado porque presentaba temperaturas muy elevadas. Los rayos X revelaron que padecía de una neumonía, así como un asma fuera de control. Hoy en día es muy raro que nuestros niños mueran por una neumonía, pero esta situación amenazaba la vida de Adam y sus papás estaban realmente muy angustiados. Felizmente este chico pudo festejar su cumpleaños, pero su estado de salud era delicado y su problema de asma estaba aún presente.

Aún y cuando los médicos hacían todo cuanto les era posible para mejorar su estado, el organismo de Adam continuó rechazando el tratamiento y los resultados no eran muy alentadores. En ese entonces, el papá de Adam comenzó a buscar otras terapias alternativas que pudieran ayudar a su hijo. En alguna ocasión en que el papá de Adam me contaba toda esta historia, recordó que a principios del verano él y su esposa decidieron ayudar a su hijo dándole una vitamina crocante muy potente. En aquel entonces su hijo se quedaba sentado a la orilla de la alberca sin intentar siquiera entrar al agua, pero al final de la estación, el chico nadaba a lo largo de la alberca. En sesenta días Adam pasó de ser un chico sedentario a un chico activo que podía incluso jugar con otros niños. Tiempo después comenzó a jugar béisbol e hizo su incursión en el futbol soccer. De hecho llegó a calificarse para jugar y viajar con su equipo durante los siguientes cuatro años.

Adam podía no sólo jugar, sino que además mostró grandes cualidades deportivas. Como médico reconozco que el futbol soccer es uno de los deportes más exigentes en personas asmáticas. Pudo además disminuir la cantidad de medicamentos y ya casi no necesitaba el inhalador. Hoy en día Adam tiene 13 años y sigue siendo muy activo en el deporte. Ahora prefiere jugar béisbol que el soccer, y vive una vida que ni él, ni sus papás, hubieran imaginado.

En su programa de nutrición, Adam toma además de sus vitaminas, un suplemento de extracto de semilla de uva y otro de vitamina C. Debe ser realmente maravilloso para sus papás ver a su hijo en un tal estado de actividad después de tantos años de incapacidad. ¡Y por supuesto que no extrañan las idas y venidas a la sala de urgencias del hospital! He aquí una clara muestra de la manera tan simple y profunda en que actúan los suplementos alimenticios, los cuales pueden tener un efecto radical en nuestra vida.

El asma y la nutrición

Cada vez que un niño entra a mi consultorio presentando un estado avanzado de asma o una fiebre del heno, significa que su sistema inmune y su sistema de defensa antioxidante se han debilitado enormemente. Durante algún tiempo su cuerpo ha estado combatiendo la inflamación crónica en sus vías respiratorias y en sus pulmones, y es por esta razón que de repente se presentan los síntomas de alergia. Estos niños tienen los ojos ojerosos, están cansados y toman una cantidad impresionante de medicamentos.

El tratamiento que les prescribo consiste en un potente antioxidante y un suplemento de minerales, junto con aceites grasos esenciales, ya sea aceite de linaza prensado en frío, o bien, aceite de pescado. Como lo mencioné en el capítulo 10, los aceites esenciales grasos son muy importantes en la producción de antiinflamatorios naturales en nuestro cuerpo, permitiendo así neutralizar la reacción inflamatoria.

Además de estos productos, incluyo el extracto de semilla de uva que no solamente es un maravilloso antioxidante, sino que también ayuda a combatir las alergias. Es un suplemento de refuerzo para los niños con asma. Yo recomiendo a los papás dar 1 o 2 mg de este extracto por cada 500 g del peso del chico. Además, prescribo suplementos de calcio y de magnesio. El magnesio va ayudar a relajar los músculos pulmonares de los espasmos bronquiales, lo que permitirá posteriormente abrir las vías.

Este tipo de tratamiento toma alrededor de seis meses en fortalecer tanto el sistema inmunológico como el sistema de defensa antioxidante, por lo que pido a los papás sean pacientes y no se angustien. Si por ejemplo atiendo al niño en la primavera, los papás podrán ver los resultados alrededor del otoño. *Todos* los niños que presentan un estado de asma avanzado o con fiebre del heno, que han seguido este programa, han mejorado mucho su estado de salud. Algunos casos, como el de Adam, reflejan una mejoría sin precedente y en otros, la mejoría es más modesta, pero siempre hay buenos resultados.

He de insistir en un punto de gran importancia: cuando comienzo este programa de suplementos, no suspendo la medicación, pues se trata de un complemento al tratamiento y no de un tratamiento alternativo.

Ha sido muy agradable trabajar con los niños que presentan alergias muy agudas porque he podido constatar su mejoría una vez que adoptan el programa de suplementos. Recuerdo que hace poco una mamá me contaba la historia de su hija de 5 años de edad. Durante el invierno, cada vez que la niña salía a pasearse en trineo, su mamá tenía que esperarla en la puerta de la casa con el inhalador. Tuvo que hacerlo por dos años porque la niña no podía hacer ninguna actividad al exterior sin la ayuda de este aparato. Qué gusto fue para la mamá el día en que la pequeña pudo deslizarse en la nieve toda la mañana sin necesitar el inhalador.

Recuerdo otra anécdota cuando en familia fuimos a la Ciudad de Sioux, en Iowa. Mi hija y mi sobrina decidieron organizar una competencia y corrieron a lo largo del río Missouri. Como todo buen tío, empecé a molestar a las niñas y más a mi sobrina cuando mi hija le ganó. Mi sobrina reaccionó rápidamente; estaba tan contenta al ver que pudo *correr* como lo hizo. Antes no podía hacerlo porque padecía de un tipo de asma inducido por el ejercicio. Justo unos meses antes, había iniciado su programa de suplementos.

Los adultos asmáticos pueden obtener buenos resultados con este programa. Cuando mi esposa padecía de fatiga crónica y de fibromialgia (ver capítulo 1), tuvo algunos episodios de asma aguda y de fiebre del heno. No podía ni siquiera acercarse al establo a menos que se pusiera una mascarilla que se utiliza para hacer trabajos con sustancias tóxicas. ¡Mi esposa quiere tanto a sus caballos que hizo lo que fuera con tal de estar cerca de ellos!

Liz estaba tomando cinco medicamentos, incluyendo su tratamiento para el asma. Pero en cuanto comenzó su programa de suplementos pudo recuperarse rápidamente del asma y de la fiebre del heno. Y una vez que su cuerpo reconstruyó nuevas defensas, Liz dejó de utilizar la mascarilla y suspendió todo el tratamiento. En algunas ocasiones tiene algunos episodios muy ligeros de alergia y, de vez en cuando, vuelve a tomar el medicamento, sin embargo esto sucede solamente dos o tres veces al año.

No cabe duda que nuestros hijos y muchos adultos son más vulnerables a los ataques de nuestro medio ambiente. Se van debilitando tanto que les es necesario recibir el refuerzo de los suplementos alimenticios. Como lo vimos en los casos de Christian y de Adam, la medicina no logró mejorar totalmente su estado de salud. Y es en casos como estos que la gente decide buscar otras alternativas. Recuerde, no le sugiero una medicina alternativa, *lo que* estoy recomendando es un complemento a base de suplementos alimenticios.

Ahora bien, ¿por qué sólo yo estoy recomendando esto? ¿Por qué tantos médicos desconfían de los suplementos alimenticios y no los recomiendan a sus pacientes que sufren de asma o de alguna otra alergia? No lo sé y todavía es un misterio para mí.

La contaminación del aire y las enfermedades pulmonares obstructivas crónicas

No hay nada más difícil que ver a los pacientes, adultos y menores, luchando cada instante para poder respirar, y en muchas ocasiones teniendo que conectarse a una botella de oxígeno 24 horas al día. Esto es lo que viven aquellas personas que padecen de enfermedades pulmonares obstructivas crónicas (EPOC), las cuales incluyen el enfisema pulmonar, la bronquitis crónica y la bronquiolitis. Son pacientes que están limitados en sus actividades, no son completamente autónomos y la enfermedad merma su calidad de vida.

Es cierto que no todo el mundo tiene las posibilidades de hacer concienzudamente la elección de un medio ambiente saludable para vivir, pero la prevención puede ayudar enormemente. Una vez más confirmo que no es tan importante el número de años que hemos de vivir, sino la calidad de vida que tengamos durante ese lapso de vida. Es necesario que hagamos lo que nos sea posible por fortalecer e impulsar nuestra salud y más si se ha debilitado.

La contaminación del aire es un factor determinante en este tipo de enfermedades. Se ha demostrado que tanto la inhalación del humo del cigarro como de los contaminantes presentes en el aire generan un gran estrés oxidativo en nuestro cuerpo, y es precisamente este estrés el que origina las EPOC.[3] Como habrá una mayor inflamación crónica en nuestras vías respiratorias, habrá una mayor generación de estrés oxidativo, lo que dañara el fino tejido pulmonar. Esto trae como consecuencia que la función pulmonar se vea atrofiada y se interrumpa el traslado de oxígeno a la sangre.

Estudios clínicos demuestran que el origen de las EPOC es el estrés oxidativo

W. MacNee reportó, tanto en la revista médica *Chest* como en la Conferencia de la Fundación Novartis, numerosas evidencias científicas que identifican al estrés oxidativo como la causa principal de las EPOC. Descubrió que muchos pacientes que padecen de alguna de estas enfermedades muestran niveles muy bajos de antioxidantes en sus tejidos pulmonares debido al avance del estrés oxidativo, así como a una alimentación carente en antioxidantes. Afirmó que los antioxidantes que tienen una "biodisponibilidad" (es decir, que pueden ser fácilmente asimilados por el pulmón) pueden representar una buena terapia que además de ayudar a protegerse en contra de los efectos nocivos de los oxidantes, pueden hacer retroceder todos aquellos factores que hayan contribuido al desarrollo de las EPOC.[4]

Las EPOC son relativamente resistentes a los tratamientos tradicionales como los esteroides. Por lo tanto, para que el médico pueda ayudar es muy importante que el paciente deje de fumar. Es una tarea ardua. Desde mi punto de vista, es mucho más difícil dejar de fumar que dejar el alcohol o incluso algunos medicamentos con efectos narcóticos. Sin embargo, los efectos son tan fenomenales que *bien vale la pena que yo, como médico, haga lo que me es posible para ayudar a mis pacientes a dejar de fumar.*

Un principio de base que encontrará a lo largo de este libro es que usted necesita hacer todo lo que le es posible para evitar exponerse a todo aquello que genere estrés oxidativo. La salud no se trata únicamente de fortalecer el sistema antioxidante del cuerpo.

Si usted padece alguna de las EPOC y ha dejado de fumar o nunca ha fumado, los suplementos alimenticios pueden contribuir enormemente a hacer retroceder la enfermedad. Sólo es necesario adoptar y llevar a cabo los mismos pasos que describí en el tratamiento del asma. Recuerde, mientras más pronto comience con un agresivo programa de suplementos, mayores serán las probabilidades de detener su progreso. Tome en cuenta que una vez que el pulmón se encuentra gravemente dañado, como es el caso de muchos fumadores, poco se puede hacer para mejorar la función de ese órgano.

La fibrosis quística

La fibrosis quística es una enfermedad letal y hereditaria en la que existen principalmente una mala absorción digestiva (el cuerpo no puede asimilar adecuadamente los nutrimentos presentes en la alimentación), junto con infecciones pulmonares crónicas.

El síndrome de la mala absorción en la fibrosis quística se debe principalmente a una deficiencia en las enzimas pancreáticas. Además, las células del epitelio en las vías respiratorias no funcionan correctamente, lo que provoca una mayor acumulación de secreciones y una mayor cantidad de infecciones bacterianas. El daño a los pulmones característico en esta enfermedad se debe también al terrible estrés oxidativo en la membrana de los pulmones.

Numerosos estudios clínicos han demostrado que tanto las células como los líquidos epiteliales en la membrana pulmonar de los pacientes que padecen fibrosis quística, presentan muy bajos niveles de vitamina E, de selenio, de betacaroteno así como de glutatión, uno de los más importantes antioxidantes.[5] Dado que la reacción inflamatoria disminuye los niveles de antioxidantes (los cuales son muy necesarios para proteger los pulmones del paciente) y debido a la mala absorción de nutrimentos, es realmente muy difícil para el paciente aprovisionarse convenientemente. La fibrosis quística es una clara muestra de lo que puede pasar cuando nuestro sistema inmune y nuestro sistema de defensa antioxidante no funcionan correctamente. La acumulación del daño oxidativo en el tejido pulmonar es tan rápida, que la mayor parte de las personas mueren antes de alcanzar la edad adulta.

Estudios recientes han dado a conocer resultados que son realmente alentadores: al utilizar suplementos alimenticios, se puede hacer retroceder el avance de la enfermedad; al ingerir suplementos de enzimas pancreáticas se logra restaurar casi hasta la normalidad los niveles de vitamina E y betacaroteno, junto con suplementos antioxidantes muy potentes;[6] los antioxidantes pueden disminuir la incidencia de enfermedades crónicas al fortalecer el sistema inmune y combatir el estrés oxidativo.

Estos estudios clínicos representan un argumento sólido para complementar el tratamiento en pacientes con fibrosis quística. Al proveer los suplementos alimenticios antioxidantes junto con enzimas pancreáticas, el paciente podrá mejorar su estado y muy probablemente hacer retroceder el avance de la enfermedad.

La historia de Sharlie

Sharlie es una joven muy bonita, llena de vida y con mucha energía. Es el reflejo de la salud total. Usted no podría creer que cada día ella pelea por defender su vida. Nació con fibrosis quística y ahora que tiene 23 años forma parte de una minoría selecta sobre todo al considerar que sólo 30 % de estos pacientes llegan a la edad adulta.[7]

Sharlie y su mamá, Collette, están muy conscientes de la situación. La hermana de Sharlie, quien también padecía de fibrosis quística, falleció hace algunos años, después de habérsele practicado un transplante de ambos pulmones. Las dos hermanas eran muy unidas y más aún porque compartían una misma condición que otros niños no experimentan. Al ver cómo sufría su hermana y la manera en qué murió después de su transplante, Sharlie tomó la decisión de hacer lo que le fuera posible para proteger sus pulmones y ayudarse a ganar la batalla.

Sharlie tenía 15 años cuando Lexi, su hermana, falleció. Además de esta dura y triste pérdida, Sharlie tenía que luchar por su propia vida. En aquel entonces, la mayor parte del tiempo sus pulmones trabajaban al 35% de su capacidad. De hecho, su médico quería inscribirla también en una lista de espera para transplante de pulmones.

Sin embargo, al ver lo que pasó con su hermana, Sharlie rehusó el consejo de su médico y en lugar de ello optó por fortalecer su cuerpo con antioxidantes de alto calibre. Lexi le dio una buena lección de ello. Sharlie fue testigo de una buena recuperación de su hermana justo después del transplante. Los médicos creían que la chica no podría sobrevivir después de la operación, pero su determinación le ayudó para seguir adelante y con la ayuda de los suplementos, se recuperó bastante bien.

Aún cuando Lexi sólo vivió unos meses, Sharlie estaba convencida de que la mejor opción era fortalecer su cuerpo a través de los suplementos. Comenzó con un potente antioxidante junto con un comprimido de minerales, otro de vitamina C, uno más de calcio, otro de magnesio y además extracto de semilla de uva. En tan sólo algunos meses obtuvo resultados realmente asombrosos. De entrada, la función pulmonar aumentó a 50 %. Sus médicos estaban realmente sorprendidos.

Sharlie se integró a un curso de educación física y comenzó a participar en actividades físicas que no requirieran mucho esfuerzo. Aún y cuando tuvo algunas infecciones que la llevaron a hospitalizarse para proporcionarle antibióticos por vía intravenosa, tenía la firme convicción de que mientras más activa fuera, mejor sería para ella. A pesar de todos los obstáculos, Sharlie vio que su estado de salud mejoraba a un punto tal que podía hacer cualquier actividad.

La decisión que tomó sobre el transplante y la adopción de un programa agresivo a base de suplementos fue lo mejor que pudo hacer. Sharlie se convirtió en un símbolo de esperanza para otros niños que padecen la misma enfermedad.

Sin embargo, la batalla de Sharlie continúa. Hace tres años desarrolló un problema de respiración entrecortada bastante serio. Fue una de las situaciones más difíciles con las que tuvo que enfrentarse. Después de que su médico verificara su estado, informó a su mamá que Sharlie sufrió de un *neumotórax* en el que súbitamente sus pulmones dejaron de funcionar.

Al principio Sharlie estaba muy triste, pero no por mucho tiempo. Su perseverancia le ayudó a hacer frente a este obstáculo y pudo retomar una vida relativamente normal, dejando atrás ese episodio. Continúa luchando por el aire que necesita y sigue haciendo frente a las infecciones. Después de haber padecido de una breve neumonía en la que su capacidad de respiración disminuyó hasta un 15%, pudo retomar nuevamente una vida activa, lo que admiró a sus médicos, más aún cuando su capacidad de respiración aumentó a 35%.

El éxito en la historia de Sharlie reside en su coraje y fuerza además del apoyo que ha recibido por parte de un excelente equipo médico, así como de unos suplementos alimenticios de alta calidad. Sharlie aprendió a vivir un día a la vez, lo que le permite apreciar cada día como un regalo muy valioso.

Conozco a Sharlie desde hace más de siete años y representa para mí un pilar de ánimo y aliento.

◆ • ◆ • ◆ • ◆ • ◆ • ◆

Nuestros pulmones son probablemente los órganos más vulnerables en este mundo tóxico en el que vivimos. Aún y cuando nuestro cuerpo está equipado con un sistema natural de defensa, puede no resistir esta continua invasión, por lo que es necesario fortalecerlo a un nivel óptimo.

Las historias que he compartido con usted en este capítulo son casos reales verdaderamente espectaculares. ¿No es maravilloso constatar la mejoría que los pacientes que sufren de asma, alergias y fibrosis quística, tienen al ingerir sus suplementos alimenticios? ¿Es acaso el tipo de suceso que usted busca en su vida?

CAPÍTULO 13

Enfermedades neurodegenerativas

C arl Mohner cumplió sus 80 años en agosto del 2001. Los amantes del arte del mundo entero lo festejaron, y más aquellos que habitan en la localidad de McAllen, Texas.

Carl, quien se convertiría en una leyenda del cine, comenzó su carrera como actor en Salzburgo, Austria en 1941. La Segunda Guerra Mundial interrumpió su trayectoria por un tiempo hasta 1951, año en que protagonizaría *Vagabunden der Liebe,* la primera de más de 60 películas. Algunas de sus mejores actuaciones, que obtuvieron incluso la Palma de Oro en el Festival de Cannes, fueron *The Last Bridge* en 1953, así como la producción francesa *Rififi* en 1954, película que se convertiría en un clásico del cine. El público estadounidense lo recordará como el capitán Linderman en la película *Sink the Bismark* o como Pedro, el cocinero en la película *The Kitchen.*

A pesar de su éxito en el cine, la mayor pasión de Carl era la pintura.

Las texturas y la profundidad se convirtieron en elementos fascinantes tanto como lo fueron los personajes que representó. Para Carl, el color expresaba el drama de su vida. El lienzo se convirtió en el escenario en el cual el artista exhibiría su pasión.

Carl compartió este mismo ímpetu con la que sería su esposa a partir de 1978, la pintora, Wilma Langhamer. Tenían grandes anhelos y en aquel entonces decidieron dejar su vida en Europa y viajar a América, tierra de nuevas oportunidades. Cuando llegaron a los Estados Unidos, se mudaron al centro de Texas. Tenían una buena vida y ambos artistas trabajan de manera impresionante hasta 1988, año en que la vida de Carl cambió radicalmente.

Se le diagnosticó la enfermedad de Parkinson, padecimiento que parecía empañar su futuro y amenazaba con arrebatar todo lo que esta pareja de artistas había logrado. Sin embargo, la actitud de Carl frente a este cambio, no alteró su éxito. Aún y cuando la dificultad para hablar fue aumentando, y poco a poco perdió la capacidad de caminar, el color y el drama en sus pinturas estaban aún muy presentes; podía plasmarlos cada día. A pesar del futuro incierto, Carl pintaría todo el tiempo que le fuera posible.

En algún momento comenzó a sentir como si estuviera nadando en una alberca de arena movediza. Paulatinamente el cuerpo de Carl se convertía en su principal obstáculo. Pero este desafío no era nada nuevo para él. Al hacer memoria, el pintor recordó la rigidez de su cuerpo, primer síntoma que se presentó años atrás, antes de que se le diagnosticara la enfermedad. Su fuerza de voluntad pudo hacer frente a esta situación, de manera tal que se esforzó para seguir pintando a una velocidad sin precedente y produciendo entre 1990 y 1995 más de 500 obras.

El tratamiento médico fue eficaz durante un tiempo, hasta mediados de los años noventa, tiempo en que el artista yacía en una silla de ruedas, pero todavía con la capacidad de pintar. Durante el verano de 1999 vino a mi consultorio para saber si la nutrición podría ayudar en algo. Carl siguió mis recomendaciones al ingerir un potente antioxidante junto con un suplemento de minerales, otro de extracto de semilla de uva y uno más de coenzima Q10.

Después de seis meses Carl pudo sentir una ligera recuperación en el movimiento de su lengua además de levantarse y caminar un poco. Decidí entonces incrementar la dosis del extracto de semilla de uva y tiempo después reportó una mejoría al poder levantarse y caminar durante unos veinte minutos cada día. Su terapia física también ayudó y todo en su conjunto contribuyó a su fortalecimiento. Lo mejor fue cuando Carl pudo pintar nuevamente, pues esta actividad le permitía olvidarse de la enfermedad, al menos por un tiempo.

Muchos pensarían que la enfermedad de Parkinson es la peor de las enfermedades que puede sufrir un artista, ya que afecta el movimiento de los músculos. Pero Carl pudo sobreponerse a esta dificultad al continuar exhibiendo sus obras y participando en los eventos de arte de mayor renombre. En septiembre del año 2000, ganó el primer lugar del *2-D Mixed Media* en el muy célebre evento *Plaza Art Fair* en Kansas City, Missouri. Durante el *Bayou City Art Festival* de marzo del 2001, ganó nuevamente el reconocimiento *Best of Mixed Media 2-D*.

Para conmemorar el 80 aniversario de Carl, Vernon Wecbacher, curador de la colección para el Museo Internacional de MacAllen, escribió: "Carl, tienes la capacidad de ver lo que es bello e invitas continuamente a la reflexión sobre los aspectos simples de la vida. A través de tu arte compartes tus más profundas reflexiones a aquellos que están a tu alrededor."

Como ser humano estoy realmente admirado por la belleza que Carl transmite a través de sus obras. Como médico estoy estupefacto al constatar la capacidad que tiene para pintar, para comunicarse a través de este arte y asimismo, que participe en eventos de gran renombre.

"Sus pinturas causan fuertes reacciones en la gente," dice Wilma, la esposa de Carl. "Para esto vive. Está absorto en su trabajo y en ese momento la enfermedad de Parkinson deja de existir. Es él y su obra."[1]

La salud de Carl mejoró enormemente no sólo gracias a su perseverancia sino también a los excelentes resultados de la medicina nutricional. Carl Mohner sigue aún con vida.*

El estrés oxidativo y el cerebro

¿Ha pensado alguna vez en la capacidad que tiene usted para pensar? Pensar en pensar, ¡es todo un concepto! Cada vez que hace memoria de algún momento pasado y recuerda por ejemplo, algún evento importante de su infancia o algún otro momento especial de su vida, ¿ha tomado conciencia de esa maravillosa facultad que tenemos, la cual nos permite recordar hasta el más mínimo detalle? Deje su lectura y por un momento observe a través de la ventana. ¿Ha podido asombrarse del color, de la amplitud, de la definición de lo que vemos? Todo esto es posible gracias al cerebro, una maravillosa creación de Dios.

El cerebro es nuestro órgano más preciado porque si no funcionara plenamente, los humanos existiríamos sin poder describir el mundo que nos rodea. Mi madre murió víctima de un tumor muy agresivo en su cerebro, el cual afectó su capacidad de entendimiento y perdió el habla. Fue un periodo de gran frustración porque no entendía lo que le decíamos. Cada vez que le hablábamos expresándole que la queríamos, no obteníamos ninguna respuesta. Sus palabras eran confusas y no tenían ningún sentido. Al mismo tiempo, esto me llevó a tomar conciencia sobre lo importante que es mantener la buena salud de nuestro cerebro.

---

* *N. de la t.: Carl Mohner falleció el 14 de enero del 2005 en su domicilio de McAllen, Texas.*

Es muy probable que para usted no sea una sorpresa saber que tanto el cerebro (el sistema nervioso central) como nuestros nervios (el sistema periférico) no escapan al ataque del estrés oxidativo. Este enemigo común está relacionado con toda una variedad de padecimientos conocidos como *enfermedades neurodegenerativas*[2], que devastan y arrasan tanto el cerebro como los nervios. Algunas de ellas son la enfermedad de Alzheimer, la enfermedad de Parkinson, la esclerosis lateral amiotrófica, la esclerosis múltiple, y la enfermedad de Huntington o corea. A continuación encontrará las razones por las cuales el cerebro y los nervios son *particularmente vulnerables* al estrés oxidativo:

- Debido a su tamaño, el cerebro genera una elevada actividad oxidativa, lo que produce una gran cantidad de radicales libres.

- La actividad normal de los diferentes químicos que se encargan de la conducción nerviosa, produce una cantidad importante de radicales libres.

- El cerebro y el tejido nervioso carecen de cantidades suficientes de antioxidantes.

- El sistema nervioso central está compuesto por células *únicas* que si son dañadas, dejarán de funcionar correctamente.

- El cerebro y el sistema nervioso pueden ser fácilmente alterados. Por muy pequeño que sea el daño que se presente en algún punto medular puede acarrear graves problemas.

El cerebro es el órgano más importante de nuestro cuerpo. Nuestros pensamientos, nuestras emociones, nuestra capacidad de razonar y de comunicar con el resto del mundo, pueden estar en peligro en caso de que algo dañe este miembro. ¿De qué manera podemos proteger este valioso bien? No se trata solamente de evitar los efectos devastadores de las enfermedades neurodegenerativas, sino también y más importante aún, proteger nuestra capacidad de pensar y de reflexionar.

El envejecimiento del cerebro

El estrés oxidativo es el responsable principal del envejecimiento y esto es más evidente en el cerebro. Numerosos estudios científicos han demostrado el daño oxidativo causado en la mitocondria (el horno de la célula), y en el ADN de las células ubicadas en el cerebro. Al ser dañadas, estas células pueden dejar de funcionar correctamente y las que son más sensibles pueden incluso morir.[3] Como lo mencioné anteriormente, las células del cerebro no pueden regenerarse por sí mismas. Así que, conforme vayamos perdiendo más y más células durante nuestro tiempo de vida debido al estrés oxidativo, el cerebro dejará de funcionar como lo hacía cuando éramos jóvenes. En términos médicos, esto significa una disminución en nuestra capacidad de pensar o de razonar. De esta manera, el daño oxidativo en las células sensibles de nuestro cerebro representa la peor amenaza, ya que puede afectar su funcionamiento.

El envejecimiento del cerebro corresponde a la primera etapa de degeneración de las células más importantes. Las enfermedades degenerativas no se presentan de la noche a la mañana. La enfermedad de Alzheimer o la de Parkinson constituyen las últimas fases del daño oxidativo al cerebro. Forman parte del avance del envejecimiento del cerebro, pero cuando existe una cantidad suficiente de células dañadas, en ese momento se desencadena la enfermedad.

Cuando a un paciente de le diagnostica la enfermedad de Parkinson, esto significa que más del 80 % de las células de su cerebro, ubicadas en una área llamada *substantia nigra (sustancia negra)*, han sido totalmente destruidas. Esto mismo se aplica a la persona a la que se le ha detectado la enfermedad de Alzheimer. Estas enfermedades neurodegenerativas se han desarrollado en un periodo de diez a veinte años.[4]

Veamos brevemente a continuación cada una de estas enfermedades.

La enfermedad de Alzheimer

La enfermedad de Alzheimer afecta a más de 2 millones de estadounidenses y representa la causa principal por la cual las personas son internadas en las casas de reposo.[5] Los pacientes que padecen Alzheimer no solamente pierden la noción del día en que estamos, pierden también la capacidad de reconocer a sus propios familiares.

No hay nada más lamentable que perder la capacidad de pensar. Cualquier persona que tenga algún familiar que padezca esta enfermedad, entiende lo difícil que es. Si usted está relacionado con alguien que sufre de Alzheimer, estará de acuerdo que la mayor preocupación en estos casos no es el número de años que esa persona viva, sino más bien su calidad de vida.

He tratado centenares de casos de pacientes con la enfermedad de Alzheimer. He constatado cómo durante un periodo de diez a quince años, viven aislados mentalmente alejados de sus familiares y amigos. Conforme estoy escribiendo este capítulo, el ex-presidente de los Estados Unidos, Ronald Reagan está "festejando" su cumpleaños número 90. Tristemente, las noticias reportaron que no ha pronunciado ningún discurso durante los últimos diez años. En estos casos, cumplir un año más significa un evento sin mayor sentido y es muy doloroso para aquellos que sufren la enfermedad, como para sus familiares.*

Numerosos son los estudios que demuestran claramente que el daño provocado por los radicales libres son los responsables de la enfermedad de Alzheimer. Los recientes descubrimientos obtenidos por un equipo de investigadores de la *Case Western Reserve University*, concluyeron que conforme aumenta la cantidad de estrés oxidativo y avanzamos en edad, se acelera de una manera u otra el avance de la enfermedad. Existe evidencia bien fundamentada que demuestra que el cerebro de los pacientes con Alzheimer presenta niveles ínfimos en antioxidantes y niveles muy altos de estrés oxidativo.[6]

Hoy en día existe un gran interés en los beneficios terapéuticos que los antioxidantes pueden aportar a los pacientes que sufren de Alzheimer. El *New England Journal of Medicine* publicó en abril de 1997 un estudio que demostró que las altas dosis de vitamina E pueden hacer retroceder considerablemente el avance de la enfermedad. Los pacientes que presentan un nivel moderado de Alzheimer, tomaron 2000 UI de vitamina E en forma de suplemento y pudieron quedarse dos a tres años más en casa que las personas que, formando parte del grupo de control, tomaron sólo un placebo.[7]

No es difícil pensar en el ahorro (¡y el alivio!) que la familia puede tener al poder posponer el ingreso del paciente a la casa de reposo. Otros

---

* *N. de la t.: El expresidente Ronald Reagan falleció el 5 de junio de 2004.*

ensayos clínicos realizados en pacientes que sufren de esta enfermedad y que tomaron antioxidantes como la vitamina C, la vitamina A, la vitamina E, el zinc, el selenio y la rutina (un antioxidante bioflavonoide), mostraron resultados muy alentadores.

La enfermedad de Parkinson

Una postura corvada hacia delante, un ligero movimiento voluntario, la rigidez y el temblor constante que hace que las manos se agiten hacia atrás y hacia delante, es lo que caracteriza a los pacientes con la enfermedad de Parkinson. Las diferentes presentaciones públicas de Mohamed Ali nos permiten tomar una mejor conciencia de los efectos de esta agotadora enfermedad. A través de todos estos obstáculos podemos apreciar cómo la historia de Carl es tan profunda y conmovedora. El estado de salud de Carl es mucho más agudo que el de Ali, y aún así continúa con su obra.*

Una gran variedad de estudios confirman que los radicales libres son los responsables de la enfermedad de Parkinson.[8] El que haya 80 % de células muertas en la *substantia nigra* limita la producción de una sustancia llamada dopamina, la cual ayuda al cerebro a funcionar correctamente.

Algunos estudios indican que los pacientes que tomaron altas dosis de vitamina C y de vitamina E, y que se encontraban en las primeras fases de la enfermedad, lograron detener su avance. Pudieron incluso atrasar su tratamiento médico aproximadamente dos años más que el grupo de control. Los antioxidantes glutatión y N-acetilcisteína protegen eficazmente los nervios que se encuentran en la *substantia nigra* contra el estrés oxidativo.[9]

Esclerosis múltiple

Alrededor de 250 000 estadounidenses padecen de esclerosis múltiple, y es más frecuente en las mujeres que en los hombres.[10] A diferencia de la enfermedad de Alzheimer o de la enfermedad de Parkinson, en las que las células del cerebro se dañan, la esclerosis múltiple afecta la mielina (la fibra aislante que se encuentra alrededor de los nervios). Cuando hay una carencia de mielina (proceso llamado *desmielinación*), la función de los nervios se deteriora. Es como si un cable eléctrico hiciera

---

* Ver N. de la traductora al inicio del capítulo.

un corto circuito porque carece del aislante que lo recubre. Esta desmielinación es la responsable de los síntomas clínicos de la esclerosis múltiple.

En 1992, el doctor S. M. LeVine propuso que el hidroxilo, un radical libre que llega a acumularse en exceso en la mielina, es el responsable de esta enfermedad.[11] Otros investigadores han sustentado que los niveles de estrés oxidativo son mucho más elevados en personas que atraviesan una crisis de esclerosis múltiple que en los pacientes que presentan un estado estable.[12]

La diferencia entre la esclerosis múltiple y otras enfermedades neurodegenerativas es que el daño ocasionado al sistema central y a los nervios periféricos se lleva a cabo a través del sistema inmune, y no por las toxinas que vienen del exterior. Cuando el sistema inmune ataca la mielina va a generar estrés oxidativo y dañará el nervio.

Como lo vimos anteriormente con la enfermedad de Alzheimer y con la enfermedad de Parkinson, las células del cerebro son dañadas irremediablemente. Sin embargo, la esclerosis múltiple puede combatirse eficazmente a través de la nutrición celular. Al proveer los nutrimientos necesarios, el cuerpo tiene la capacidad de reparar el daño causado a la mielina. Es realmente necesario que cualquier persona que padezca esta enfermedad adopte un riguroso programa a base de antioxidantes.

Hasta ahora no hemos utilizado los antioxidantes a su máxima capacidad para disminuir o revertir las enfermedades de Alzheimer, de Parkinson o de esclerosis múltiple. Esto es verdad debido a dos razones. La primera es, como lo mencioné anteriormente, que una vez que el médico ha diagnosticado ya sea Alzheimer o Parkinson, quiere decir que una gran cantidad de células en el cerebro han sido destruidas. El tratamiento no llegó a tiempo. La segunda razón es que si queremos disminuir el riesgo o atrasar la progresión de las enfermedades neurodegenerativas, es necesario que investiguemos *los efectos de los antioxidantes que atraviesan fácilmente el cerebro*. Tercero, los pacientes que sufren de esclerosis múltiple, necesitan antioxidantes que sean realmente eficaces tanto en el cerebro como en los nervios. Los investigadores no han estudiado todavía qué antioxidantes son capaces de atravesar la *barrera hematoencefálica*.

La barrera hematoencefálica

El cerebro necesita una barrera que lo separe de la sangre y le permita llevar a cabo la compleja tarea llamada señalización nerviosa. La barrera de sangre en el cerebro está compuesta por una gruesa capa de células epiteliales que se encuentran en las arterias pequeñas que recorren el cerebro. En esta capa existen cruces muy cerrados que se encargan de llevar los nutrientes a las células del cerebro, particularmente a los lugares más difíciles de alcanzar.

Los nutrientes más importantes que necesita el cerebro contienen un tipo especial de proteína y pueden atravesar esta barrera. Al mismo tiempo esta barrera cierra el paso a cualquier sustancia tóxica, organismo infeccioso *y cualquier otro tipo de nutriente*. Esto permite al cerebro estar aislado y contar únicamente con los nutrientes esenciales. ¿Recuerda aquellos castillos de la Edad Media, los cuales tenían muros muy altos, estaban rodeados de agua y en los que sólo se podía entrar por un puente levadizo? De esta misma manera el cerebro se protege de cualquier peligro del mundo exterior. Dios creó esta maravillosa barrera de defensa para poder proteger este delicado órgano de nuestro cuerpo.

Después de esta breve explicación, es probable que se esté preguntando acerca del *por qué del envejecimiento del cerebro y de las enfermedades neurodegenerativas*.

El departamento de neurología del *Rabin Medical Center* en Tel Aviv concluyó que con el medio ambiente de nuestros días, nuestro cerebro está expuesto a una mucho mayor cantidad de toxinas como por ejemplo los metales pesados, y esto genera un mayor estrés oxidativo. El sistema antioxidante de defensa deja de funcionar adecuadamente, lo que le impide proteger correctamente este órgano vital. Los investigadores creen que al proporcionar una cantidad adicional de suplementos antioxidantes se podrá disminuir, o incluso prevenir, el daño causado por el estrés oxidativo. Sin embargo, advierten que es necesario tomar antioxidantes que puedan atravesar fácilmente la barrera hematoencefálica.[13]

A continuación encontrará una breve explicación de los principales antioxidantes que necesitamos para proteger las delicadas células de nuestro cerebro y la manera en que pueden atravesar esta famosa barrera.

Los antioxidantes necesarios para el cerebro

La vitamina E

La vitamina E es un antioxidante liposoluble y desempeña un papel muy importante en la protección del cerebro y en las células de los nervios periféricos. Puede atravesar, aunque con cierta dificultad, la barrera hematoencefálica. Los investigadores han utilizado altas dosis de esta vitamina como suplemento para poder aumentar los niveles en el cerebro. Si bien protege las células del cerebro, no es la mejor alternativa para atravesar la barrera.

La vitamina C

La vitamina C puede concentrarse en el tejido y en el fluido que se encuentran alrededor del cerebro y de los nervios, y puede atravesar la barrera hematoencefálica. De hecho, se ha comprobado que los niveles de esta vitamina son diez veces más elevados en este tejido, que los que se encuentran en el plasma.[14] Al darse cuenta que la vitamina C, además de ser un estupendo antioxidante, tiene la capacidad de regenerar la vitamina E y el glutatión, podemos cobrar conciencia de la importancia que tiene al proteger el cerebro y las neuronas.

El Dr. M. C. Morris reportó en un estudio que, al proporcionar vitamina C y vitamina E en forma de suplemento a pacientes mayores de 65 años con un buen estado de salud, se puede disminuir el riesgo de desarrollar la enfermedad de Alzheimer. Sin embargo, es necesario realizar estudios clínicos más agresivos y de mayor envergadura.[15]

El glutatión

El glutatión es el principal antioxidante que se encuentra en el cerebro y en las neuronas. Sin embargo, al proporcionarlo en forma de suplemento vía oral, es difícil asimilarlo y todavía se ignora si puede atravesar la barrera hematoencefálica. En algunos estudios clínicos se utilizó por vía intravenosa y se constató una gran mejoría en pacientes que sufren de la enfermedad de Parkinson, pero la limitante es que en todos estos estudios el número de participantes fue muy pequeño.[16]

Por lo pronto la mejor estrategia a seguir es tomar suplementos que contengan nutrientes que el cuerpo necesita para que sea él mismo quien produzca el glutatión. Estos nutrientes son el N-acetilcisteína, la niacina, el selenio y la vitamina B2. Además será necesario contar con las cantidades suficientes de antioxidantes, como la vitamina C, el ácido alfa-lipoico y la coenzima Q10, los cuales ayudarán a regenerar el glutatión pudiéndose reutilizar una y otra vez.

El ácido alfa-lipoico

La comunidad médica está reconociendo cada vez más al ácido alfa-lipoico como otro importante antioxidante.[17] Es soluble tanto en el agua como en la grasa, y tiene la cualidad de atravesar la barrera hematoencefálica, además de regenerar la vitamina C, la vitamina E, el glutatión intracelular e incluso la coenzima Q10.

Otro aspecto importante de este nutriente es que puede adherirse a los metales pesados y los elimina del cuerpo. Los metales pesados como el mercurio, el aluminio, el cadmio y el plomo, han sido asociados con el desarrollo de las enfermedades neurodegenerativas. Estos metales tienden a acumularse en el tejido del cerebro debido a que hay una gran cantidad de grasa concentrada en esa parte del cuerpo.[18] Estos metales pueden provocar un mayor estrés oxidativo y una vez que se adhieren al sistema nervioso central, es muy complicado eliminarlos. Los antioxidantes que, además de ser muy potentes, tengan la capacidad de eliminar estos metales pesados altamente tóxicos, tendrán un papel realmente importante en la prevención y en el tratamiento de este tipo de enfermedades.

Por otra parte, creo que sería importante eliminar el uso de productos que contienen aluminio, como algunos desodorantes y utensilios de cocina. Dado que los metales pesados aumentan el estrés oxidativo en el cuerpo y en particular en el cerebro, sería conveniente reducir la exposición a este tipo de productos.

En los próximos años, se escuchará más y más acerca de la toxicidad del mercurio y la manera en que puede dañar el cerebro. Recomiendo, especialmente a aquellos que sean papás, que eviten las amalgamas a base de mercurio para los niños. Seguramente su dentista tendrá otras opciones más seguras. Sin embargo, no se trata de que usted vaya al dentista a sacarse todas las amalgamas. Si este cambio no se hace con cuidado, podría hacerle más daño que si se quedara con lo que tiene.

La coenzima Q10 (CoQ10)

Como recordará, la CoQ10 es un antioxidante muy poderoso así como uno de los más importantes nutrientes que participa en la producción de energía al interior de la célula. Existen estudios clínicos que han demostrado que el daño oxidativo a la mitocondria (que es dónde la CoQ10 actúa), es un aspecto importante en el desarrollo de las enfermedades neurodegenerativas.[19]

Conforme pasan los años, el nivel de CoQ10 en nuestro cerebro y en las neuronas disminuye considerablemente. La CoQ10 puede ser el eslabón perdido en la prevención de enfermedades como el Alzheimer o el mal de Parkinson. Sin embargo, es necesario llevar a cabo otros estudios clínicos en los humanos, pues todavía no se sabe con exactitud si la CoQ10 puede atravesar fácilmente la barrera hematoencefálica.

El extracto de semilla de uva

Recientes estudios demuestran que el extracto de semilla de uva atraviesa la barrera hematoencefálica sin mayor problema. Es un antioxidante extremadamente potente y el hecho de que se puedan obtener altas concentraciones en el fluido y en las células del cerebro así como en el tejido nervioso, lo convierte en el antioxidante ideal para el cerebro. Mi experiencia clínica demuestra que este nutriente tiene un rol fundamental y he observado resultados sorprendentes en pacientes que sufren alguna enfermedad neurodegenerativa. En mi opinión este es precisamente el antioxidante que yo recomendaría que utilicen los investigadores en los estudios relativos a estas enfermedades.

Protejamos nuestro bien más preciado

En general, toda persona desea mantener y proteger su capacidad de razonar y de pensar. El perder esta facultad representa un gran temor para la mayoría de mis pacientes. Cuando una persona olvida dónde puso las llaves o no puede recordar el nombre de su vecino, viene a mi oficina con el temor de haber comenzado a desarrollar la enfermedad de Alzheimer.

Conforme vaya pasando el tiempo, en un momento dado de nuestras vidas iremos cobrando mayor conciencia de esta situación, y muy probablemente se convertirá en una preocupación. Yo no tengo miedo de morir porque mi fe está puesta en Cristo y al estar ausente de mi cuerpo, significa que estoy presente delante del Señor.[20] Pero, después de haber practicado la medicina por más de tres décadas y al ser testigo de la discapacidad de muchos pacientes, sí me preocupa quedarme atrapado en mi cuerpo. Tengo pacientes que padecen la enfermedad de Alzheimer, que desconocen a su esposa y a sus hijos por más de diez años, y que además presentan un buen estado de salud. Vaya alguna vez a una casa de reposo y entenderá mejor mi preocupación.

El optimizar nuestro sistema de defensa natural antioxidante es de extrema importancia para poder proteger las células de nuestro cerebro contra nuestro enemigo común, el estrés oxidativo. Recuerde, hemos de enfocarnos en la *prevención* y en la *protección*, porque una vez que alguna célula del cerebro sea destruida, no será nada fácil sustituirla.

Si queremos ayudarnos a disminuir el riesgo de desarrollar este tipo de enfermedades, hemos de tener en mente dos conceptos. El primero consiste en utilizar una combinación de antioxidantes, los cuales trabajarán en sinergia para atravesar la barrera hematoencefálica. El segundo reside en disminuir cualquier exposición excesiva a los metales pesados que mencioné anteriormente, junto con cualquier otra toxina en nuestro medio ambiente. La clave reside en el equilibrio y hemos de trabajar para exponernos lo menos posible a cualquier sustancia tóxica y al mismo tiempo fortalecer las defensas naturales de nuestro cuerpo.

En mi opinión un programa de nutrición celular, el cual describo en el capítulo 17, ayudará a cualquier individuo en buen estado de salud a mantener su cerebro sano y a trabajar a nivel preventivo. Si usted se encuentra en un estado de salud en el que su capacidad para recordar algunas cosas se ha deteriorado o que exista algún historial familiar con la enfermedad de Alzheimer, sería conveniente incluir además algunos nutrientes que he llamado *"vigorizantes"*. Son antioxidantes que atraviesan la barrera hematoencefálica, como lo es el extracto de semilla de uva. En el capítulo 17 encontrará todos los detalles respecto al programa. Y si usted desea mayor información, puede consultarme a través de mi sitio Web: *www.nutritional- medicine.net*.

La historia de Ross

Ross es un vaquero que parece haber salido directamente de las películas del Oeste. Ama los caballos tanto como el rodeo, y lo mejor de todo es que es bueno. Los competidores se sienten amenazados cuando Ross entra a la arena, pues saben que les va costar trabajo vencerlo.

Por años Ross se clasificó como uno de los mejores. Ganó el primer lugar en el concurso de Dakota del Sur. Sin embargo, hace unos años sintió que sus piernas se entumecían. Al principio no le daba mucha importancia, pero comenzó a preocuparse cuando el entumecimiento fue más frecuente y se extendió hacia sus caderas y la espalda baja. Cuando finalmente el vaquero decidió ir a consultar a su médico, le practicaron una serie de exámenes y se le diagnosticó esclerosis múltiple.

Ross estaba deshecho. No sé si los vaqueros lloran pero en todo caso sí que son testarudos. Este lacero no se rindió tan fácilmente. Montó en su caballo sin sentir la mitad de su cuerpo y participó en diferentes competencias. Hoy en día Ross admite haber sido imprudente, pues sintió perder el equilibrio durante el tiempo que montó a caballo, pero necesitaba conservar su vida y para él, el rodeo es precisamente su vida.

En aquel entonces Ross decidió buscar algunas terapias alternativas para ayudarse a combatir la enfermedad. Me escuchó en una conferencia local y justo después comenzó con el programa de suplementos alimenticios que recomiendo a mis pacientes que padecen esclerosis múltiple. Sólo unos meses después comenzó a sentirse mejor, ya que los entumecimientos en sus piernas disminuyeron.

Después de tres años, Ross cree que se ha recuperado por completo. Sus piernas se han fortalecido como antes y ya no sufre de ningún entumecimiento. Retomó sus actividades de rodeo y esta vez se siente más seguro en su silla. Una vez más sus contrincantes se sienten temerosos cada vez que Ross entra en acción.

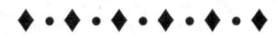

He sido testigo de un sinnúmero de personas que se han recuperado admirablemente de la esclerosis múltiple. Personalmente he estado involucrado en numerosos casos con pacientes que vienen en silla de ruedas y tiempo después caminan nuevamente, y he tenido otros casos que han logrado estabilizar su estado con la utilización de los suplementos alimenticios.

Está comprobado que la esclerosis múltiple, además de ser una enfermedad neurodegenerativa, es también una enfermedad autoinmune. Los médicos han logrado obtener resultados alentadores al fortalecer precisamente el sistema inmunológico. Utilizan medicamentos como el *Betaserone* o el *Avonex* (o interferon) y han logrado efectivamente mejorar la reacción del sistema inmunológico. Los suplementos alimenticios a base de antioxidantes de alto calibre, minerales, CoQ10, extracto de semilla de uva y ácidos esenciales grasos tendrán básicamente el mismo efecto que las medicinas. Sin embargo, éstos últimos no tienen efectos secundarios. Lo que yo siempre recomiendo a mis pacientes es que continúen tomando la medicación prescrita junto con los suplementos. Una vez que se sientan realmente mejor, podrán entonces ir a consultar a su médico y evaluarán con ellos la posibilidad de suspender el tratamiento médico.

Es obvio que el correcto funcionamiento de nuestro cerebro y de nuestros nervios es un aspecto esencial de nuestra salud, y ahora sabemos bien que el principal enemigo de esta parte central de nuestro cuerpo es el estrés oxidativo. Dado que el cerebro y las neuronas tienen gran dificultad en regenerarse por sí mismos, es crucial protegerlos de cualquier daño.

Tomará años de estudio comprobar a ciencia cierta si el añadir suplementos con antioxidantes de alto calibre a nuestra alimentación es posible atravesar la barrera hematoencefálica y protegernos de estas temibles enfermedades. Sin embargo, estoy convencido de que la evidencia actual en la literatura médica está bastante bien sustentada para aconsejar a mis pacientes que complementen su régimen alimenticio con dosis óptimas de antioxidantes. ¡Seguramente que este tipo de alimentación sólo puede ayudar!

CAPÍTULO 14

La diabetes

No deje de leer este capítulo! *Aún si a usted no le han diagnosticado diabetes*, le recomiendo mucho que continúe con esta lectura.

La diabetes mellitus se ha convertido en una des las enfermedades que más se ha propagado en nuestros días. Durante los últimos treinta y cinco años, el mundo industrializado ha sido testigo de un aumento sin precedente de personas que padecen esta enfermedad. Por ejemplo, si consideramos únicamente los Estados Unidos, se han invertido aproximadamente 150 mil millones de dólares en su tratamiento y en las complicaciones que derivan de ella. Se ha estimado que 16 millones de personas en ese mismo país sufren de diabetes, *pero lo más sorprendente es que aproximadamente la mitad de esos individuos no saben que la padecen*. Es por esta razón que es muy importante que las personas "no diabéticas" lean este capítulo.[1]

Aún y cuando la diabetes es en sí misma un padecimiento bastante serio, los efectos secundarios derivados de esta enfermedad son realmente peligrosos. Por ejemplo, una tercera parte de los pacientes en fase final de nefropatía (una afección a nivel de los riñones), se debe a la diabetes. Aproximadamente cuatro o cinco personas diabéticas fallecerán, no a causa de la enfermedad, sino por alguna enfermedad cardiovascular (ataque al corazón, accidente cardiovascular o enfermedad vascular periférica) provocada por la diabetes. ¿Sabía usted que debido a esta enfermedad se llevan a cabo amputaciones, y que representa, además, la causa principal de ceguera en las personas mayores?[2]

La diabetes mellitus ha alcanzado proporciones epidémicas. Al constatar que 90 % de los pacientes sufren de *diabetes del tipo 2* o no insulino dependiente (conocida anteriormente como *diabetes en adultos*), ¡hemos de reconocer que algo anda mal! Por su parte, la diabetes del tipo 1, llamada también diabetes juvenil (diabetes insulino dependiente), se manifiesta en los niños y es originada por un ataque autoinmune en el páncreas. Esto provoca que los niños se queden sin insulina y para sobrevivir es necesario suministrárselas.

En este capítulo me enfocaré únicamente en la diabetes del tipo 2 porque es la que ha alcanzado proporciones epidémicas. Puede usted estarse preguntando por qué más y más personas desarrollan esta enfermedad. Y también, ¿existe alguna manera de prevenir y de disminuir el riesgo de padecerla? Sí, ¡sí que la hay!

Conozca a Joe

Joe tenía 41 años cuando vino a mi consultorio para practicarse sus exámenes de rutina. Se sentía muy bien y no sentía ningún malestar. Pero quiso hacerse su chequeo general porque tenía varios años sin hacérselo. Dentro de los exámenes realizados, se le practicó una toma de sangre.

Cuando el técnico de laboratorio me mostró la muestra de sangre me preocupé y me sorprendí al mismo tiempo porque Joe se sentía muy bien. La sangre era de color rosado en lugar de rojo. Después de haber pasado la sangre por la centrifugadora, la parte superior de la muestra parecía crema (es decir que estaba llena de grasa). Los resultados del laboratorio reportaron que el nivel de colesterol era de 250, el HDL (es decir, el colesterol "bueno") era de 31 y el nivel de triglicéridos era extremadamente elevado, de 1 208.

Los niveles de triglicéridos se sitúan normalmente por debajo de 150 y es recomendable que la relación triglicérido/HDL se encuentre por debajo de 2. En el caso de Joe, ¡el resultado era casi de 40! Aún y cuando el nivel de glicemia (o azúcar en la sangre) en ayunas era normal, era evidente que Joe había desarrollado el síndrome X, un predecesor de la diabetes mellitus.

El ataque del síndrome X

Como Joe, muchas personas tampoco han escuchado acerca del síndrome X, pero es importante conocerlo. El doctor Gerald Reavens, físico y profesor en la Universidad de Stanford, eligió este término para describir una serie de padecimientos causados por la resistencia a la insulina. Las investigaciones realizadas por el doctor Reavens, estiman que 80 millones de estadounidenses padecen este síndrome.[3]

Veamos a continuación la causa común del síndrome X, es decir, la resistencia del cuerpo a la insulina.

¿Qué significa la resistencia a la insulina?

La población estadounidense se muestra muy entusiasta con la alimentación rica en hidratos de carbono y baja en grasas, pero la realidad es que la mayoría ha adoptado una alimentación alta en carbohidratos y *alta* en grasas. A través de los años, este tipo de alimentación ha traído consigo consecuencias nefastas, como por ejemplo la insensibilidad a nuestra propia insulina.

La insulina es básicamente una hormona de almacenamiento que regula la cantidad de azúcar en las células para que éstas la utilicen o la almacenen como grasa. El cuerpo necesita controlar los niveles de azúcar en la sangre y cuando llega a ser menos sensible a su propia insulina, producirá más. En otras palabras, al haber un aumento de azúcar en la sangre, el cuerpo forzará a las células beta del páncreas a producir más insulina para poder regular los niveles de azúcar.

En el momento en que una persona resiste a su propia insulina, la necesitará más y más para poder mantener los niveles normales de glicemia (o de azúcar en la sangre). Aún y cuando estos niveles elevados de insulina (hiperinsulinemia) son muy eficaces en el control de los niveles de glicemia, pueden derivar en una serie de complicaciones, que a continuación enumero, y que el doctor Reavens considera forman parte del síndrome X:

- Inflamación considerable de las arterias, que puede derivar en un ataque al corazón o en un ataque cerebrovascular
- Presión arterial elevada (hipertensión)
- Nivel elevado de triglicéridos – otra grasa que se encuentra en la sangre además del colesterol
- Bajo nivel de colesterol HDL – el benéfico
- Nivel elevado de colesterol LDL – el nocivo
- Mayor tendencia a formar coágulos en la sangre

- Aumento de peso considerable y fuera de control, concentrándose principalmente en el área central del cuerpo (llamada *obesidad abdominal*)

Cuando se presentan varias complicaciones relacionadas con el síndrome X juntas, aumentamos *veinte veces* más el riesgo de desarrollar alguna enfermedad del corazón.[4] Si tomamos en cuenta que éstas representan la causa principal de mortalidad en el mundo industrializado de hoy, ¡no podemos pasar por alto este síndrome!

En los pacientes que han vivido con el síndrome X por mucho tiempo (entre diez y veinte años), hay un momento en que sus células beta del páncreas se agotan y súbitamente dejan de producir esas grandes cantidades de insulina; de tal manera que sus niveles de insulina se desploman, y los niveles de azúcar aumentan nuevamente.

Al principio se presentan niveles medios de azúcar en la sangre o *intolerancia a la glucosa* (llamada también *"pre-diabetes"*). Más de 24 millones de estadounidenses se encuentran precisamente en esta fase.[5] En caso de no hacer cambio alguno en su estilo de vida, la diabetes mellitus se manifestará uno o dos años después. En ese momento el envejecimiento de las arterias se acelerará conforme los niveles de azúcar en la sangre se incrementen incesablemente.

¿Qué es lo que provoca la resistencia a la insulina?

Numerosas son las teorías que tratan de explicar las razones por las cuales nos volvemos menos sensibles a nuestra propia insulina. Sin embargo, en mi opinión, la resistencia a la insulina es el resultado de nuestra alimentación occidental. Aún y cuando hacemos un esfuerzo por disminuir nuestro consumo de grasas, continuamos consumiendo grandes cantidades de hidratos de carbono. Lo que muchos estadounidenses no han pensado es que precisamente estos carbohidratos son largas cadenas de azúcar que el cuerpo absorbe a diferentes velocidades. ¿Sabía usted que el pan blanco, la harina blanca, las pastas, el arroz y las papas, liberan azúcar en la circulación sanguínea mucho más rápidamente que una cucharada de azúcar? Así es, y por esta razón se les considera alimentos con un *elevado índice glicémico*.

Por otro lado los alimentos como los ejotes, las coles de Bruselas, los jitomates, las manzanas y las naranjas, liberan muy lentamente el azúcar en la circulación sanguínea y contienen un *bajo índice glicémico*.

Tenemos tendencia a consumir grandes cantidades de alimentos con altos índices glicémicos, lo que provoca que los niveles de azúcar en la sangre aumenten rápidamente y estimulemos la liberación de insulina. Con esta acción el nivel de azúcar disminuirá drásticamente y nuevamente tendremos hambre. Comeremos entonces alguna botana o incluso una buena comida y fomentaremos así un nuevo proceso de liberación de insulina. Después de cierto tiempo, la liberación de insulina ha sido estimulada de tal manera que el cuerpo se va haciendo cada vez más insensible a este proceso. Para que el cuerpo pueda retomar el control de los niveles de azúcar en la sangre, el páncreas necesita aumentar los niveles de insulina, y son precisamente estos niveles elevados los que generarán cambios dañinos en el metabolismo relacionados con el síndrome X.

¿Cómo determinar si usted padece del síndrome X?

Gran parte de los médicos no practican en sus pacientes exámenes de rutina de insulina en la sangre. Sin embargo, existe una manera (indirecta) para verificar si usted padece el síndrome X o la resistencia a la insulina. En cada examen de sangre usted obtiene un perfil lipoideo, el cual proporciona el nivel total de colesterol, el colesterol HDL (benéfico), el colesterol LDL (dañino) y los triglicéridos (otros tipos de grasa en la sangre). Casi todo el mundo conoce la relación que existe al dividir el colesterol total entre el colesterol HDL. Ahora bien, si usted divide el nivel de triglicéridos entre el colesterol HDL, el resultado que obtenga le dirá si está desarrollando este síndrome. Si el resultado es superior a dos, es probable que así sea. Además, si ha notado que su presión sanguínea o la talla de su cintura han aumentado, es aún más probable que esté desarrollando el síndrome X.

Veamos a continuación un ejemplo de la manera en que podemos realizar este sencillo examen. Supongamos que el nivel de triglicéridos es de 210 y que el colesterol HDL es de 30. Al dividir 210 entre 30 obtenemos 7. Como es un número superior a dos, es probable que presente los primeros signos de la resistencia a la insulina o el llamado síndrome X.

En cuanto una persona comienza a desarrollar la resistencia a la insulina y que el daño cardiovascular comienza, su médico le recomendará una serie de cambios en su estilo de vida. Es por esta razón que es muy importante que los médicos estén atentos e identifiquen los primeros síntomas de la resistencia a la insulina a través del cociente que se obtiene al dividir los triglicéridos entre el colesterol HDL. Es precisamente en esta fase que es posible hacerla retroceder. No podemos quedarnos pasivos esperando a que la persona desarrolle totalmente la diabetes, para poder actuar.

Cuando un paciente hace lo necesario para tratar su resistencia a la insulina con cambios sencillos pero muy efectivos en su estilo de vida, no sólo podrá prevenir el daño acelerado que se lleva a cabo en las arterias, sino que incluso podrá impedir que la diabetes ocurra. Esta es la verdadera medicina preventiva. La diferencia estriba en los cambios saludables del estilo de vida y no en los medicamentos que prescribo.

Creo sin lugar a dudas que los médicos somos extremadamente dependientes de ellos para tratar la diabetes. La mayoría estará de acuerdo que una buena alimentación aunada al ejercicio, son de gran ayuda a los pacientes con diabetes. El problema es que no dedican el tiempo necesario para hacerles entender que estos cambios representan la *mejor* ofensiva contra las complicaciones devastadoras de esta enfermedad.

Estoy consciente de que es mucho más fácil escribir una prescripción que educar y motivar a los pacientes para que hagan los cambios necesarios en sus actividades y en su alimentación. Sin embargo, la diabetes puede ser mucho mejor controlada cuando no se depende de las medicinas. Incluso los representantes de las compañías farmacéuticas que vienen a mi consultorio están de acuerdo en que una alimentación rica en fibras junto con alimentos bajos en índice glicémico, son muy eficaces. Sin embargo, los médicos asumen que sus pacientes no harán ningún esfuerzo por cambiar su estilo de vida y adoptan el tratamiento médico.

Pero esta no es mi experiencia. En mi práctica clínica, la mayoría de mis pacientes preferirán adoptar cambios en su estilo de vida, que un tratamiento médico. Todo depende del enfoque y de la actitud del médico. Cada vez que me doy el tiempo de brindar una explicación completa a cada uno de mis pacientes, y les pregunto qué es lo que quieren hacer, más del 90 % deciden adoptar primeramente cambios en su estilo de vida.

Joe nos mostrará cómo lo logró.

Cómo Joe venció al síndrome X

Joe estaba muy preocupado por los resultados del laboratorio y decidió inmediatamente hacer los cambios necesarios en su estilo de vida. Primeramente lo pusimos bajo un sencillo programa de ejercicios, una alimentación baja en índice glicémico, junto con un régimen de suplementos antioxidantes y minerales. Doce semanas después, le practiqué un examen de sangre y los resultados fueron sorprendentes: su nivel de colesterol pasó de 250 a 150, su colesterol HDL aumentó de diez puntos pasando a 41, y su nivel de triglicéridos se desplomó de 1 208 a 102. Al hacer la división entre los triglicéridos y el colesterol HDL, obtuvimos un resultado inferior de 40 a 2,5. Joe logró todo esto sin la ayuda de los medicamentos en tan sólo doce semanas. Tanto él como yo estábamos realmente maravillados.

Si usted se encuentra en una situación similar a la de Joe, usted logrará también los mismos resultados si adopta los cambios necesarios en su estilo de vida tanto en sus actividades como en su alimentación. El síndrome X y todo padecimiento relacionado pueden ser destruidos.

Ahora bien, enfoquemos nuestra atención al avance de la diabetes y la manera en que podemos revertir los efectos devastadores en nuestro cuerpo.

Detección y control de la diabetes

La técnica más frecuentemente empleada para diagnosticar la diabetes es el examen de glicemia en ayunas, como el que le practiqué a Joe. Otros médicos practican el examen de tolerancia al azúcar, en el que se le da al paciente una bebida azucarada y dos horas después realizan un examen de glicemia.

La mayoría de los médicos creen que al realizar un examen dos horas después y obtienen un resultado superior a 190 (en realidad superior a 200) es suficiente para determinar que la persona sufre de diabetes. Los niveles normales oscilan entre 110 y 130. Y en aquellos exámenes en los que los niveles son superiores a 130 e inferiores a 190, los pacientes son considerados como intolerantes a la glucosa o propensos a la diabetes.

Como el examen de glicemia muestra el estado del paciente en un momento determinado, es necesario practicarle además un examen de hemoglobina A1C, el cual proporcionará la cantidad de azúcar en los glóbulos rojos. Como el azúcar permanece en los glóbulos alrededor de 140 días, este examen representa un indicador mucho más confiable, pues informa si el paciente controla o no su enfermedad. Yo aconsejo a todo paciente con diabetes o propenso a ella, que se practique este examen cada cuatro o seis meses.

Los resultados normales de un examen de hemoglobina A1C oscilan entre 3,5 y 5,7. El objetivo para todo paciente diabético es lograr que su nivel de hemoglobina permanezca por debajo de 6,5 % y cuando lo logra, el riesgo de desarrollar una complicación originada por la enfermedad es inferior al 3 %. Sin embargo, si el nivel de A1C es superior a 9, el riesgo de padecer alguna complicación aumentará hasta 60 %. Esto es realmente alarmante si consideramos por ejemplo, que en los Estados Unidos, el nivel de hemoglobina es aproximadamente de 9,2. Sin lugar a dudas, estos resultados no son alentadores para el sistema de salud.

Lo más alarmante es que al momento en el que el médico diagnostica la diabetes, más del 60 % de los pacientes sufre además de alguna enfermedad cardiovascular.[6] Esta situación no los favorece de manera alguna. Cuando la resistencia a la insulina se manifiesta, la arterosclerosis (el endurecimiento de las venas) se acelera vertiginosamente. Por esta razón es crucial que el médico detecte el síndrome X en sus pacientes lo más pronto posible y recomiende cambios en el estilo de vida que van a contribuir y mejorar el estado de salud del paciente. Una persona puede padecer del síndrome X por años antes de que sea realmente diabético. A estas alturas es muy difícil hacer retroceder el avance de la enfermedad.

Obesidad

Muchos de nosotros hemos escuchado a través de los medios de comunicación y por los médicos que la razón por la cual la diabetes alcanza niveles epidémicos, tanto en los Estados Unidos como en el resto del mundo industrializado, es debido a la obesidad. Este argumento no es totalmente cierto. Los medios de comunicación han enviado un mensaje invertido. En realidad, la resistencia a la insulina (o síndrome X) es la responsable de la obesidad *abdominal* y no al revés. La obesidad es en realidad consecuencia de este síndrome.

¿Qué quiero decir con *obesidad abdominal*? Esto está relacionado con la distribución del peso en el cuerpo. Si está repartido por todo el cuerpo o si se concentra por ejemplo en la parte inferior (forma de pera), se necesita bajar un poco de peso y no hay mayor problema. Sin embargo, en el caso del síndrome X, puede aumentar de peso sobre todo alrededor de la cintura (forma de manzana) y en ese caso, puede estar en problemas.

Tengo pacientes entre los 20 y 30 años de edad, que vienen a consultarme preocupados por su aumento de peso. Lo más incómodo es que tanto su régimen alimenticio como su nivel de actividades no han cambiado, y han ganado entre 14 y 15 kilos durante los últimos dos o tres años. ¿Por qué han subido tanto de peso? En este caso esto se debe a que han desarrollado la resistencia a la insulina. Aún y cuando han llevado a cabo diferentes tipos de dietas, pierden apenas un poco de peso. Estas dietas están compuestas de alimentos ricos en carbohidratos y poca grasa, haciendo que la resistencia a la insulina sea más aguda. Si estas personas no actúan para atacar la causa real de su problema de sobrepeso, es decir, a nivel de la resistencia a la insulina, no podrán bajar de peso. ¡Qué frustrante es hacer tanto esfuerzo, ir a un grupo de apoyo y no obtener el peso que uno desea mientras otros sí lo logran!

Yo recomiendo a mis pacientes que adopten una dieta balanceada a base de carbohidratos con un bajo índice glicémico, junto con una buena ración de "buena" proteína y de grasa "sana" (de los cuales trataré más adelante en este capítulo). Cuando esta alimentación se combina con un programa moderado de ejercicio junto con la nutrición celular (capítulo 17), se logra corregir el problema de resistencia a la insulina y en ese momento comenzarán a perder de manera inexplicable esos kilos de más. Mis pacientes se sorprenden gratamente al ver la manera en que bajan de peso sin mayor esfuerzo. Se sienten bien y su nivel de energía aumenta de manera significativa.

Cuando me refiero a la palabra dieta, no se trata de una *nueva dieta* que se lleva a cabo por un corto lapso de tiempo (y ¡entre más pronto, mejor!) Se trata de un estilo de vida sano que tiene como resultado la pérdida de peso. Yo trabajo perseverantemente junto con mis pacientes por un tiempo aproximado de doce semanas, para que sepan exactamente la manera en que pueden poner en práctica estos principios en sus hábitos alimenticios. No se trata solamente de bajar de peso sino más bien de corregir la resistencia a la insulina.

El tratamiento de la diabetes

Todos los médicos estamos de acuerdo en que es muy recomendable brindar a todo paciente que sufre de diabetes, la oportunidad de adoptar algunos cambios en su estilo de vida. Sin embargo, como lo mencioné anteriormente, muchos médicos hablan brevemente acerca de estos cambios y prefieren apoyarse en los medicamentos para controlar la enfermedad.

Si queremos avanzar y contribuir en la disminución significativa del número de personas propensas a la diabetes, o ayudar a aquellas que ya la padecen a controlarla mejor, tenemos que considerar dos aspectos importantes. El primero es que necesitamos poner más atención a la resistencia a la insulina, que es la que desencadena la diabetes mellitus tipo 2, y no sólo concentrarse en el tratamiento de los niveles de glicemia (ver recuadro). El segundo aspecto es que necesitamos insistir en hacer cambios en nuestro estilo de vida que puedan ayudarnos a mejorar nuestra sensibilidad a la insulina. En mi opinión, es recomendable que los médicos utilicemos los medicamentos como última alternativa.

Los médicos están tratando el padecimiento equivocado

En un artículo publicado para la Clínica Mayo, el doctor James O'Keefe afirmó lo siguiente: "los tratamientos médicos para tratar la diabetes se dedican principalmente a controlar los niveles de azúcar en la sangre sin tomar en cuenta las complicaciones que resulten de la resistencia a la insulina".[7]

A esto se debe, en parte, que 80 % de los pacientes diabéticos fallezcan de alguna enfermedad cardiovascular.[8] Yo sostengo que al tratar la causa principal de la enfermedad, en este caso la resistencia a la insulina, se podrá enfrentar y controlar eficazmente la diabetes.

Mayor información sobre los cambios en el estilo de vida

Lo que muchas personas ignoran es que para tratar tanto la diabetes mellitus como la resistencia a la insulina, los cambios necesarios en el

192

estilo de vida son realmente muy *sencillos*. Se trata de un programa de ejercicio moderado, de una alimentación que evita el aumento descontrolado de los niveles de azúcar en la sangre así como del consumo de suplementos alimenticios, lo que en su conjunto permitirá al paciente aumentar la sensibilidad a su propia insulina. Al llevar a cabo estos tres cambios, obtendrá como en el caso de Joe, resultados fenomenales.

Veamos más detenidamente cada uno de los componentes que fomentan una reacción saludable a la resistencia a la insulina:

Alimentación

En mi opinión, el mayor error que cometen muchos médicos es recomendar a sus pacientes diabéticos una dieta que no les favorece. Como estos pacientes son más vulnerables a una enfermedad cardiovascular, la *American Diabetes Association* (ADA) está preocupada por la cantidad de grasa que han de consumir en su alimentación. Por lo tanto, la ADA favorece una alimentación rica en carbohidratos y baja en grasa.

Durante los últimos treinta y cinco años, los diabéticos han seguido fielmente las recomendaciones de la ADA. A mediados de los años setenta, 80 % de los pacientes con diabetes fallecieron de alguna enfermedad cardiovascular. Conforme vamos comenzando este nuevo milenio, se ha constatado que este mismo porcentaje de pacientes continúa falleciendo a causa de esta enfermedad.[9] ¿No sería necesario reconsiderar nuevamente este enfoque?

Una vez que hayamos entendido que necesitamos tratar la resistencia a la insulina, nos daremos cuenta de que habrá que tener cuidado con los hidratos de carbono. Esto es contrario a la creencia de muchos dietistas que creen que un "hidrato de carbono es tan solo un hidrato de carbono" y que el problema no es de dónde provenga. Este razonamiento no toma en cuenta el índice glicémico (el nivel de absorción que el cuerpo puede alcanzar para convertir en simple azúcar los diferentes carbohidratos).

Numerosos son los estudios que han demostrado que algunos hidratos de carbono liberan el azúcar de manera más rápida que otros.[10] Otros carbohidratos más complejos (los cuales contienen una gran cantidad de fibra) como los frijoles, la coliflor, las coles de Bruselas, las manzanas, liberan lentamente el azúcar. Cuando estos carbohidratos se combinan con una buena proteína y una grasa saludable se obtiene una comida balanceada que no dispara los niveles de azúcar. Esto es crucial en el tratamiento de la diabetes. Si el nivel de glicemia no sube de manera significativa después de haber comido – un factor de crucial importancia en el control de la diabetes – no habrá problema para disminuir la cantidad de medicamentos.

El doctor Walter C. Willett, jefe de nutrición y de medicina preventiva en la escuela de medicina de Harvard, propuso en su libro *Eat, Drink, and Be Healthy* que es necesario reconsiderar la pirámide de alimentación recomendada por la *United States Department of Agriculture* (USDA). Sería necesario que la base de la alimentación esté compuesta por todos los alimentos bajos en índice glicémico, mientras que en la punta se hallen todos los alimentos con un elevado índice glicémico (como lo son el pan blanco, la harina blanca, las pastas, el arroz y la papas) junto con todos los azúcares.[11]

Es de todos conocido que los azúcares son realmente dañinos para los pacientes diabéticos. Pero muy pocos saben que los alimentos con un elevado índice glicémico aumentan el azúcar en la sangre más rápidamente que un dulce. Cuando logro convencer a mis pacientes de que ingieran alimentos con un índice glicémico bajo, junto con una buena proteína y grasa, llegan a obtener muy buenos resultados en sus exámenes y su cuerpo se vuelve más sensible a su propia insulina.

Guía para una alimentación básica

A continuación encontrará las grasas, proteínas e carbohidratos que nos son *saludables*. Al combinarlos, ya sea para preparar una comida o un refrigerio, los niveles de azúcar no se incrementan inmoderadamente de manera tal que necesiten ser controlados.

La mejor fuente de proteína y de grasa proviene de los alimentos vegetales. Los aguacates, el aceite de oliva, las nueces, los frijoles, la soya, son excelentes fuentes de proteína y contienen grasas que incluso contribuyen a disminuir el nivel de colesterol.

Los mejores carbohidratos provienen de las frutas y de las verduras frescas. Evite todo alimento procesado. Una manzana es mejor que un jugo de manzana. Por su parte, los granos enteros son indispensables y al evitar los que están procesados, obtenemos una alimentación mucho más saludable para todos, particularmente para los diabéticos.

Otra proteína y grasa saludables provienen del pescado. Como lo mencioné en el capítulo 10, el pescado de agua fría, como por ejemplo la caballa del Atlántico, el atún, el salmón y las sardinas son fuentes ricas en ácidos grasos Omega 3. Estas grasas no sólo disminuyen los niveles de colesterol sino que también ayudarán a desinflamar el resto del cuerpo.

Otra buena proteína la podemos obtener de las aves de corral, porque la grasa de estas aves se encuentra al exterior y no está mezclada al interior junto con la carne. Aún cuando se trata de grasas saturadas, al quitar la piel de la carne, usted puede obtener una proteína muy saludable.

Ahora bien, respecto a las proteínas y grasas más dañinas encontramos por supuesto las carnes rojas y los productos lácteos. Si usted desea comer carne roja, elija un corte magro. Además, le recomiendo dejar de consumir los productos lácteos con excepción del queso cottage, leche y huevos blancos. Y si come huevos, elija los que provienen de gallinas criadas al aire libre, los cuales contienen ácidos grasos Omega 3.

Algunas de las grasas más dañinas que puede consumir son los *ácidos grasos trans*. Se les llama también *grasas rancias* porque son realmente perjudiciales para nuestro cuerpo. Le sugiero revise las etiquetas de los productos y evite comprar cualquiera que indique "parcialmente hidrogenado".

Estas son las principales recomendaciones que proporciono a mis pacientes, tanto los que padecen de diabetes como los que presentan el síndrome X, como en el caso de Joe. Dado el enfoque de este libro, no me es posible extenderme más a fondo y proporcionarle más detalles de la dieta que recomiendo. Sin embargo, si usted está interesado por este tipo de alimentación y quiere saber más acerca del síndrome X, le recomiendo lea *40-30-30 Fat Burning Nutrition* escrito por Gene y Joyce Daoust, y *A Week in the Zone** escrito por Barry Sears. En

---

* *N. de la T.: Se pueden encontrar dos ediciones en español: Una semana en la zona publicado en México en el año 2003 y otra publicación para el resto de América Latina titulada: Dieta para estar en la zona, publicado en 1996, ambos de la editorial Urano.*

ambos libros, los autores recomiendan la proporción 40-30-30, es decir, ingerir 40 % de carbohidratos, 30 % de proteína y 30 % de grasa, para obtener una alimentación balanceada. Yo opto por la proporción 50-25-25, pero los principios son básicamente los mismos.

No se trata de un programa de dieta a base de una alta dosis de proteínas, como la dieta Adkins. Se trata de una alimentación saludable que puede adoptar por el resto de su vida. Si cada uno de nosotros comiera de esta forma, hiciéramos ejercicio y tomáramos algunos micronutrientes básicos, la diabetes a nivel epidémico no existiría.

Al comer de esta manera usted favorece la liberación de una hormona llamada *glucagón* y suspende la liberación de insulina. El glucagón utiliza la grasa, disminuye la presión arterial, reduce los triglicéridos junto con el colesterol LDL (el dañino), y al mismo tiempo aumenta el colesterol HDL (el benéfico). Al alimentarse de esta forma se favorece el control de las hormonas en lugar de las calorías. Como le digo a mis pacientes, el comer saludablemente trae como consecuencia la pérdida de grasa.

Ejercicio

El ejercicio moderado aporta grandes beneficios a nuestra salud y es realmente necesario para los pacientes que sufren del síndrome X o de diabetes. ¿Cuál es la razón? Los estudios demuestran que el ejercicio permite tanto a los pacientes diabéticos como a los que resisten a la insulina, ser más sensibles a su propia insulina, que es un aspecto primordial en los cambios de estilo de vida que han de adoptar.

Es importante que el programa de ejercicios incluya tanto ejercicio aeróbico como ejercicio de resistencia con pesas, y que se practique por lo menos tres veces por semana y como máximo cinco o seis veces por semana. Es importante adoptar un programa de ejercicios que sea de su agrado. No tiene que convertirse en un corredor de maratón. Una caminata rápida de media a cuarenta y cinco minutos, tres veces por semana hace una gran diferencia.

Los suplementos alimenticios

Numerosos ensayos clínicos han encontrado que las personas predispuestas a la diabetes o con una débil tolerancia a la glucosa presentan niveles muy elevados de estrés oxidativo. Generalmente, estas mismas personas carecen de un sistema de defensa antioxidante. Otros estudios han revelado que el estrés oxidativo es mucho más agudo en los pacientes que presentan complicaciones derivadas de la diabetes, como por ejemplo la retinopatía (daño causado en los vasos sanguíneos que se encuentran en la parte posterior del ojo, y que puede provocar incluso la ceguera), o bien las enfermedades cardiovasculares. Los investigadores que llevaron a cabo estos estudios concluyeron que es necesario proveer, además del tratamiento médico, suplementos antioxidantes para ayudar a disminuir cualquier complicación.[12]

Diversos estudios han demostrado que todos los antioxidantes pueden ayudar a las personas que resisten a la insulina. Es importante que un diabético ingiera una buena combinación de diferentes antioxidantes en forma de suplemento en cantidades óptimas y no según las cantidades diarias recomendadas (consulte el capítulo 17). En mi investigación y práctica médica he constatado que los pacientes predispuestos a la diabetes, o que padecen esta enfermedad, presentan niveles muy bajos de los siguientes micronutrientes:

- El *cromo* es crucial para el metabolismo de la glucosa así como para la acción de la insulina. Los estudios demuestran que 90 % de la población estadounidense carece de este mineral, el cual mejora la sensibilidad a la insulina sobre todo en las personas que lo necesitan.[13] Los pacientes diabéticos, así como los que padecen el síndrome X, necesitan 300 mcg de cromo en forma de suplemento.

- La *vitamina E* no sólo fortalece las defensas antioxidantes sino que además ayuda al cuerpo a combatir la resistencia a la insulina. La investigación científica revela que al tener bajos niveles de esta vitamina, existen mayores probabilidades de padecer diabetes tipo 2. De hecho, las personas que carecen de esta vitamina, tienen cinco veces más probabilidades de desarrollar diabetes que las que presentan un nivel óptimo.

- La carencia de *magnesio* ha sido vinculada con ambas categorías de diabetes, además de incrementar el riesgo de desarrollar retinopatía en pacientes diabéticos. Los estudios demuestran que cuando las personas mayores obtienen nuevamente los niveles óptimos, la función de la insulina mejora considerablemente.[14]

Lamentablemente, es muy difícil determinar cuando una persona carece de este mineral. En general los exámenes de niveles de suero de magnesio se realizan en dónde exista algún residuo en el cuerpo. La mejor manera de poder determinarlo es a nivel celular, sin embargo, esto puede llevarse a cabo solamente en los laboratorios de investigación y no en los hospitales. Es por esta razón que es muy difícil diagnosticarlo.

Requerimos por lo menos de 400 a 500 mg de magnesio en forma de suplemento.

• El *vanadio* es un mineral no muy bien conocido pero juega un papel importante en los diabéticos. Se ha demostrado que contribuye a aumentar la sensibilidad a la insulina cuando se proporciona en forma de suplemento. Una persona que sufre de diabetes necesita entre 50 y 100 mcg de suplementos de vanadio al día.

Estoy realmente admirado al ver los resultados que pueden obtenerse cuando los pacientes cambian su alimentación, comienzan a hacer ejercicio y toman sus suplementos alimenticios a base de minerales y antioxidantes, pues logran mejorar la sensibilidad del cuerpo a la insulina. En las siguientes líneas hallará una historia que me es muy grato compartir.

La historia de Matt

Desde hacía varios años, el sueño de Matt era unirse como voluntario al movimiento llamado *Peace Corps*. En alguna ocasión fue a mi consultorio para llevar a cabo un examen solicitado por este organismo y durante el examen, Matt se quejó de tener sed continuamente y de orinar muy seguido. Como sólo tenía 23 años de edad, no entendía por qué tenía que ir al baño tan frecuentemente durante la noche.

Le practiqué un examen de glicemia y el resultado fue de 590, un nivel realmente alarmante y tuve que enviarlo de inmediato al hospital para que se le suministrara insulina por vía intravenosa. Como su nivel de azúcar no bajó con este tratamiento, consulté a un endocrinólogo. Este médico tuvo también dificultad en disminuir los niveles glicemia y controlar la diabetes de Matt. Se rindió y aumentó la dosis de insulina a un nivel que no había prescrito antes a ningún otro paciente. En aquel entonces Matt estaba tomando 19 unidades de insulina dos veces al día cuando la dosis normal es de 10.

Cuando se logró estabilizar su estado de salud, pudo dejar el hospital y entonces le recomendé que además de su tratamiento a base de insulina, adoptara algunos nuevos hábitos en su estilo de vida. Aceptó y comenzó a ingerir alimentos que no disparaban los niveles de azúcar, además de tomar suplementos de minerales y de antioxidantes. Matt fue perseverante y siguió rigurosamente su programa. Comenzó a bajar de peso y poco a poco fue disminuyendo su consumo de insulina. Mes con mes fue mejorando.

Cuatro meses después, Matt vino a mi consultorio y me informó que sus niveles de azúcar se habían normalizado y que ya no se inyectaba insulina. Cuando me dijo esto, no le creía. Así que decidí verificar su nivel de glicemia y el resultado fue de 84. Después le practiqué otro examen en el que tomó una cierta cantidad de azúcar y verifiqué el resultado dos horas después. El nivel era de 88, un resultado normal. Su hemoglobina A1C era de 5,4 que también era un resultado normal. Matt dejó de ser diabético.

Después de este episodio tuve que escribir una carta a *Peace Corps*, explicándoles que Matt ya no era dependiente a la insulina y que ya no era diabético. Temía que este tipo de reporte afectara el expediente de Matt y con ello que su sueño no se realizara, pero *Peace Corps* repitió una vez más los exámenes y concluyó también que Matt ya no era diabético.

Matt se unió a *Peace Corps* y vivió dos años en África. Cada seis meses tenía que salir de la maleza e ir al hospital para verificar sus niveles de azúcar en la sangre, y los resultados fueron estables. Me dijo que fue todo un desafío seguir el tipo de alimentación que le había recomendado, pero que al comer granos no procesados pudo seguir adelante.

El mes pasado tuve el privilegio de verlo nuevamente en mi consultorio. Terminó su participación con *Peace Corps* y sus niveles de glicemia siguen siendo normales. Me dijo que todavía sigue el tipo de alimentación que le prescribí, y que bajó de peso pasando de 143 kg a 93 kg. Esto lo logró sin mayor esfuerzo una vez que sus niveles de glicemia volvieron a la normalidad y que se corrigió el problema de resistencia a la insulina.

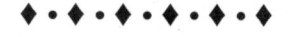

Creo que muchas personas que se encuentran al límite, o que ya son diabéticos, pueden tener una experiencia similar en su salud física. Si usted está luchando con esta enfermedad, ¿está dispuesto a hacer algunos cambios en su estilo de vida por usted mismo y evitar la dependencia a la medicación viviendo una vida saludable? Recuerde, será usted quien controle su diabetes y tendrá que mantener un nivel de hemoglobina inferior a 6,5. Esto es muy difícil de lograr sólo con el tratamiento médico. Al poner en marcha los principios que he descrito, usted logrará mejorar enormemente el control de su diabetes. Aunque será necesario verificar continuamente sus niveles de glicemia y consultar a su médico para que ajuste las cantidades del medicamento.

Como lo mencioné anteriormente, la diabetes está tomando proporciones epidémicas. A pesar de los miles de millones de dólares invertidos para tratar esta enfermedad, estamos perdiendo la batalla. Los médicos y el personal técnico hemos de enfocarnos en nuestra actitud y atacar la resistencia a la insulina en lugar de los niveles elevados de glicemia. En cuanto observemos altos niveles de triglicéridos junto con niveles bajos de HDL, de colesterol, de hipertensión o un aumento inusual del peso, necesitamos identificar el posible desarrollo de síndrome X y detectar el avance de algún daño cardiovascular.

En lugar de tratar las enfermedades derivadas de la resistencia a la insulina, necesitamos tratarla de manera agresiva. ¿No es sorprendente que tan sólo los cambios en nuestro estilo de vida tengan un efecto casi milagroso en la desaparición de la diabetes?

CAPÍTULO 15

La fatiga crónica y la fibromialgia

"**S**iento una enorme fatiga. Me es muy difícil concentrarme. No recuerdo cuándo fue la última vez en que me sentía bien. Tengo gran dificultad en acordarme de muchas cosas. Sé que algo anda mal conmigo. Casi no tengo energía y además contraigo fácilmente cualquier enfermedad que se presenta en mi camino. Sé que necesito ayuda y no sé por dónde comenzar. Probablemente sea la glándula tiroides pues varios de mis familiares sufren de algún padecimiento relacionado con esta glándula."

¿Ha escuchado alguna vez este tipo de comentarios? ¡Si supiera la cantidad de pacientes que consultan, tanto mi sitio Web como los que vienen a mi consultorio, para compartir estos malestares! Se sienten frustrados y desconsolados al constatar el avance de su malestar. Es una de las dolencias que más he escuchado en mis 30 años de experiencia en clínica privada.

Cuando se siente uno en este estado y consulta a su médico, éste le hará preguntas como "¿le duele alguna parte del cuerpo?, "¿tiene algún otro síntoma?" Entonces realizará un chequeo completo para tratar de descubrir si el paciente sufre de algún dolor, ya sea en la cabeza o en el pecho, y tratará de averiguar si padece de diarrea. En muchas ocasiones los pacientes responderán que no tienen dolor alguno y lo único que expresan es sentir "un gran cansancio y no tener energía alguna".

Cuando los médicos tienen que hacer frente a este tipo de situaciones, decidirán practicar un examen completo junto con una serie de análisis clínicos. Durante la siguiente consulta, el médico revisará nuevamente las dolencias y hará el historial médico del paciente junto con el de su familia. Practicará otro examen físico y una vez que obtenga los resultados, el médico revisará todos los datos. Es probable que encuentre algún problema relacionado con hipotiroidismo, diabetes, anemia o algún otro padecimiento que fomente este cansancio. Pero en la mayoría de los casos, no encontrará nada que pueda explicar el estado de cansancio y de agotamiento del paciente.

A estas alturas el médico se preguntará si el paciente presenta algún signo de estrés o algún síntoma de depresión. Si no es así, la presión aumentará pues el paciente se dará cuenta de que el médico no encuentra nada anormal. En esos momentos es posible que el médico insinúe que el problema se origina en la mente del paciente. Por supuesto que no lo dirá tal cual, pero los cambios en el tono de su voz como en su lenguaje no verbal, transmitirán sutilmente ese mensaje (si usted ha pasado por esta situación, entenderá perfectamente de lo que estoy hablando).

¿Qué es lo que sucede? Los médicos quieren ayudar a sus pacientes y en muchas ocasiones creen que la única manera de lograrlo es identificar el proceso de la enfermedad y tratarlo rápidamente con algún medicamento. Cuando no encuentran nada malo o no pueden prescribir tratamiento alguno, se sentirán realmente incómodos al tener que hacer frente a la situación, brindar alguna explicación y proveer un plan de acción para mejorar el estado de salud del paciente. Un médico podría rechazar lo que el paciente le ha compartido diciéndole "pues bien, usted se encuentra en perfecto estado de salud, no encuentro nada que explique sus síntomas. Descanse por unos días y vea si después se siente mejor."

Si usted ha vivido una situación similar a la que describí, sabe que no podrá hacer nada más que dejar el consultorio de su médico sintiendo una gran frustración, pues si precisamente usted ha ido a verlo, es porque ya antes se había dado un tiempo para "descansar". No hay duda alguna que usted no está bien y ahora que el médico no encuentra nada malo, se preguntará si de verdad no se tratará de alguna enfermedad psicosomática.

Sin embargo, ese sentimiento de frustración es solo el principio ya que al seguir las recomendaciones de su médico y al darse más tiempo para usted, haciendo lo necesario para cuidarse lo mejor posible, constatará que en lugar de mejorar, su estado de salud empeora. ¿Qué hacer en estos casos? ¿Buscar una segunda opinión? Si lo hace, es muy probable que el médico constate lo mismo que el anterior y, con ello, que usted se angustie y se decepcione cada vez más del sistema de salud.

Por un lado siente tranquilidad al saber que no se le ha encontrado nada serio, pero por el otro experimenta enfado porque no encuentra respuestas. Se vuelve más irritable y la situación le da cada vez mayor inseguridad. En ese momento algún amigo o familiar, quien tuvo un padecimiento similar, se acercará a usted para sugerirle visite algún profesional en medicina alternativa.

La medicina alternativa

Como la medicina tradicional no ha podido brindarle mejoría alguna (¡incluso su estado de salud ha empeorado!), decide entonces ir a buscar ayuda con algún profesional en medicina alternativa e intentar algún remedio más natural. Para su sorpresa, éste le detecta inmediatamente algún problema y le afirma que padece alguna "infección por levadura", de algún "síndrome intestinal" o bien de un "hipotiroidismo infraclínico", y le afirma que alguno de ellos representa la causa de su malestar.

Estos profesionales tienen la costumbre de practicar algún examen del cabello o de los ojos, alguna prueba de sangre, de la orina e incluso algún examen muscular para posteriormente determinar lo que usted necesita. Entonces le recomendarán algunas hierbas, la limpieza de los intestinos, algunos cambios en su alimentación junto con suplementos alimenticios que le ayudarán a corregir su problema.

Entonces siente un gran alivio y la esperanza renace nuevamente porque alguien ha finalmente escuchado y ha podido proveer alguna explicación a ese cansancio, aún si el diagnóstico no es totalmente correcto. Gracias a los cambios realizados en su estilo de vida, logra obtener alguna mejoría en su salud y bienestar, sin embargo se percata que todavía no se siente realmente bien. Los profesionales en medicina alternativa se enfocan en encontrar las deficiencias alimenticias y después tratarán de corregirlas. El problema es que no están tratando la causa principal del problema que es el estrés oxidativo. Al no encontrar mayor alivio, usted sentirá una mayor frustración; entonces buscará mayor información, leerá y hará todo lo que le sea posible para encontrar alguna ayuda.

Depresión inmunológica

¿Está cansado de estar agotado y enfermo? Muchas personas exhaustas dejan el consultorio de su médico con una prescripción de antidepresivos.

Cuando el médico no encuentra nada malo, asume que el paciente está deprimido. Sin embargo, he aprendido que cuando los pacientes no se sienten bien y carecen de energía suficiente para llevar a cabo sus actividades cotidianas, se desaniman y dudan de ellos mismos. Se preguntan si algún día podrán tener la energía que los mantenía vigorosos y activos. Conforme el tiempo pasa, se van desanimando hasta deprimirse. Este comportamiento es totalmente diferente al que observamos en un paciente emocionalmente depresivo. Es por esta razón que la nombro "depresión inmunológica".

La gran cantidad de estrés oxidativo que la gente llega a generar, además de crear un gran cansancio, agota el sistema inmune. Cuando los pacientes ingieren suplementos alimenticios para combatir este estrés oxidativo y lo ponen bajo control, no sólo se sienten mejor, sino que vuelven a ser tan activos como antes, lo que los hace sentir aún mejor. Me es muy agradable escuchar cuando alguno de mis pacientes viene a mi consultorio y me dice "ya no estoy deprimido. ¿Puedo suspender los antidepresivos que el otro médico me prescribió? De hecho nunca me ayudaron."

Como lo he mencionado a lo largo de este libro, la enfermedad más grave es aquella en la que nos exponemos excesivamente al estrés oxidativo. La gente no se da cuenta que un cansancio prolongado es también otra enfermedad y tan grave como otras. Aún y cuando al principio este estrés oxidativo puede manifestarse de manera poco agresiva, el cuerpo, al encontrarse bajo un continuo ataque, se debilita hasta enfermarse gravemente.

Si llevara a cabo un estudio con las personas que caminan por la calle para determinar cuántas de ellas no se sienten en su total capacidad de acción (es decir, que presentan niveles considerables de cansancio acumulado), estoy seguro que los resultados serían alarmantes. Esto lo he ido aprendiendo durante los últimos siete años de práctica en medicina nutricional.

Uno no se levanta de la noche a la mañana padeciendo fatiga crónica o fibromialgia. Mis pacientes vienen diciendo que no se sienten bien, dicen estar cansados, se contagian continuamente de alguna infección, duermen poco tiempo, están ansiosos y depresivos, y presentan además alguna degeneración, todo esto debido al estrés oxidativo. Al observar la cara de alguna persona, puedo determinar casi con certeza si se encuentra bajo un estrés oxidativo excesivo: generalmente muestra una tez pálida y de color cenizo, además no parece ni dinámico ni saludable. Si no tratamos la causa principal convenientemente, estos pacientes correrán el riesgo de desarrollar la fatiga crónica, la fibromialgia o incluso alguna otra enfermedad degenerativa más peligrosa.

Ahora ya no dejo ir a mis cansados pacientes diciéndoles "no encuentro nada anormal", pues sé que esto puede provocarles una depresión inmunológica y derivar en una situación crítica. Mejor los animo y les recomiendo echen un vistazo a su estilo de vida así como a su medio ambiente para determinar si existe algún factor que genere un mayor estrés o bien para ver si se está expuesto a un medio ambiente tóxico. Es necesario que hagan todo lo posible por eliminar toda fuente de estrés oxidativo (ver capítulo 3). Es importante que tomen conciencia de su estilo de vida así como de sus niveles de estrés. ¿Están expuestos a un exceso de toxinas como el humo de cigarro, herbicidas, pesticidas o algún otro contaminante en el aire? Les recomiendo se procuren un descanso adecuado, que comiencen a hacer ejercicio de manera constante y que adopten un régimen alimenticio saludable. Posteriormente incluyo un suplemento de antioxidantes muy potente junto con otro de minerales además de extracto de semilla de uva, y fijamos una nueva cita dentro de unas cuatro o seis semanas.

A diferencia de muchos profesionales en medicina alternativa, busco la raíz de los síntomas. No necesito llevar a cabo exámenes costosos como lo hacen ellos (pues se ha demostrado que en muchas ocasiones los resultados son inexactos) porque no me dedico a corregir una carencia alimenticia, sino que ataco la principal amenaza, que es el estrés oxidativo. En lugar de ello, trato de proveer a la célula *los* micronutrientes necesarios en cantidades adecuadas. La célula decidirá qué es lo que necesita.

De acuerdo con la literatura médica reconocida, he encontrado que la mejor alternativa para mejorar la salud consiste en frenar el estrés oxidativo y ponerlo bajo control a través de la nutrición celular. Con este enfoque es posible que gran parte de mis pacientes puedan retomar una vida normal.

Sin embargo es muy importante hacer un seguimiento. Es realmente sorprendente observar el número de pacientes que se sienten casi tan bien como antes. La mejoría en algunos es espectacular; tanto, que se puede ver claramente en sus caras y en el tono de su piel. ¡Y pensar que antes dejaba ir a esos pacientes sin consejo ni esperanza algunos! El tratamiento adecuado estaba ahí todo el tiempo.

Una anécdota sobre la fatiga crónica y la fibromialgia

La historia de Judie y la fibromialgia comenzó en noviembre de 1990. Era una persona muy sana pero en ese año enfermó gravemente debido a los síntomas de la gripa, los cuales le provocaron un dolor tan fuerte en el cuerpo que por un momento pensó que sería necesario que la llevaran al servicio de urgencias. Le tomó casi dos semanas recuperarse completamente del virus que provocó la enfermedad.

Durante la primavera de 1991, pasó un día trabajando en el jardín de su casa. Era una actividad que practicaba habitualmente. Sin embargo al día siguiente, cuando despertó, sintió un gran dolor muscular, como si se hubiera dedicado a mover los muebles de su casa por tres días. En ese momento pensó que probablemente se había excedido el día anterior. Poco tiempo pasaría para que se diera cuenta que lo peor estaba por venir.

El siguiente síntoma que se presentó fue el insomnio. Aún y cuando probó diferentes remedios como los medicamentos, menos cantidad de café, leche tibia, nada le ayudaba. Continuó con esta lucha durante los siguientes *cuatro* años. También comenzó a estar más confusa, a perder la memoria y a tener problemas de la vista. Poco tiempo después, se dio cuenta que padecía de dolor en las articulaciones, nudos en la espalda, dolores de cabeza y dolor en el cuerpo. Todos estos síntomas eran más fuertes por la mañana, y durante el resto del día el dolor era constante en el cuerpo además de un leve dolor en la cabeza. Entonces cayó en cuenta de que algo realmente serio estaba sucediendo y que estaba afectando su salud.

El día en el que se levantó y comenzó a caminar con un gran agarrotamiento, supo que era el momento de buscar ayuda médica. En ese entonces dormía de tres a cuatros horas y esas cuantas horas no eran de mucho reposo. Esto trajo consigo que sus nervios se fragilizaran y que se alterara con cualquier ruido o con cualquier actividad.

Los medicamentos que le prescribí le permitieron cambiar ligeramente el patrón de su insomnio. Sin embargo, un año después de haber iniciado el tratamiento, comenzó a padecer los efectos secundarios: un ritmo cardiaco más elevado, cambios de humor junto con unas terribles pesadillas. Estaba convencida de que todo esto le estaba haciendo más mal que bien y decidió suspenderlo.

En ese tiempo decidí que era el momento oportuno para practicarle un chequeo general. Aún y cuando en algún momento le comenté que una buena alimentación era suficiente para proporcionar al cuerpo los nutrientes necesarios, Judie me confió haber probado una terapia a base de vitaminas y que se había deshecho del medicamento que le había prescrito. ¡Cuán grande fue su sorpresa al escucharme decir que estaba más abierto al aspecto curativo de los antioxidantes! En ese momento decidí ponerla bajo un agresivo programa de suplementos alimenticios.

En septiembre de 1995 Judie comenzó con su tratamiento. ¡Los efectos fueron realmente sorprendentes! En tres semanas notó una mayor energía en su cuerpo. Ya no tenía que irse a dormir a las 8:30 P.M. para poder hacer frente al día siguiente. Poco después sintió una mucho mayor energía y se dio cuenta que los dolorosos nudos en los omóplatos de su espalda habían desaparecido. Ya por el mes de noviembre, los dolores en las articulaciones y en los músculos comenzaron a ceder. En diciembre tuvo que pasar por una intervención quirúrgica menor y en poco tiempo todos los síntomas que se habían ido, regresaron. Sin embargo, aumentó su dosis de antioxidantes y en dos semanas, todos los síntomas desaparecieron.

En marzo de 1996, Judie pudo tener ocho horas de sueño ininterrumpido. Estaba feliz al constatar que su sueño había vuelto a la normalidad, logrando dormir profundamente. Sus nervios pudieron nuevamente fortalecerse y sintió que la salud regresaba nuevamente. La confusión desapareció y su proceso mental mejoró. Después de seis años, su estado de salud sigue siendo estable.

La raíz de fondo

La fatiga crónica y la fibromialgia son enfermedades con efectos devastadores que llegan a incapacitar completamente a la persona. La comunidad médica cree que ambas son expresiones de la misma enfermedad. Los pacientes con fatiga crónica sufren de un gran cansancio, además de un fuerte dolor en la garganta, de inflamación en sus glándulas y fiebre. En cambio los pacientes con fibromialgia sufren de un gran cansancio y de dolor en todo su cuerpo. Como lo he mencionado anteriormente, estos dos padecimientos deben su origen a una misma causa: el estrés oxidativo.

Como en ambos casos no existe aún tratamiento específico alguno, la comunidad médica llama a la fibromialgia, *reumatismo psicosomático*, pues numerosos son los médicos que creen que esta enfermedad existe únicamente en la mente del paciente. No cabe la menor duda que son enfermedades que causan una gran frustración tanto en médicos como en pacientes. Lamentablemente, la medicina tradicional sólo ofrece medicamentos que corresponden a un síntoma: antiinflamatorios no esteroideos, relajantes musculares, antidepresivos y pastillas contra el insomnio. Además de ello, los médicos refieren a sus pacientes a un grupo de ayuda diciéndoles que lo único que necesitan es aprender a vivir con la enfermedad.

Veamos a continuación cada una de estas enfermedades junto con los tratamientos ofrecidos.

Fibromialgia/Fatiga crónica

Considerando únicamente los Estados Unidos, aproximadamente 8 millones de pacientes pueden estar sufriendo de fibromialgia, y ocho por cada nueve son mujeres. Es probable que se pregunte si la personalidad tiene que ver con el ser más propenso a esta enfermedad. Es probable que así sea. Las estadísticas nos muestran que las mujeres perfeccionistas y particularmente sensibles, son las más propensas.

Estos pacientes sufren de dolor en todo el cuerpo, están exhaustos y padecen de insomnio. Por las mañanas están agarrotados, confusos, y además sufren del síndrome del intestino irritable y del síndrome de la articulación temporomandibular (ATM); éste ultimo causa un gran dolor en la mandíbula y ocasiona dolores de cabeza.

Una gran mayoría de los pacientes con fibromialgia vienen a mi consultorio junto con una pila de expedientes médicos que han acumulado durante las numerosas visitas que han llevado a cabo con otros médicos, pues toma alrededor de ¡siete u ocho años diagnosticar esta enfermedad! ¡Eso sí que es frustrante! Son personas que han pasado por todo tipo de exámenes y a las cuales no se les había encontrado nada anormal. Existe únicamente un examen llevado a cabo en dieciocho regiones del cuerpo para poder detectar la enfermedad. Si al aplicar una ligera presión en esas áreas, once o más de ellas generan un gran dolor, el paciente es diagnosticado con fibromialgia.

Este padecimiento puede desencadenarse después de haber sufrido alguna enfermedad grave o alguna lesión seria (particularmente en el cuello), o incluso al vivir tiempos con mucho estrés. Como lo hemos estado viendo, todas estas situaciones generan una gran cantidad de radicales libres en el cuerpo. Una vez que la enfermedad se ha declarado, nada parece frenarla. Ocasionalmente un día puede ser muy provechoso, pero al final el nivel de energía puede ser muy bajo o se ha agotado. Después de haber tenido un día muy activo, de haber practicado ejercicio, se puede estresar o enfermar, y justo en ese momento se desencadenará un gran cansancio que durará dos o incluso tres semanas.

El tratamiento: capturar la enfermedad

Una vez que he diagnosticado ya sea fibromialgia o fatiga crónica, me concentro en frenar el estrés oxidativo y ponerlo bajo control. Esto puedo lograrlo, por supuesto, con la nutrición celular que detallo en el capítulo 17. Además, recomiendo una alimentación saludable junto con programa de ejercicios de bajo impacto. Respecto al ejercicio, les aconsejo que no lo hagan dos días seguidos y que cada sesión este compuesta por un leve ejercicio aeróbico y un programa ligero de pesas.

Recuerde, se trata de una enfermedad crónica para toda la vida. Reconstruir la salud toma tiempo. Es realmente maravilloso ver cuando algún paciente reacciona rápida y considerablemente, sin embargo no es el escenario que más frecuentemente se presenta. Siempre aliento a mis pacientes a comprometerse durante un periodo mínimo de seis meses para mejorar su estado. Es muy probable que vivan tiempos difíciles, pero saben que se encuentran en buen camino.

Una vez que mis pacientes comienzan a ver los resultados, es como si la luz regresara nuevamente. Al principio son realmente escépticos, pero con el tiempo se van entusiasmando nuevamente al constatar que su salud realmente mejora. Es precisamente a esta acción a la que llamo "captura" de la enfermedad, pues en ese momento es cuando se logra frenar el avance del estrés oxidativo y se pone bajo control.

La primera victoria que los pacientes obtienen es que se sienten menos "confundidos". Pueden pensar más claramente y se pueden concentrar en lo que estén haciendo. Posteriormente, logran conciliar mejor el sueño, descansan profundamente y se sienten con una mayor energía. La última fase consiste en un menor dolor, así es: *el dolor comienza a ceder*.

Al seguir todos los pasos que prescribo, los pacientes con fibromialgia obtienen resultados que van de buenos a excelentes en un 70 a 75% de los casos. Cientos de personas que han padecido fibromialgia durante los últimos siete años y que han adoptado mi programa nutricional, el cual detallo en mi sitio Web *www.nutritional-medicine.net*, han mejorado de manera notable.

Si por alguna razón, algún paciente no responde, es porque no se ha logrado frenar el estrés oxidativo a través de los suplementos proporcionados por vía oral. En estos casos les aconsejo que se dirijan a un centro especializado para que los obtengan por vía intravenosa, lo que permitirá "capturar" la enfermedad y recuperar su salud. En ese momento los suplementos por vía oral ayudarán a controlar la situación.

Ahora bien, recuerde que estas personas todavía padecen de fatiga crónica o de fibromialgia. Lo que le presento no es una curación. En lugar de ello, fortalezco la salud de los pacientes para que sean ellos mismos quienes controlen la enfermedad y no al revés. A través de los años he observado una mejoría gradual, mejorando sus reservas. Toma tiempo llegar a esta mejoría, pero la esperanza y la determinación son recompensadas.

La historia de Mariano

Mariano vino a presentarse en una ocasión en que me encontraba dando una conferencia en Filadelfia. Había manejado más de 300 km, con la esperanza de poder hablar conmigo. En esa ocasión pudo compartir su historia conmigo y me sentí muy conmovido.

Mariano sufría de una fibromialgia tan severa que tenía que tomar alrededor de 300 comprimidos de Advil al mes para poder calmar el dolor. Era un profesional en psiquiatría y cada día tenía que dejar de trabajar a las 3:30 P.M. y acostarse a las 7:00 P.M. porque estaba exhausto.

Ese era el estado en el que se encontraba cuando lo conocí. A partir de ese momento comenzó un programa de nutrición, el cual proporciono a todo paciente que padece de esta enfermedad. En algunas semanas Mariano comenzó a sentir la diferencia. Comenzó a estar más atento y el çansancio empezó a disminuir. Posteriormente, pudo trabajar tiempo completo y poco a poco pudo ir a dormir más y más tarde. En seguida comenzó a sentir menos dolor en su cuerpo. Al cabo de un mes aproximadamente, el dolor disminuyó tanto que suspendió completamente el consumo de Advil.

Mariano pudo recuperar su vida. Ahora puede ejercer por más tiempo su práctica psiquiátrica y le dedica de cuatro a cinco horas más al día. Esto sucedió hace ya varios años y hoy en día Mariano sigue estando muy bien. Como durante su práctica profesional tiene la oportunidad de tratar a pacientes que sufren de alguna enfermedad degenerativa crónica y que presentan problemas a nivel psicológico, puede entender perfectamente la manera en que estas enfermedades afectan la vida de la persona.

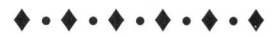

El creciente cambio hacia la medicina alternativa debería llamar la atención de la comunidad médica. La gente se siente más y más frustrada hacia el sistema de salud que cubre su póliza de seguro. Continuamente buscan respuestas mediante otras formas de curación o recurren a la medicina alternativa, aún si tienen que asumir el costo. Es sencillo de entender: la gente está enferma y cansada de estar enferma y cansada. A pesar de que los médicos prescriben una cantidad de antidepresivos sin precedente, la medicina alternativa está floreciendo más y más, tanto en los Estados Unidos, como en el resto del mundo.

¿Cuál es la razón? Probablemente los pacientes buscan la medicina alternativa debido a situaciones como las descritas al principio de este capítulo, y también porque no comparten la misma pasión hacia los medicamentos que los médicos. Los pacientes quieren tener otras opciones.

Nosotros como médicos hemos de tomar conciencia que somos los principales responsables de este cambio. Frustramos a nuestros pacientes a un grado tal, que prefieren dirigirse hacia la medicina alternativa. Después de todo, la gran mayoría de los pacientes nos consultan primero a nosotros. Gran parte de los médicos aprecian ahora los beneficios de una buena alimentación y de un programa sencillo de ejercicios. Pero estos mismos médicos no llegan a entender las consecuencias del estrés oxidativo.

Si lo hicieran, recomendarían entonces a sus pacientes que incluyeran suplementos alimenticios, en lugar de desanimarlos. No sólo habría una gran mejoría en los síntomas de los pacientes, sino que además los médicos observarían una menor afluencia de pacientes hacia la medicina alternativa.

Tercera parte

LA MEDICINA NUTRICIONAL

CAPÍTULO 16

La opinión de la comunidad médica respecto a los suplementos alimenticios

A l pensar en mis primeros años de práctica médica, recuerdo perfectamente la actitud que tenía frente a los suplementos alimenticios. No tengo que ir a buscar muy lejos para entender el prejuicio que tienen muchos médicos hacia estos productos. Estoy casi seguro de que mi antigua opinión no difiere de la de muchos de mis colegas de hoy.

Recuerdo haber dicho a mis pacientes que ellos obtendrían todos los nutrientes necesarios a partir de su alimentación, siempre y cuando ésta fuera sana. Incluso insistía "vaya solamente a su supermercado y compre tan sólo productos sanos, y así no requerirá esos suplementos", "tomar vitaminas es un dinero tirado a la basura".

Si esos argumentos no los convencían, compartía con ellos uno o dos estudios que demostraban la manera en que una vitamina podía ser dañina. Recuerdo que ambos estudios eran los únicos que conocía y los dos concluían no estar a favor de las vitaminas. Después, cuando esos estudios fueron dados a conocer a través de algún reportaje improvisado, me decía "ya ves, tienes razón acerca de las vitaminas. Es una pena que esos charlatanes abusen de mis clientes".

Una razón por la cual cambié mi manera de pensar acerca de las vitaminas, fue en parte, debido a nuestra alimentación.

El típico régimen de alimentación estadounidense

Ha llegado el momento de compartirle una confidencia: yo también he llegado a comer en un restaurante de comida rápida. Sí, así es, he tomado una *big mac* con unas papas fritas y un refresco de cola – incluso de tamaño extra grande –, junto con una tarta de manzana calientita. Sin embargo eso fue hace ya unos años, pues a través del tiempo he aprendido un poco más acerca de la alimentación.

¿Ha llegado a pensar en alguna ocasión en la que una persona le reveló algo que todo el mundo ha hecho pero que nadie se atreve a compartir? A pesar de saber que la comida rápida representa la peor opción para alimentar nuestro cuerpo, nos formamos en fila cerca de la enorme freidora de papas, esperamos nuestro turno y pagamos con lo que ganamos arduamente, en detrimento de nuestra salud futura. Queridos amigos, *saber* y *hacer* son dos realidades muy diferentes. Aún y cuando estemos de acuerdo en bajar de peso y en adoptar una alimentación sana, la realidad nos muestra que no lo estamos haciendo.

Aproximadamente 40 % de las calorías que obtenemos de nuestro típico régimen alimenticio provienen de la grasa, y en la mayoría de los casos, de grasa saturada (la que es dañina). En el volumen de septiembre de 1997, la revista médica *Pediatrics* reportó que sólo un 1% de los niños en los Estados Unidos obtiene las cantidades diarias recomendadas en nutrientes esenciales a partir de su alimentación.[1] Los niños no se alimentan adecuadamente, lo que impide nutrir su cuerpo en crecimiento. Adoptan malos hábitos alimenticios durante la niñez y muy probablemente persistirán cuando sean adultos. Para mí, es realmente impactante observar la cantidad de chicos adolescentes que muestran un estado avanzado de resistencia a la insulina.

Una encuesta llamada *Second National Health and Nutritional Survey* evaluó 12 000 participantes en edad adulta junto con sus hábitos alimenticios. A continuación encontrará algunos de los hallazgos:

- 17% de la población no come ningún tipo de verdura o legumbre.

- Fuera de las papas y de las ensaladas, 50 % de la población no come ningún otro tipo de verdura o legumbre. Es decir, la mitad de la población detesta comer cualquier tipo de hortaliza.

- Sólo el 41% consume algún tipo de fruta o jugo de frutas.

- Sólo el 10 % de la población llega a consumir la cantidad mínima requerida indicada en la guía de la alimentación, la cual recomienda un consumo de cinco porciones de frutas y verduras al día. Dentro de la comunidad afro-estadounidense, sólo 5% de la población consume las cantidades diarias recomendadas.[2]

A pesar de que médicos y nutricionistas recomiendan que consumamos varias raciones de frutas y verduras al día, nuestra sociedad no hace caso de ello. Este estudio nos revela que si no tomáramos en cuenta las papas fritas ni las papas cocidas al horno, más de la mitad de la población no come ningún tipo de verdura u hortaliza.

Lo peor es que 60 % de la población no come ningún tipo de fruta. Se ha constatado que los estadounidenses han adoptado un régimen alimenticio poco saludable, aún sabiendo los efectos benéficos que una buena alimentación provee.

¿Es acaso una novedad saber que más del 50 % de esta nación padece de un sobrepeso *considerable*? Cuando usted combina estos malos hábitos alimenticios junto con el consumo de alimentos con un elevado índice glicémico, el cual abordamos en el capítulo 14, podemos entender mejor las proporciones epidémicas que están tomando la resistencia a la insulina y la diabetes. Si yo le desafiara a salir, y que durante dos semanas no comiera ningún tipo de pan hecho de harina blanca así como ningún otro alimento que contenga harina blanca, ni pastas, ni arroz, ni papas, tomaría conciencia del porqué tanta gente (más de 80 millones de estadounidenses), ha desarrollado la resistencia a la insulina, conocida también como el Síndrome X.

La calidad de los alimentos en los Estados Unidos

Ninguna otra nación sobre la faz de la tierra ha llegado a producir la tremenda cantidad de comida como lo hizo este país durante la segunda mitad del siglo pasado. Sin embargo, si analizamos esa comida desde el punto de vista de la salud, es realmente preocupante. Los procesos de fabricación y de conservación tienen un impacto en la calidad de este tremendo abasto de comida. Rex Beach reportó al Senado de los Estados Unidos, lo siguiente:

¿Sabía usted que gran parte de nosotros estamos sufriendo de una peligrosa deficiencia alimenticia, la cual no puede ser remediada sino hasta que nuestras tierras carentes de minerales recuperen su equilibrio? Lo más alarmante es que todos los alimentos – las frutas y las legumbres – están siendo cultivadas a lo largo de grandes hectáreas de tierra que no contienen las cantidades necesarias de minerales, por lo que no pueden darnos lo que requerimos, aún si lo consumimos en grandes cantidades.[3]

Beach hizo esta afirmación al Senado en 1936, y después de transcurridos casi setenta años, poco se ha hecho para mejorar la condición de la tierra. De hecho, hoy en día la situación se ha agravado más que nunca.[4] Cinco de los principales minerales (calcio, magnesio, cloruro, fósforo y potasio), y al menos 16 elementos de traza son indispensables para tener una buena salud. Las plantas no fabrican minerales, los absorben de la tierra, y si ésta carece de esos minerales, nuestras plantas no podrán obtenerlos.

Y no lo hacen, ¿sabe cuál es la razón? Los fertilizantes orgánicos que contienen estos minerales son costosos y difíciles de adquirir. Los agricultores estadounidenses controlan sus costos y dan preferencia a los fertilizantes que contienen únicamente grandes cantidades de nitrógeno, fósforo y potasio (o los N-P-K), y con ellos atestan la tierra. Al utilizar los fertilizantes N-P-K, los agricultores logran hacer crecer granos que se ven aparentemente muy bien, pero sus cosechas no contienen los minerales necesarios. Lamentablemente, la economía tiene un gran peso en la agricultura y esto provoca que los agricultores se preocupen más por la capacidad de producción por hectárea y menos por el contenido nutricional de los alimentos que cosechan.

Pocas son las personas que hacen mención de la calidad de los alimentos y que hacen una comparación con los alimentos que se consumían hace una o dos generaciones. Los granos, las legumbres y las frutas híbridos han ganado gran popularidad. Sus semillas proveen frutos más grandes, lucen deliciosos y son más resistentes a las plagas. Sin embargo, el contenido nutricional de estos alimentos es significativamente inferior al de los alimentos naturales. El productor recibe su pago en función de la cantidad producida por hectárea y no en función de la calidad de lo que produce. La agricultura se ha convertido en una industria muy demandante y es un

218

tema político de mucho peso. Aún si necesitamos productos nutritivos, los agricultores están más preocupados por ganar su vida, y esto lo logran gracias a la producción con granos híbridos.

Por otro lado, se han desarrollado técnicas especiales de transporte y de almacenamiento que han permitido a nuestra industria alimentaria distribuir una gran variedad de frutas y legumbres a nivel nacional durante todo el año. La variedad es buena. El problema es que se ha pagado un precio muy elevado por ello. Primeramente, los frutos se recolectan cuando todavía no han madurado completamente. Al tener que hacer largos trayectos es necesario almacenar estos alimentos en lugares fríos y utilizar además otros métodos de conservación. Estos procedimientos eliminan los nutrientes más importantes. De igual forma nuestra alimentación ha sido procesada considerablemente. Por ejemplo, al refinar la harina blanca para preparar el pan blanco, se elimina más de 23 nutrientes esenciales, siendo el magnesio uno de los más importantes. Nuestra industria alimentaria agrega al pan 8 de los 23 nutrimentos y lo llama "enriquecido".

Sabía usted que:

- ¿Al blanquear la harina se extrae el germen del grano, y con ello se elimina más del 80 % del magnesio de la harina?

- ¿Al ser procesadas, las carnes pierden entre 50 % y 70 % de su contenido en vitamina B6?

- ¿El almacenar las mandarinas en lugares fríos, pierden más del 50 % de su contenido en vitamina C?

- ¿Al almacenar los espárragos tan solo por una semana, pueden perder hasta 90 % de su contenido en vitamina C?[5]

Es un hecho que nuestra alimentación carece de los nutrientes más indispensables y más cuando los adquirimos. Sin embargo, la manera en que los preparamos es todavía de mayor importancia. Al cocinar nuestros alimentos por un largo periodo de tiempo, al no preparar los que son frescos y al congelarlos, pierden también un valor nutricional. Por ejemplo:

- Las ensaladas frescas, las legumbres recién cortadas junto con las frutas, pierden más del 40 % y 50 % de su valor nutricional al dejarlos reposar por más de tres horas;

- La vitamina C es muy sensible tanto al calor como al frío y puede perderse si los alimentos se almacenan por un largo periodo de tiempo.

- Al cocinar, los niveles de ácido fólico disminuyen considerablemente.

- La congelación de carne puede destruir hasta 50 % del complejo vitamínico B.[6]

En resumen, contamos con una tierra que carece de nutrientes y que al mismo tiempo contiene grandes cantidades de N-P-K. Se utilizan granos de híbridos que producen alimentos faltos de nutrientes. Además, los procesos de producción y de almacenamiento provocan que los alimentos pierdan aún más nutrientes. De igual forma llevamos estos alimentos a nuestra casa y continuamos con el proceso de eliminación de nutrientes durante la cocción y el almacenamiento. Toda esta situación brinda una buena cantidad de argumentos sólidos para recomendar y complementar nuestro régimen con suplementos alimenticios de alta calidad.

No obstante, es muy importante que entienda que esta no es la razón principal por la que recomiendo el consumo de suplementos alimenticios. Aún cuando todas estas circunstancias han probado perjudicar nuestra salud, nuestra comprensión acerca de la nutrición ha sido también afectada pudiendo ser aún más dañina. Hemos de replantearnos el significado de lo que llamamos las cantidades diarias recomendadas.

Los niveles óptimos de las cantidades diarias recomendadas

En primer lugar, es muy importante que entienda la manera en que fue desarrollado el concepto de cantidades diarias recomendadas. Tuvo su

origen entre los años 1920 y 1930, con el objetivo de brindar las cantidades mínimas requeridas de diez nutrientes esenciales que impedirían
padecer cualquier enfermedad originada por alguna carencia. Ejemplos de
esos padecimientos son el escorbuto (carencia de vitamina C), raquitismo
(falta de vitamina D) y pelagra (carencia de niacina). En otras palabras, al
consumir las cantidades diarias recomendadas de vitamina C, de vitamina
D y de niacina, no se padecía ninguna de esas enfermedades.

Estas dosis cumplieron realmente su función. En más de treinta años
de práctica clínica, no me he encontrado con ese tipo de padecimientos y
aunque pueden llegar a manifestarse, es muy raro que esto suceda. De
hecho, el *Center for Disease Control* ya no hace seguimiento de esas enfermedades.

Durante las dos siguientes décadas, la lista de nutrientes creció, y a
principios de los años cincuenta, la lista incluyó las cantidades de nutrientes que necesitamos para un crecimiento y desarrollo normales.

A pesar de que estas cantidades han aportado grandes beneficios, la
mayoría de los médicos y el personal técnico les han atribuido propiedades
que no tienen. Esto se debe en parte a que el gobierno estadounidense
requirió que todas las etiquetas de los alimentos y de los suplementos
alimenticios proporcionen la información alimenticia en función de las cantidades diarias recomendadas. Sin embargo, al haber dedicado numerosos
años al estudio de los suplementos alimenticios y el efecto que tienen en
las enfermedades crónicas degenerativas, me convencí de una verdad fundamental: las cantidades diarias recomendadas no ayudan de *manera alguna*
a tratar las enfermedades crónicas degenerativas.

Creo que esta afirmación ha sido la causa principal por la cual se ha
generado tanta confusión acerca de los beneficios saludables de los suplementos alimenticios. A los médicos se les enseñó que las cantidades diarias
recomendadas contenían el nivel necesario de nutrientes para mantener la
salud óptima del cuerpo. Esta falsa suposición representa la razón principal
por la que probablemente tanto los médicos, como los dietistas certifica-
dos, los nutricionistas, como la comunidad médica en general, resistan a los
suplementos alimenticios.

Conforme vaya buscando información sobre el estrés oxidativo así
como las cantidades necesarias para prevenirlo, encontrará que los niveles

sugeridos son superiores a las cantidades diarias recomendadas. Ejemplo de ello es la vitamina E. La dosis recomendada de esta vitamina es de 10 UI y en algunos casos hasta de 30 UI. El régimen alimenticio estadounidense contiene alrededor de 8 a 10 UI. De acuerdo a la literatura médica, usted no puede percatarse de ningún beneficio hasta que ingiera como mínimo *100* UI; y es posible observar una clara mejoría al ingerir como mínimo de 400 UI (los médicos que tienen una mejor comprensión del consumo de suplementos alimenticios, están de acuerdo en que es necesario ingerir al menos 400 UI de vitamina E diarias).

Veamos otro ejemplo. La cantidad diaria recomendada en vitamina C es de 60 mg, aún si en los últimos años se sugiere que hay que aumentar el consumo a 200 mg diarios. Sin embargo, la literatura médica indica que nuestro cuerpo necesita al menos 1 000 mg de esta vitamina para realmente sentir algún resultado, y la mejoría es más evidente al consumir 2 000 mg.

De esta manera, podría continuar citando cada uno de los nutrientes que requerimos para poder proporcionar algún beneficio a la salud, y se daría cuenta que los niveles óptimos sugeridos por la literatura médica difieren de las cantidades diarias recomendadas. Éstas no tienen efecto alguno en las enfermedades degenerativas crónicas. Con la finalidad de tener una mejor idea de las cantidades que necesitamos consumir para poder alcanzar esos niveles óptimos de nutrición, le invito a consultar la tabla 1.

No existe forma alguna de obtener los niveles óptimos de nutrientes únicamente a través de nuestra alimentación. Si usted desea disminuir la probabilidad de padecer alguna enfermedad crónica degenerativa, es *necesario* añadir suplementos alimenticios a su dieta.

Puede ser que al estar leyendo estas líneas, se diga "*Ah qué bien, yo estoy protegido porque tomo mis vitaminas*". No se confíe. El ingerir algún multivamínico no lo protege tampoco de las enfermedades degenerativas, pues sus fórmulas están basadas en las cantidades diarias recomendadas. Es muy raro encontrar literatura médica que muestre los beneficios de los multivitamínicos en la salud. Si usted desea prevenir o retrasar el avance de las enfermedades degenerativas descritas en este libro, es necesario que consuma cantidades *considerables* de antioxidantes y de minerales.

Tabla 1 – Cantidad de alimentos requeridos para obtener los niveles óptimos de nutrientes

Vitamina E (450 UI)
- 33 manojos de espinacas
- 12,25 kg de mantequilla
- 80 aguacates medianos
- 80 mangos
- 910 g de semillas de girasol
- 23 tazas de germen de trigo
- 1 42 l de aceite de maíz

Vitamina D (600 UI)
- 22 yemas de huevo grandes
- 6 tazas de leche enriquecida
- 30 cucharadas de margarina
- 425 g de camarones

Vitamina C (1300 mg)
- 17 kiwis medianos
- 16 naranjas medianas
- 160 manzanas medianas (incluyendo la cáscara)
- 10 tazas y media de jugo naranja fresco
- 16 tazas de brócoli en trozos

Folato (1 mg)
- 3,8 tazas de espárragos cocidos
- 4 tazas de frijoles negros
- 20 naranjas medianas
- 10 tazas de coles de Bruselas
- 3,8 tazas de espinacas cocidas

Vitamina B6 (27 mg)
- 41 plátanos medianos
- 38 papas medianas en puré (incluyendo la cáscara)
- 77 tazas de lentejas
- 6,80 kg de pechugas de pollo
- 18 tazas de germen de trigo

Riboflavina (27 mg)
- 624 g de hígado de res
- 16 tazas de yogurt bajo en grasas
- 9 docenas de huevos
- 12,30 l de leche baja en grasas
- 64 tazas de espinacas cocidas

Tiamina (27 mg)
- 135 tazas de arroz integral
- 907 g de jamón
- 1,36 kg de semillas de girasol
- 64 tazas de chícharos
- 12 tazas de germen de trigo

La pregunta que puede surgir es, "¿está uno a salvo si ingiere los suplementos a estos niveles óptimos?" Siendo yo uno de los médicos que no estuvo siempre convencido con la idea de tomar suplementos, he de platicar con mis pacientes de esos riesgos. Estoy seguro de que su médico puede citar algunos estudios que demostraron lo nocivo que pueden ser. ¿Existe algún peligro? Sí, sí lo hay, y es necesario que analicemos esto detalladamente.

Los efectos nocivos y los suplementos alimenticios seguros

A través de este libro, he compartido con usted evidencia médica que demuestra los efectos benignos de los suplementos alimenticios para prevenir o para frenar el avance de las enfermedades degenerativas. Para que sean efectivos todo el tiempo, es necesario tomarlos durante toda la vida. Hemos de ingerir niveles superiores a las cantidades diarias recomendadas, y si somos una población poco saludable, es crucial que esos nutrientes estén virtualmente libres de cualquier efecto tóxico y sean seguros para un consumo en grandes cantidades.

Por supuesto que los antioxidantes son seguros cuando se ingieren correctamente. Los suplementos alimenticios son nutrientes que obtenemos de nuestros alimentos pero a un nivel más elevado que en nuestra alimentación convencional. Por otro lado, los medicamentos farmacéuticos pueden proveer *algún* efecto benéfico de tipo clínico al prevenir *algunas* enfermedades degenerativas, sin embargo intrínsecamente representan un riesgo para el paciente.

Cada vez que algún médico le prescriba algún medicamento, sobre todo si es para tratar alguna enfermedad crónica, es necesario que le explique los daños potenciales que pueden derivar al utilizar ese producto. "Con los medicamentos que prescribimos" dice el doctor Bruce Pomeranz en el *Journal of the American Medical Association*, del 15 de abril de 1998, "provocamos más de 100 000 muertes al año." Además afirma que 2,1 millones de pacientes sufren de graves complicaciones derivadas de los medicamentos.[7] Con los nutrientes no se corre peligro alguno.

En mi libro titulado *Death by prescription (Muerte por prescripción)* – publicado por Thomas Nelson Publishers en el 2003)*, doy a conocer los

---

* *N. de la T. Se trata de la versión en inglés.*

peligros inherentes a todos los medicamentos junto con las dificultades que existen para determinar sus efectos secundarios. Ahí encontrará consejos prácticos y accesibles para evitar el dolor y probablemente acabar con alguna reacción adversa a algún medicamento.

Dado que la prescripción y la administración de medicamentos representa la cuarta causa de muerte en los Estados Unidos, es tiempo que los médicos y todo proveedor de atención médica hagan frente a esta situación crítica.[8] Los profesionales médicos denuncian y luchan por disminuir el riesgo de las enfermedades del corazón, accidentes cardiovasculares y cáncer. Pero, ¿por qué no hablamos acerca de la ayuda que podemos proporcionar a nuestros pacientes para disminuir el riesgo de sufrir o de fallecer por algún medicamento que prescribimos?

Puesto que en nuestra profesión ignoramos particularmente esta causa de muerte, me parece irónico que los médicos continúen desanimando a sus pacientes a tomar suplementos alimenticios bajo la premisa de que ¡pueden ser dañinos para la salud!

En los últimos años, se ha reportado un muy pequeño número de muertes ocasionadas por los suplementos. Han sido casos en los que los individuos ingirieron un nutriente *muchas veces* en las cantidades recomendadas en este libro. Otros casos han reportado sobredosis en los niños.

No obstante, hemos de tener en cuenta que los suplementos alimenticios pueden ser tóxicos si se toman en cantidades muy elevadas. Veamos a continuación los principales efectos tóxicos de cada nutriente.

Vitamina A

De todos los suplementos alimenticios, la vitamina A es la que causa mayor preocupación. La toxicidad de la vitamina A puede ocurrir en adultos que toman más de 50 000 UI al día durante un largo periodo de tiempo. Una dosis inferior puede ser también tóxica sobre todo si el paciente presenta alguna enfermedad en el hígado. Los signos de toxicidad son piel seca, uñas quebradizas, pérdida de cabello, gingivitis, anorexia, náuseas, cansancio e irritabilidad.

El consumo accidental de una sola dosis de vitamina A (100 000 a 300 000 UI) por un niño tiene un impacto tóxico agudo. Puede manifestarse por dolor de cabeza, vómito y aturdimiento, ya que hay un aumento en la presión intracraneal.[9] En un estudio publicado el 2 de enero del 2002, el *Journal of the American Medical Association* indica que la vitamina A puede ser perjudicial en el funcionamiento normal de los huesos contribuyendo a aumentar la incidencia de fractura de cadera.

Durante el embarazo, las mujeres deben evitar tomar cualquier suplemento de vitamina A. Si durante este periodo la mujer consume entre 5000 y 10000 UI se cree que aumentan las probabilidades de malformaciones en el bebé.[10]

Nunca recomiendo que la vitamina A se ingiera de manera directa. Podemos sustituirla con betacaroteno y otros carotenoides, los cuales son mucho más seguros. Además, el cuerpo tiene la capacidad de transformar el betacaroteno en vitamina A, cada vez que lo requiera, sin ningún peligro de toxicidad.

Betacaroteno

El betacaroteno ha sido utilizado en grandes cantidades durante largos periodos de tiempo y no se ha reportado efecto nocivo alguno. Algunas personas desarrollan un color amarillento en su piel, llamado *carotenodermia*, pero es totalmente inofensivo y puede frenarse una vez que se reduce o se suspende su consumo.

Vitamina E

Aún y cuando la vitamina E es liposoluble, tiene una fantástica capacidad de protección. Los ensayos clínicos en los que se proporcionaron 3200 UI se demostró no tener efecto nocivo alguno. Además, se comprobó que tiene la capacidad de inhibir la agregación de plaquetas y de disminuir la formación de coágulos, justo como lo hace la aspirina. Otra de sus cualidades es que reduce el riesgo de padecer enfermedades del corazón. Los investigadores creen que la vitamina E mejora la eficacia de la aspirina en los pacientes con enfermedades del corazón.[11]

Vitamina C

La vitamina C es segura aún cuando se consume en grandes cantidades. Sin embargo, es posible que las personas padezcan inflamación abdominal, gases o incluso diarrea. En algún momento se pensó que esta vitamina puede aumentar la posibilidad de tener piedras en los riñones. Esta situación se presentó únicamente en un ensayo clínico y no ha podido comprobarse en ninguno de los subsiguientes cuatro ensayos similares.[12]

Vitamina D

La vitamina D puede ser realmente muy tóxica. Las dosis superiores a 1 500 UI no son recomendadas. En la mayoría de los casos, recomiendo no ingerir niveles superiores a 800 UI. Al ser tóxica, esta vitamina puede aumentar los niveles de calcio en la sangre, causar depósitos de calcio en órganos internos y aumentar la probabilidad de tener piedras en los riñones.[13]

Curiosamente, estudios recientes reportaron en el *New England Journal of Medicine* que 93% de las personas en Boston carecen de vitamina D – aún aquellas que toman multivitamínicos.[14] Otros estudios han dado a conocer que las cantidades diarias recomendadas de vitamina D son muy bajas (200 UI) y que los pacientes necesitan entre 500 y 800 UI, lo que corresponde a un nivel óptimo. Esta cantidad se encuentra dentro de un rango seguro.[15]

Niacina (vitamina B3)

Las altas dosis de suplementos de niacina pueden provocar enrojecimiento en la piel, náuseas y daño al hígado. Los estudios clínicos han demostrado que los productos que contienen niacina de liberación prolongada pueden disminuir la probabilidad de enrojecimiento, pero aumentan el riesgo de dañar el hígado.[16]

Muchas personas la utilizan en grandes cantidades como un medio natural para disminuir los niveles de colesterol. Si la ingiere como un producto farmacéutico, es imprescindible que lo haga bajo la dirección de un médico. Los niveles recomendados en el capítulo 17 se encuentran dentro de un rango seguro. Hoy en día, la niacina se utiliza junto con fármacos a base de estatinas, lo que es muy efectivo para disminuir el nivel de colesterol.

Vitamina B6 (piridoxina)

La vitamina B6 es una de las pocas sustancias solubles al agua que puede ser tóxica. Las dosis superiores a 2 000 mg pueden tener efectos nocivos en los nervios. No obstante, las personas que ingieren entre 50 mg y 100 mg diarios no han reportado efecto tóxico alguno.[17] Definitivamente hay que tener cuidado cuando se consumen grandes cantidades de esta vitamina.

Ácido fólico

Los suplementos a base de ácido fólico pueden disimular la carencia de vitamina B12, por lo que es recomendable que las personas las ingieran al mismo tiempo. Sin embargo, no se ha reportado ningún tipo de problema serio al consumir más de 5 g de ácido fólico al día. Esta es otra de las razones por las que la nutrición celular representa el medio más seguro para complementar su alimentación.

Colina (Trimetiletanolamina)

Las personas que ingieren colina la toleran bastante bien, sin embargo el consumir grandes cantidades (20 g al día), puede generar un olor a pescado, junto con náuseas, diarrea y dolor abdominal.[18]

Calcio

Al ingerir más de 2 000 mg de suplemento de calcio, la gente lo tolera bastante bien. En alguna ocasión se pensó que al consumir grandes cantidades se podría desarrollar piedras en los riñones. Sin embargo un estudio reciente demostró totalmente lo contrario, es decir, al proporcionar suplementos de calcio el riesgo de tener piedras en los riñones es menor. En otras palabras, las personas que toman una mayor cantidad de calcio, tienen menores probabilidades de tener piedras en los riñones.[19]

Yodo

Al consumir más de 750 mcg de yodo, se puede eliminar la secreción de la hormona de la tiroides. Además, se ha reportado que puede provocar erupciones en la piel similares al acné.[20]

Hierro

Existe una mayor preocupación respecto al consumo de hierro, particularmente el que es inorgánico. Los estadounidenses lo obtienen por lo general en abundancia, y si se ingiere en suplemento, este nutriente puede crear una sobrecarga. Se cree incluso que los suplementos a base de hierro, aumenten el estrés oxidativo.[21]

Manganeso

El manganeso tomado en forma de suplemento es muy seguro, aunque se ha reportado que ciertas personas han desarrollado cierta toxicidad debido a su medio ambiente. Esto se ha constatado en personas que trabajan en el sector minero y en las que están expuestas a altas dosis en el medio ambiente. Estas personas pueden padecer alucinaciones y ser muy irritables.[22]

Molibdeno

El molibdeno es muy seguro. No obstante, al ingerir diariamente una dosis superior a 10 mcg o 15 mcg, se puede padecer de síntomas similares a los de la gota.[23]

Selenio

Numerosos ensayos clínicos que utilizaron entre 400 mcg y 500 mcg diarios de selenio revelaron ser seguro.[24] No obstante, creo que es recomendable que la dosis diaria sea inferior a 300 mcg. Los síntomas de toxicidad que pueden padecerse son depresión, irritabilidad, náuseas, vómito y pérdida del cabello.[25]

Respecto a la vitamina K, vitamina B1 (tiamina), vitamina B2 (riboflavina), biotina, vitamina B5 (pantetina), inositol, vitamina B12, cromo, silicio, CoQ10, boro y ácido alfa-lipoico, no se ha encontrado efecto tóxico alguno.[26]

Los argumentos del médico

Estoy seguro que la formación que recibí es muy similar a la de la mayoría de los médicos de hoy. En mi caso, carecí de toda enseñanza relacionada con la nutrición. No era un curso obligatorio en la escuela de medicina en dónde estudié. Esto no tiene nada sorprendente pues como lo mencioné en el capítulo 1, solamente algunas escuelas de medicina a nivel nacional lo *requieren*.

En aproximadamente 50 % de las escuelas médicas, se ofrecen cursos optativos en nutrición.[27] Sin embargo, como lo mencioné en la introducción, recientes estudios han demostrado que alrededor de 6% de los médicos graduados los han cursado. Y me atrevo incluso a afirmar que de esos estudiantes, ninguno de ellos estudió a fondo acerca de los suplementos alimenticios, pues no es el objetivo de la formación médica. Los médicos aprenden a diagnosticar y a tratar las enfermedades. No fue sino hasta que dediqué siete años devorando la literatura médica que trata de este tema, que cambié de opinión.

Durante los primeros veintitrés años de práctica médica, fui un médico convencional respecto a mi conocimiento y opinión acerca de los suplementos alimenticios. Manifestaba un fuerte rechazo hacia las vitaminas y cada vez que expresaba mi opinión me alteraba, y sin duda alguna mis pacientes me creían. Probablemente mi actitud se debía a que soy médico y como tal, supuestamente sabemos todo acerca de la salud, pero ¡no es así!

Los médicos utilizan los medicamentos y los suplementos alimenticios, basándose en ensayos clínicos confiables que provienen de la literatura médica. Y no todos los estudios acerca de los suplementos alimenticios han mostrado resultados positivos considerables. En algunos casos, han demostrado ser dañinos, y tanto los medios de comunicación como la literatura médica dan a conocer únicamente estos resultados.

Como lo mencioné al principio de este capítulo, en la época en que estaba lejos de ser un admirador de los suplementos alimenticios, estaba al tanto de los estudios que mostraban sus efectos nocivos y esos eran los que presentaba a mis pacientes. En aquel momento, un estudio que demostraba los efectos nocivos hacía perder de vista los cientos de estudios profesionales que demostraban los resultados positivos. Todo individuo que lea la literatura médica tendrá que leer muchos otros estudios y pienso que es importante referirlo de antemano a algunos de los que más se han publicado.

Los casos que abogan contra los suplementos alimenticios

El estudio finlandés

Este estudio se llevó a cabo en Finlandia y es probablemente uno de los más citados en cuanto a suplementos alimenticios se refiere. Contó con la participación de aproximadamente 30 000 fumadores empedernidos y este número de personas se dividió en cuatro grupos iguales:

- El grupo 1 no recibió nada
- El grupo 2 consumió dl-alfa-tocoferol (vitamina E)
- El grupo 3 ingirió betacaroteno sintético
- El grupo 4 consumió tanto el dl-alfa-tocoferol como el betacaroteno sintético

Los investigadores hicieron un seguimiento de estos sujetos durante un periodo de cinco a ocho años. La mayor parte de los fumadores continuaron haciéndolo durante todo el estudio. Los resultados no demostraron disminución alguna en la incidencia de padecer cáncer en los pulmones en ninguno de los cuatro grupos. Sin embargo, fue motivo de gran preocupación el constatar que los individuos que consumieron el betacaroteno sintético aumentaron la probabilidad de padecer cáncer en los pulmones. Los investigadores estuvieron realmente sorprendidos, pues numerosos estudios anteriores habían demostrado una menor probabilidad de padecer esta enfermedad en aquellas personas que mostraban altos niveles de vitamina E y de betacaroteno a través de su alimentación o en la sangre.

El estudio CARET

En este estudio participaron 18 000 fumadores y trabajadores del asbesto, que vivían en el estado de Washington. Estos pacientes recibieron 15 mg de betacaroteno junto con 25 000 UI de vitamina A. Los investigadores hicieron un seguimiento de estos pacientes por un periodo de cuatro años, y de nueva cuenta las probabilidades de padecer cáncer no disminuyeron al tomar ambos suplementos.[28] De igual forma, hubo una mayor incidencia de padecer cáncer del pulmón en los pacientes que tomaron el betacaroteno junto con la vitamina A.[29]

El estudio sobre la salud de los médicos

En este estudio se hizo el seguimiento de más de 22 000 médicos varones estadounidenses que gozaban de buena salud. Consumían ya sea 50 mg de betacaroteno o un placebo diariamente durante doce años. Esta suplementación no mostró tener efecto benéfico o nocivo alguno respecto al cáncer del pulmón o a las enfermedades del corazón.[30]

Mi respuesta

¿Los resultados de estos estudios le hacen sentir inseguro? A primera vista, es cierto que pueden ser desalentadores, pero si observamos más a fondo, estos estudios demuestran que si usted es un fumador o tiene mayor riesgo de padecer cáncer en los pulmones, no es recomendable tomar únicamente betacaroteno. Continuamente busco principios evidentes en la literatura médica. Este es un ejemplo claro: no es recomendable ingerir grandes cantidades de un solo nutriente, sobre todo si se es fumador. En estos casos el betacaroteno y otros antioxidantes tienen la capacidad de favorecer la oxidación, lo que significa que habrá una mayor producción de radicales libres.

En lugar de desanimarse respecto a los suplementos en su conjunto, estos estudios nos muestran que no es buena idea utilizar el betacaroteno solo, o con la vitamina E.

Además, me preocupa que en el estudio finlandés se haya utilizado dl-alfa-tocoferol, pues se trata de la vitamina E en su forma sintética. Otros estudios han demostrado que esta vitamina sintética puede generar más problemas que combatirlos.[31]

Ya antes he expresado mi inquietud de que gran parte de los estudios se han realizado únicamente con uno o dos antioxidantes y en los que los investigadores buscan la "cura milagrosa". Pero entender la acción del estrés oxidativo y la manera en que daña al cuerpo nos lleva necesariamente a pensar que al ingerir uno o dos nutrientes es como si nos valiéramos de un rifle para detener una locomotora.

Hemos de tomar en cuenta también, que el cáncer de pulmón toma de veinte a treinta años en desarrollarse, con lo que el estudio finlandés estaba destinado al fracaso desde un principio. Estos pacientes eran fumadores empedernidos y su cuerpo se encontraba sometido a un estrés oxidativo tremendo. Estos pacientes, y todos los otros mencionados en los diferentes estudios, necesitan una *nutrición celular* (suplementos antioxidantes y minerales, completos y balanceados), y no una "cura milagrosa".

Un estudio más reciente

Otro estudio publicado en el número del 29 de noviembre del 2001, del *New England Journal of Medicine* ha recibido la atención de los medios de comunicación. Se trata de un estudio sobre la simvastatina (Zocor) y la niacina que fue llevado a cabo en 160 pacientes que presentaban altos niveles de colesterol junto con un endurecimiento en las arterias. El grupo fue dividido en cuatro:

El grupo 1 era el grupo control y no tomaba nada

El grupo 2 ingirió la simvastatina junto con la niacina

El grupo 3 consumió vitamina E, vitamina C, selenio y betacaroteno

El grupo 4 ingirió la simvastatina, la niacina, la vitamina E, la vitamina C, el selenio y el betacaroteno

El grupo 2 tuvo una mejor reacción e incluso se observó un retroceso en el endurecimiento de las arterias. El siguiente grupo que mostró alguna mejoría fue el grupo antioxidante, es decir el número 3. Sin embargo, el grupo 4 que recibió una combinación de simvastatina junto con antioxidantes, contribuyó apenas al aumento del colesterol HDL (el benéfico). Este descubrimiento fue marginal y estadísticamente no significativo. Y aún así los medios de comunicación divulgaron estos resultados marginales, lo que provocó que gran parte de los médicos afirmaran que tomar vitamina E bloquearía el efecto del medicamento que prescribían para bajar el colesterol.

Los médicos tienden a ignorar los cientos de estudios que muestran los efectos benéficos en la salud de los suplementos alimenticios, no sólo para tratar las enfermedades del corazón sino también toda enfermedad degenerativa crónica. Como lo ha visto a lo largo de este libro, las enfermedades del corazón no deben su origen al colesterol sino a la inflamación de las arterias. Este mismo estudio demostró que el colesterol LDL del grupo de los antioxidantes logró aumentar en 35% su resistencia a la oxidación al compararlo con el grupo del medicamento a base de "estatinas".

Los medios de comunicación no consideraron este resultado y por supuesto que no lo dieron a conocer al mundo entero. Tampoco revelaron que los pacientes que consumen estatinas disminuyen considerablemente los niveles de CoQ10 del cuerpo. Numerosos investigadores piensan que

233

la razón principal por la cual algunos pacientes que toman medicamentos a base de "estatinas" padecen de dolor muscular e incluso la destrucción del músculo, es justamente por los niveles tan bajos de CoQ10 en el músculo. En estudios como éste, los médicos tendrán generalmente una mejor opinión de los suplementos alimenticios y de los beneficios que aportan a la salud. No obstante, ignoran completamente la cantidad de estudios que muestran sus efectos benéficos en la salud.

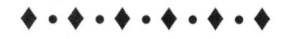

Tengo la esperanza y oro porque la mente de cada médico se informe y consulte los estudios que he mencionado en este libro. Recomiendo a los médicos que abran su mente de manera escéptica y analicen los beneficios que pueden ofrecer a sus pacientes a través de los suplementos alimenticios. En lugar de basarse en las cantidades diarias recomendadas o atacar el estrés oxidativo con una sola vitamina a la vez, hemos de aprender que la nutrición celular representa la mejor opción para tratar la causa principal del estrés oxidativo.

Lo más importante aún es que necesitamos tener en mente el concepto global de estrés oxidativo, y entender los efectos benéficos en la salud que los pacientes pueden obtener al reforzar el sistema de defensa antioxidante *natural* del cuerpo. El resultado es ni más ni menos una vida transformada.

CAPÍTULO 17

La nutrición celular: recapitulemos todos los elementos que usted necesita

E n este libro he dado a conocer algunas de las enfermedades más dolorosas y frustrantes que los médicos diagnosticamos. No obstante, como médico he sido testigo también de una mejoría sin precedente de hombres, mujeres y niños de diferentes edades, que después de haber padecido alguna de esas enfermedades que debilitan tanto, lograron recuperarse y tener nuevamente una vida plena. Son personas que retomaron el control de su salud y la enfermedad dejó de dominarlos.

Reconozco que nunca antes he observado tal capacidad de recuperación al utilizar únicamente la medicina tradicional. Puede ser que usted tenga conocimiento de uno o dos casos en los que los resultados obtenidos fueron milagros "sobrenaturales" de Dios. Pero esa capacidad natural de curación ha estado ahí todo el tiempo. Fuimos maravillosa y extraordinariamente creados. Hoy en día, la ciencia médica nos demuestra que es necesario que optimicemos los sistemas naturales de curación con los que ya contamos. Es importante que aprovechemos este bien tan poderoso que poseemos, este "anfitrión" que es nuestro cuerpo.

Existen situaciones en las que los médicos viven momentos difíciles al querer curar alguna enfermedad. Se sienten impotentes cuando tienen que hacer frente a un sistema inmune debilitado. Ejemplos de ello son los pacientes que sufren de SIDA o los que se encuentran bajo un tratamiento quimioterapéutico.

Estos pacientes sufren de infecciones muy agresivas y en ocasiones son extremadamente raras. Puesto que el sistema inmune del paciente está tan debilitado y no funciona adecuadamente, los médicos carecen de alternativas para actuar y utilizarán antibióticos muy poderosos con la esperanza de que el paciente responda positivamente. En esos momentos, los médicos toman consciencia de lo importante que es tener un sistema inmune óptimo. Los medicamentos pueden ser muy eficaces pero si no contamos con la ayuda del sistema de curación del cuerpo, los resultados que obtendremos serán mínimos.

Los médicos los necesitan *y* al mismo requieren tiempo un sistema inmune saludable, y es por esta razón que los suplementos alimenticios de alta calidad son un *complemento a la medicina*.

Niveles óptimos de nutrición

Usted recordará, sobre todo si es un profesional de la salud, que la vitamina E, el selenio, el calcio, el magnesio y la vitamina C son nutrientes que normalmente obtenemos a partir de nuestra alimentación. Sin embargo continuamos estudiándolos como si fueran medicamentos. Éstos últimos son sustancias sintéticas que interrumpen el funcionamiento de nuestro sistema enzimático para poder tener un efecto terapéutico. Tienen que pasar por una serie de ensayos clínicos muy estrictos para verificar que sean seguros y eficaces. Los nutrientes representan un riesgo mucho menor si los comparamos a los medicamentos. La vitamina E, la vitamina C, el selenio y todos ellos son sustancias *naturales* que brindan apoyo al sistema enzimático, al sistema antioxidante y al sistema inmune.

Puesto que ahora contamos con los recursos para producir suplementos alimenticios, podemos proporcionar estos nutrientes a niveles óptimos. Estos niveles se refieren a las cantidades que, de acuerdo a la literatura médica, han demostrado mejorar la salud. No se trata de las cantidades diarias recomendadas (ver capítulo 16). Al combinar estos nutrientes y al tomarlos todos juntos bajo la forma de suplemento en cantidades óptimas, los resultados que se obtienen son realmente sorprendentes.

La *nutrición celular* consiste en brindar a la célula todos los nutrientes en cantidades óptimas para que ella decida tomar lo que requiere. No tengo que preocuparme en determinar las sustancias que necesita. Simplemente proporciono todos los nutrientes necesarios a la célula y ésta hace el trabajo de selección. Este enfoque corrige las carencias nutricionales en algunos meses.

Los panaderos conocen bien el arte de la preparación del pan, pero con las máquinas automáticas cualquier persona puede hacerlo y bastante bien. No es necesario estudiar algún curso de panadería para cocinarlo. Si agrega todos los ingredientes necesarios (las cantidades suficientes para lograr un correcto equilibrio – aunque existen los paquetes de harina preparada), obtendrá en aproximadamente unas dos horas, un pan exquisito, calientito, recién salido del horno, hecho en casa. ¿Pero qué pasaría si no tuviera el paquete de harina preparada y que olvidara la levadura? ¿Y si le pusiera demasiada sal? Esta situación es similar a la de la nutrición celular. Usted desea proveer todos los nutrientes necesarios a la célula *en cantidades suficientes y balanceadas*. En el momento en que la célula cuente con todo lo que necesita, podrá funcionar óptimamente.

Proteja su salud

Los suplementos alimenticios se enfocan en la salud y no en la enfermedad. Atacar la raíz de fondo que desencadena las enfermedades degenerativas crónicas es la verdadera medicina preventiva. Observo que gran parte de mis lectores quieren gozar de una buena salud y quieren seguir haciéndolo. Aún y cuando he compartido muchas historias de pacientes que desarrollaron alguna enfermedad grave y que lograron retomar el control de su salud, muchas personas estarán de acuerdo que es mucho más fácil mantener la salud que tratar de recuperarla.

Si usted goza de buena salud y aplica estos mismos principios, disminuirá el riesgo de padecer cualquier enfermedad degenerativa crónica. Y si usted lucha por su salud y sigue mis recomendaciones, brindará un mejor apoyo a su cuerpo para que libre la batalla y frene el padecimiento crónico. Cada vez que combine una sana alimentación con un sencillo programa de ejercicio y con la nutrición celular, usted fortalecerá su salud. ¿No es el objetivo que desea alcanzar?

Existe la creencia de que al comer una manzana al día, se gozará de buena salud y las visitas al médico serán poco frecuentes. Hoy en día una manzana ya no aleja al médico. Usted necesita complementar su manzana y el resto de su alimentación con suplementos de alta calidad nutricional.

Ahora bien, es importante que tome en cuenta algunas precisiones respecto a los nutrientes básicos que usted necesita para proveer la nutrición

Tabla 1 Recomendaciones para un consumo básico de suplementos alimenticios

ANTIOXIDANTES	Cuanto más consuma y más variados sean sus antioxidantes, mejor.
VITAMINA A	Como la vitamina A es muy tóxica, evite ingerirla directamente. En lugar de ello le recomiendo tome una combinación de diversos carotenoides, ya que tienen la capacidad de transformarse en vitamina A en el cuerpo cuando éste lo requiere, y no son tóxicos.
CAROTENOIDES	Es importante tener una buena combinación de carotenoides, en lugar de tomar únicamente betacaroteno. • Betacaroteno – de 10 000 a 15 000 UI • Licopeno – de 1 a 3 mg • Luteína/zeaxantina – de 1 a 6 mg • Alfacaroteno – de 500 a 800 mcg
VITAMINA C	Al tomar vitamina C, le recomiendo ingiera una combinación a base de ascorbatos de calcio, de potasio, de zinc y de magnesio, sustancias muy efectivas para combatir el estrés oxidativo. • de 1000 a 2000 mg
VITAMINA E	Es mucho mejor ingerir una combinación de diferentes tipos de vitamina E que provengan de preferencia de una fuente natural. La mejor combinación está compuesta de d-alfa-tocoferol, d-gamma-tocoferol, junto con una mezcla de tocotrienol. • de 400 a 800 UI
COMPLEJO DE ANTIOXIDANTES BIOFLAVANOIDES	Los bioflavanoides ofrecen una gran variedad de antioxidantes muy potentes. Su diversidad brinda un aporte valioso a los suplementos. Las cantidades pueden variar, sin embargo es importante que estén compuestos principalmente por las siguientes sustancias: • Rutina • Quercitina • Brócoli • Té verde • Crucíferas • Arándano • Extracto de semilla de uva • Bromelina
ACIDO ALPHALIPOICO	• de 15 a 30 mg
CoQ10	• de 20 a 30 mg
GLUTATION	• de 10 a 20 mg • Precursor: N-acetilcisteína de 50 a 75 mg
VITAMINAS B	• Acido fólico – de 800 a 1000 mcg • Vitamina B1 (tiamina) – de 20 a 30 mg • Vitamina B2 (riboflavina) – de 25 a 50 mg • Vitamina B3 (niacina) – de 30 a 75 mg • Vitamina B5 (ácido pantoténico) – de 80 a 200 mg • Vitamina B6 (piridoxina) – de 25 a 50 mg • Vitamina B12 (cianocobalamina) – de 100 à 250 mcg • Biotina – de 300 a 1000 mcg

Tabla 1   Recomendaciones para un consumo básico de suplementos alimenticios

OTRAS VITAMINAS IMPORTANTES	• Vitamina D3 (colecalciferol) – de 450 UI a 800 UI • Vitamina K – de 50 a 100 mcg
COMPLEJOS MINERALES	• Calcio – de 800 a 1500 mg (todo depende de la cantidad de calcio que incluya en su alimentación) • Magnesio – de 500 a 800 mg • Zinc – de 20 a 30 mg • Selenio – lo ideal es 200 mcg • Cromo – de 200 a 300 mcg • Cobre – de 1 a 3 mg • Manganeso – de 3 a 6 mg • Vanadio – de 30 a 100 mcg • Yodo – de 100 a 200 mcg • Molibdeno – de 50 a 100 mcg • Y otros oligoelementos
OTROS NUTRIENTES PARA LA SALUD DE LOS HUESOS	• Silicio – 3 mg • Boro – de 2 a 3 mg
OTROS NUTRIENTES ESENCIALES E IMPORTANTES **Mejoran los niveles de homocisteína junto con el funcionamiento del cerebro**	• Colina (trimetiletanolamina) – de 100 a 200 mg • Trimetilglicina (betaína) – de 200 a 500 mg • Inositol – de 150 a 250 mg

COMPLEME SU ALIMENTATION

ÁCIDOS GRASOS ESENCIALES :	• Aceite de linaza prensado en frío • Cápsulas de aceite de pescado
SUPLEMENTOS A BASE DE FIBRA	• Combinación de fibras solubles e insolubles – de 10 a 30 mg de acuerdo a su consumo diario de fibra – (lo ideal es consumir entre 35 y 50 gramos de fibra total al día)

**Numerosas compañías especializadas en nutrición combinan estos nutrientes esenciales en uno o dos comprimidos, los cuales se ingieren 2 o 3 veces al día, lo que permite proveer las cantidades recomendadas. Busque un producto de alta calidad que se aproxime lo más posible a estas recomendaciones. Si el fabricante aplica las buenas prácticas de manufactura junto con las normas de farmacopea, puede estar seguro que ese producto le brindará la mejor protección contra el estrés oxidativo.

Los ácidos grasos esenciales y las fibras aportarán todos los nutrientes de los cuales carece nuestra alimentación occidental.

celular a su cuerpo. Cada vez que brinda todos estos nutrientes en cantidades óptimas, usted obtendrá los siguientes beneficios: el colesterol LDL brindará una mayor resistencia a la oxidación, los niveles de homocisteína disminuirán, los ojos obtendrán una protección superior contra los rayos del sol, los pulmones estarán mejor protegidos, el sistema inmune y el sistema antioxidante se fortalecerán. Además, las probabilidades de padecer alguna enfermedad del corazón, algún accidente cardiovascular, cáncer, degeneración macular, cataratas, artritis, Alzheimer, la enfermedad de Parkinson, asma, diabetes, esclerosis múltiple, lupus etc., serán menores

Recuerde, este mundo tóxico junto con nuestro ritmo de vida tan estresante, provocan que nuestro sistema inmunológico y nuestro sistema antioxidante trabajen continuamente a su máxima capacidad.

Nutrientes vigorizantes

En algunas ocasiones un paciente requiere otros nutrientes además de los citados en la Tabla 1. Si un paciente sufre de una fatiga constante o de una enfermedad degenerativa crónica, esto significa que se encuentra bajo un estrés oxidativo más agudo que el nivel normal. En este tipo de situaciones, incluyo a su programa de alimentación, *nutrientes vigorizantes*. Se trata de antioxidantes que han demostrado ser extremadamente potentes. Las compañías especializadas en nutrición buscan continuamente antioxidantes que sean más y más eficaces y hasta el momento el mejor es el extracto de semilla de uva combinado con proantocianidinas. Ambos son antioxidantes muy potentes y forman parte del grupo de los bioflavonoides, los cuales se encuentran en las partes más coloridas de las frutas.

Al ingerirse con otros antioxidantes y nutrientes de apoyo, el extracto de semilla de uva es 50 veces más efectivo que la vitamina E, y 20 veces más que la vitamina C. Al ingerirse sola, es seis o siete veces más potente que la vitamina E, y tres o cuatro veces más potente que la vitamina C. Esta es una muestra clara del poder de la sinergia.

No olvide que una de las características más importante del extracto de semilla de uva, es que puede atravesar la barrera hematoencefálica sin mayor dificultad (ver capítulo 13). En otras palabras, entra al fluido que rodea el cerebro, la médula espinal y los nervios rápidamente y sin mayor dificultad. Para los pacientes que se encuentran cansados, les recomiendo aumentar la dosis de 100 a 200 mg, de acuerdo a la gravedad de su problema. En general toma un promedio de cuatro a seis semanas para que mis pacientes observen una mejoría significativa y se sientan bien otra vez. Una vez que hayan logrado este estado de salud, pueden suspender este nutriente y no consumirlo durante el tiempo en que se sientan bien.

Los pacientes que sufren de alguna enfermedad degenerativa crónica, como por ejemplo, esclerosis múltiple, enfermedades del corazón, lupus, la enfermedad de Crohn, cáncer o la enfermedad de Parkinson, se encuentran realmente en graves problemas. En estos casos, la producción normal de radicales libres causa un daño oxidativo considerable en las grasas, en las proteínas y en el ADN de las células. El sistema de reparación está tan saturado que simplemente no puede continuar y reparar todo el daño. Si estos pacientes tienen la esperanza de "atrapar" la enfermedad y de recuperar su salud, necesitan antioxidantes mucho más potentes. Les recomiendo que además del programa básico de nutrición celular descrito en la Tabla 1, incluyan nutrimentos vigorizantes.

El primer nutriente vigorizador que utilizaré será el extracto de semilla de uva, y para aquellos que estén luchando arduamente contra una enfermedad degenerativa crónica, les recomendaré cantidades mucho más elevadas que los que prescribo a una persona que presenta solamente cansancio. Otros nutrientes vigorizadores serán la CoQ10, el sulfato de glucosamina, la luteína, la zeaxantina, la niacina, el magnesio y el calcio.

A continuación le presento los principios básicos y los nutrientes vigorizantes que recomiendo para cada tipo de enfermedad crónica degenerativa. Todos mis pacientes consumen los suplementos alimenticios mencionados en la Tabla 1. Posteriormente incluyo a su programa básico de nutrición celular, los nutrientes vigorizantes que mejor correspondan a su situación. Además del extracto de semilla de uva, recomiendo también la CoQ10, la cual además de ser un antioxidante muy efectivo es indispensable en la generación de energía al interior de la célula. Es también un nutriente que fortalece al sistema inmunológico.

[Nota: la CoQ10 es difícil de asimilar. La información que le proporciono corresponde a la presentación en polvo. Usted necesitará una cantidad menor si la toma en forma de cápsula]

Listado de nutrientes específicos que recomiendo agregar a los listados en la Tabla 1 según sea la enfermedad

Enfermedades del corazón

Agrego aproximadamente 100 mg de extracto de semilla de uva y la misma cantidad de CoQ10 junto con unos 200 y 300 mg de magnesio diariamente. Además, es indispensable que estos pacientes tomen una buena combinación de vitamina E, tal como la que describo en la Tabla 1.

Si al tomar el complejo de vitamina B que describo en la Tabla 1, los niveles de homocisteína no bajan por debajo de 7, agregaré entonces al régimen de los pacientes de 1 a 5 g de trimetilglicina (TMG).

Cardiomiopatía

Incluyo de 300 a 600 mg de CoQ10 al régimen alimenticio del paciente, junto con un poco de magnesio y 100 mg de extracto de semilla de uva. Los pacientes podrán observar una reacción en un periodo de cuatro meses. La CoQ10 es muy segura e incluso los investigadores más reputados del país recomiendan ingerir hasta 600 mg diarios si el paciente no reacciona con dosis más bajas. Sin embargo, algunos cardiólogos preferirán practicar un examen de la sangre para verificar el nivel de CoQ10, antes de querer aumentar a dosis más elevadas.[1]

Los pacientes con cáncer

Es difícil proporcionar una sola fórmula que sea eficaz para todos los tipos de cáncer. Sin embargo, si no hay evidencia de que el cáncer se está propagando (o si el cirujano cree que lo ha removido completamente), prescribiré entonces 200 mg de extracto de semilla de uva y la misma

---

cantidad de CoQ10 al día. Si el paciente presenta un cáncer metastásico (es decir, un cáncer que se propaga), recomendaré entonces 300 mg de extracto de semilla de uva junto con 500 o 600 mg de CoQ10 diarios. Los niños entre 8 y 15 años de edad tomarán únicamente la mitad de la dosis de los nutrientes indicados en la Tabla 1, y la mitad del extracto de uva y de CoQ10 de las cantidades mencionadas.

Degeneración macular

Para los pacientes que sufren esta enfermedad, además de tomar los nutrientes descritos en la Tabla 1, les recomiendo incluyan 300 mg de extracto de semilla de uva, junto con 6 a 12 mg de luteína diarios. He observado una mejoría durante los primeros cuatros meses.

Esclerosis múltiple

Mis pacientes que padecen de esclerosis múltiple pueden mejorar su estado de salud al consumir todos los días por lo menos 400 mg de extracto de semilla de uva, de 200 a 300 mg de CoQ10, y de 500 a 1 000 mg de vitamina C. De igual forma, les aviso que puede tomarles alrededor de 6 meses antes de que sientan alguna mejoría.

El lupus y la enfermedad de Crohn

Estos pacientes necesitan además de los nutrientes básicos, alrededor de 300 mg de extracto de semilla de uva y 200 mg de CoQ10 diarios. Como en el caso anterior, la mejoría puede tomar aproximadamente 6 meses.

Osteoartritis

Además de los nutrientes básicos, incluyo de 1 500 a 2 000 mg de sulfato de glucosamina y alrededor de 100 a 200 mg de extracto de semilla de uva diarios. Es posible también incluir de 400 a 600 mg de condroitina. Y si los pacientes lo requieren, pueden tomar además 100 mg de algún antiinflamatorio natural. Pienso que no existe suficiente evidencia médica para recomendar los antiinflamatorios naturales como nutrientes vigorizantes.

Artritis reumatoide

Como en el caso de la osteoartritis, recomiendo tomar entre 1 500 y 2 000 mg de sulfato de glucosamina, junto con 300 mg de CoQ10, 400 mg de extracto de semilla de uva y 200 mg de calcio con magnesio al día. Además, aumento la cantidad de ácidos grasos Omega 3, ya sea que tomen entre 3 y 4 cápsulas de aceite de pescado o 2 cucharadas de aceite de linaza prensado en frío diariamente.

Osteoporosis

A los pacientes que sufren de esta enfermedad no les recomiendo agregar ningún tipo de nutriente vigorizante, sino solamente limitarse a los nutrientes básicos listados en la Tabla 1. No obstante, les recomiendo que ingieran las cantidades necesarias de vitamina D, de calcio y de magnesio, y sobre todo que los tomen junto con las comidas. Necesitan también adoptar un programa de ejercicio con pesas.

Asma

A estos pacientes les prescribo entre 200 y 300 mg de extracto de semilla de uva (los niños pueden tomar 2 mg por cada 500 kg de su peso total al día) junto con 1 000 de vitamina C al día (los niños de 200 a 500 mg) y 200 mg de magnesio (los niños pueden agregar 100 mg más).

Enfisema

Generalmente los nutrientes mencionados en la Tabla 1 son suficientes. En ocasiones puedo agregar 200 mg de extracto de semilla de uva junto con las mismas cantidades de vitamina C y de magnesio que proporciono para tratar el asma.

El Alzheimer y la enfermedad de Parkinson

Como lo mencioné anteriormente, estos pacientes han perdido una cantidad considerable de neuronas tiempo antes de ser diagnosticados. Si el paciente que padece la enfermedad de Parkinson decide adoptar un agresivo programa nutricional en las fases tempranas, es muy posible que logre una mejoría. Le recomiendo ingiera 400 mg de extracto de semilla de uva junto con los nutrientes listados en la Tabla 1. Hay evidencia médica que demuestra la manera en que este tipo de alimentación contribuye a frenar ambas enfermedades.[2]

Diabetes Mellitus

Junto con su programa de nutrición básica, les recomiendo a mis pacientes que tomen aproximadamente 100 o 200 mg de extracto de semilla de uva diarios. La nutrición celular indicada en la Tabla 1 provee definitivamente todo lo que el cuerpo necesita.

Fatiga crónica y fibromialgia

Además de su programa básico de suplementos, agrego entre 200 y 300 mg de extracto de semilla de uva junto con 100 o 200 mg de CoQ10 al día. En algunas ocasiones necesito aumentar la cantidad de extracto de semilla de uva a 400 mg o incluso hasta 500 mg para poder controlar la enfermedad. Una vez que los pacientes reaccionen favorablemente, es posible disminuir las cantidades a un nivel más bajo y consumir una dosis mínima.

¿Requiere usted de ayuda adicional?

Es muy posible que estas recomendaciones le parezcan muy sencillas. Sin embargo, estos principios son lo que me han permitido obtener los resultados que he compartido con usted en este libro. A pesar de esto este volumen no brinda todas las recomendaciones para tratar cada enfermedad. En este caso, usted puede visitar mi sitio web *www.nutritional-medicine.net* y ahí podrá obtener mayor información respecto a alguna enfermedad en particular en la que usted esté interesado en documentarse.

En mi sitio web, usted encontrará otras recomendaciones, las cuales he aplicado durante mi práctica médica en el tratamiento de más de 50 enfermedades crónicas degenerativas. Por un costo módico, usted podrá ponerse en contacto directo conmigo por correo electrónico y consultarme sobre cualquier aspecto relacionado con la nutrición. Si usted es miembro de mi sitio, podrá tener un acceso ilimitado a la información, recibirá mi boletín bimestral y pagará una tarifa preferencial por cada consulta personal.

La elección de sus suplementos alimenticios

El propósito de este libro no es recomendarle una marca en particular de suplementos alimenticios. Sin embargo, es importante que considere ciertos parámetros que le ayudarán a elegir los que son de alta calidad. No venda su salud al mejor postor. Si está convencido en que pueden ayudarle a mejorar su estado de salud, vale la pena estar seguro én invertir en un buen producto.

Si usted no consume productos de calidad, no podrá obtener los resultados que comparto con usted. Conforme pasa el tiempo, se dará cuenta de que este mercado casi no está regulado. Será necesario que dedique cierto tiempo para verificar la calidad de un producto en particular. Si usted quiere incrementar las probabilidades de mejorar el estado de salud de su cuerpo o si quiere protegerlo, bien vale la pena que elija suplementos completos y bien balanceados.

Como en cada industria, la utilización y la manufactura de los productos en su estado bruto afectan la calidad. Yo recomiendo a mis pacientes que adquieran los mejores productos que su bolsillo pueda pagar. Es muy importante que cada persona evalué lo importante que es su salud y defina hasta qué punto la valora. Estoy consciente que la mayoría sopesará el impacto financiero. En mi caso, yo los veo como mi seguro médico. Si en algún momento llega a perder su salud, le será mucho más difícil recuperarla aún si cuenta con los medios o quisiera invertir lo que fuera necesario para poder curarse.

Al consultar la Tabla 1 y observar mis recomendaciones básicas, se dará cuenta que no puede obtener esta cantidad de suplementos con cualquier multivitamínico. Necesita elegir el suplemento más completo y balanceado posible. Numerosas compañías los fabrican en uno o dos comprimidos. Sin embargo, para poder obtener los niveles óptimos, usted tendrá que ingerir muy probablemente varios comprimidos al día (de cuatro a ocho tabletas). Mientras mayor sea la cantidad y la variedad de antioxidantes mucho mejor será para usted. Al mismo tiempo es muy importante que consuma todos los minerales necesarios y las vitaminas B.

Vale la pena que dedique un poco de tiempo a investigar qué compañía en nutrición puede elegir. Puede obtener una gran cantidad de información ya sea a través del sitio Web o bien por vía telefónica. Es muy importante verificar si esta empresa pone en práctica las buenas prácticas de manufactura como las que utilizan para la fabricación de medicamentos. Si es así, quiere decir que produce suplementos de *calidad farmacéutica,* es decir, que la compañía respeta las mismas normas de fabricación que las de los medicamentos. El gobierno no les exige a esas compañías en nutrición respetar estas normas, pero existen algunas de ellas que ofrecen a sus clientes la certeza de que están adquiriendo productos de alta calidad, de calidad farmacéutica.

Las compañías que manufacturan suplementos de alta calidad, tienen el cuidado de escribir en la etiqueta las cantidades reales de nutrientes y proporcionan también todos los ingredientes. Ofrecen además la posibilidad de verificar la fecha de vencimiento en el frasco (lo cual es realmente positivo) junto con la dirección completa de la empresa. Un indicador de confianza es cuando escriben un domicilio completo en lugar de un apartado postal.

También es importante saber si estos productos se venden en otros mercados. Una compañía que distribuye sus productos a nivel internacional en países como los Estados Unidos, Canadá, Australia y en el oeste europeo, tiene que cumplir con altos estándares de fabricación. Incluso en algunos de esos países es una práctica común llevar a cabo inspecciones en las plantas manufactureras. La compañía ofrece una muestra más de confianza cuando está dispuesta a compartir las verificaiones realizadas por terceros, así como las certificaciones obtenidas gracias a las buenas prácticas de manufactura.

¿Cree usted que todo esto está por demás? En noviembre de 1997, la revista *Tutfs University* dio a conocer un estudio realizado por la Universidad de Maryland en la que se estudiaron detalladamente nueve tipos diferentes de vitaminas prenatales. No verificaron el contenido en vitaminas sino que sencillamente examinaron si eran solubles (si el comprimido no se disuelve, no tiene caso saber lo que contiene). De las nueve marcas de vitaminas examinadas, sólo tres de ellas se disolvieron. Así es, tan sólo tres. Lo más interesante es que los comprimidos disueltos cumplían con los llamados estándares de farmacopea estadounidenses.

El gobierno diseñó una serie de normas que le aseguran, tanto a usted como a mí, que los medicamentos y los suplementos pueden ser bien asimilados por el cuerpo. En caso de que alguna compañía farmacéutica no esté sujeta a cumplir con los estándares farmacopea, no vale la pena entonces respetar tampoco las buenas prácticas de manufactura. Elegir una compañía que respete los estándares farmacopea es un indicador de que está siguiendo la dirección correcta.

En algunas ocasiones es difícil obtener información sobre el control de calidad que las compañías utilizan durante su proceso de manufactura. Con la gran cantidad de suplementos alimenticios que existen en el mercado hoy en día, puede que para usted sea suficiente. De todas formas cada compañía está tratando de identificar su segmento en este mercado tan competitivo. Vea más allá de las apariencias y trate de obtener la mayor cantidad de información posible junto con la calidad de los productos alimenticios.

Espero que todos estos consejos le sean de utilidad.

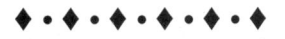

Si pudieran reunirse todos los avances médicos llevados a cabo desde el principio de la historia en un periodo de 24 horas, la evidencia médica que presento en este libro tuvo lugar en los últimos cinco o seis segundos. Representa lo último en investigación médica. La mayoría de los médicos y de los profesionales de la salud tienen que ponerse al día con este material y ponerlo en práctica en cada persona.

La nutrición celular es un concepto muy sencillo y representa la mejor opción para protegerse de la constante amenaza del estrés oxidativo. Al adoptar una sana alimentación, un sencillo programa de ejercicios y la nutrición celular, usted se da oportunidad de proteger su salud o bien de recuperarla en caso de que ya la haya perdido. Ha conocido el poder de la medicina complementaria.

La variedad de casos clínicos reales presentados en este libro demuestra el extraordinario poder curativo de nuestro cuerpo. Los pacientes que forman parte de las historias que he compartido con usted, padecen toda-vía la enfermedad y muchos de ellos toman una cantidad considerable de medicamentos, y al mismo tiempo viven una vida plena. Una vez que los médicos comprendan los grandes beneficios que obtenemos de este preciado bien, es decir, de nuestro cuerpo y que en lugar de ponerlo a un lado lo refuercen durante el proceso de curación, será posible entonces obtener resultados clínicos admirables.

En su intenso libro llamado *Taking Up Your Cross*, Tricia Rhodes comparte un pensamiento muy profundo y lleno de sabiduría: "Tenga siempre en mente la brevedad de la vida, la certitud de la muerte y lo infinito de la eternidad."[3] No viviremos indefinidamente con estas "vestiduras terrestres". Se usarán y, algún día muy cercano, seremos redimidos. Y mientras eso sucede, estos conceptos de salud representan la mejor opción para cuidar y proteger nuestra salud. Deseo que todos *vivamos* hasta el día en que fallezcamos.

Notas y Bibliografía

Introducción

1. Zuger, A. (1999, enero 11). Fever Pitch: Getting Doctors to Prescribe is Big Business. *New York Times,* A1. A3.
2. Ibídem.
3. Mateo 9:12.
4. Greenwood, M.R. (1998). Doctors need more nutrition training. *American Journal of Clinical Nutrition,* 68.

Capítulo 1

1. Cooper, K. (1994). *The Antioxidant Revolution* (pp 54-63). Nashville: Thomas Nelson.
2. Davies, K.J. (1995). Oxidative stress: The paradox of aerobic life. *Biochemical Society Symposia,* 61, 1-31.
3. Cooper, K. (1994) *Op. cit.*

Capítulo 2

1. U.S. Department of Commerce, Bureau of the Census. *Historical Statistics of the United States: Colonial Times to 1970,* 58.
2. Department of Health and Human Services (1997). *Health in the United States: 1996-1997.*
3. Organización para la Cooperación y Desarrollo Económicos (1992). *Health Care Statistics.*
4. Kinsella, K.G. (1992). *American Journal of Clinical Nutrition,* 55.
5. *Health in the United States,* (1997). *Op. cit.*
6. Ibídem.
7. Kovacic, P. (2001). Mechanisms of carcinogenesis: Focus on oxidative stress. *Current Medicinal Chemistry,* 8, 773-796.
8. Reporte del Cirujano General de los Estados Unidos referente a la actividad física y a la salud publicado por el *Center for Disease Control* [en línea]. Disponible en: www.cdc.gov/nccdphp/sgr/chapcon.htm.

Capítulo 3

1. TPA es la abreviación de trifosfato de adenosina.
2. Diplock, A. (Suplemento de enero de 1991). Antioxidant nutrients and disease prevention: an overview. *American Journal of Clinical Nutrition,* 53, 1, 189S-93S.
3. Cooper, K. (1994) *Op. cit.*
4. Koop, C.E. M. D. Publicación de 1986. *20th U.S. Public Health Services Report.*
5. Ibídem.
6. Seppa, N. (1998, enero 17). Secondary Smoke Carries High Price, [en línea]. *Science News Online.* Disponible en: www.sciencenews.org/sn_arc98/1_17_98/fob1.htm.

7. Moller, P., Wallin, H. y Knudsen L. (1996). Oxidative stress associated with exercise, psychological stress, and lifestyle factors. *Chemico-Biological Interactions*, 102, 17-36.
8. Ibídem.
9. Bates, D. M. D. (1995). Incidence of adverse drug events and potential adverse drug events. *The Journal of the American Medical Association*, 274, 29-34.

Otras fuentes de consulta

• McCord, J. (2000). The evolution of free radical and oxidative stress. *American Journal of Medicine,* 108, 652-659.
• Sacheck, J.M. (2001). Role of vitamine E and oxidative stress in exercise. *Nutrition,* 17, 809-814.
• Sohal, R.S., Mockett, R.J. y Orr W.C. (2000). Current issues concerning the role of oxidative stress in aging: A perspective. *Results and problems in cell differentiation*, 29, 45-66.
• Stohs, S.J. (1995). The role of free radical in toxicity and disease. *Journal of Basic and Clinical Physiology and Pharmacology,* 6, 205-228.

Capítulo 4

1. Davies, K.J.A. (2000). Oxidative stress, antioxidant defenses, and damage removal, repair, and replacement systems. *Life,* 50, 279-289.
2. Ibídem.
3. Salmo 139:14
4. Davies, K.J.A. (2000), *Op. cit.*
5. Schlosser, E. (2001). *Fast Food Nation.* Houghton Mifflin.

Otras fuentes de consulta

• Elsayed, N.M. (2000). Antioxidant mobilization in response to oxidative stress: A dynamic environmental-nutritional interaction. *Nutrition,* 17, 828.
• Young, I.S. (2001). Antioxidants in health and disease. *Journal of Clinical Pathology,* 54, 176-186.

Capítulo 5

1. Ridker, P.C. y otros. (2000). C-Reactive protein and other markers of inflammation in the prediction of cardiovascular disease in women. *New England Journal of Medicine,* 342.
2. Bethesda, MD: National Heart, Lung, and Blood Institute (1993). *Second Report of the Expert Panel on Detection, Evaluation, and Treatment of High Blood Cholesterol in Adults.* National Cholesterol Education Program.
3. Steinberg D., M. D.; Parthasarathy, S. Ph. D.; Carew T. y otros. (1989). Beyond cholesterol: Modifications of low-density lipoprotein that increase its atherogenicity. *New England Journal of Medicine,* 320, 915-924.
4. *Health in the United States,* (1997). *Op. cit.*
5. Ross, R. (1999). Atherosclerosis: An inflammatory disease. *New England Journal of Medicine,* 340, 115-123.
6. Steingberg, D., M. D., Ph. D. (5 y 6 de Septiembre, 1991). Antioxidants in the prevention of human atherosclerosis. *Summary of the proceedings of a National Heart, Lung, and Blood Institute workshop.*

7. Frei, B. (1999). On the role of vitamin C and other antioxidants in the atherogenesis and vascular dysfunction. *Proceedings of the Society for Experimental Biology and Medicine*, 222, 196-204.
8. May, J.M. (2000). How does ascorbic acid prevent endothelial dysfunction? *Free Radical Biology & Medicine*, 28, 1421-1429.
   y
   Gokce. N. (1999). Long term ascorbic acid administration reserves endothelial vasomotor dysfunction in patients with coronary artery disease, 3234-3240.
9. Lenhart, S. (1999). Vitamins for management of cardiovascular disease. *Pharmaco*, 19, 1400-1414.
10. Fuhrman B. (2001). Flavanoids protect LDL from oxidation and attenuate atherosclerosis. *Current Opin Lipidol*, 12, 41-48.
11. Stein, J. (1999). Purple grape juice improves endothelial function and reduces susceptibility of LDL cholesterol to oxidation in patients with coronary artery disease. *Circulation*, 100, 1050-1055.

Otras fuentes de consulta

- Carr, A. (2000). The role of natural antioxidants in preserving the biological activity of endothelium-derived nitric oxide. *Free Radical Biology & Medicine*, 28, 1806-1814.
- Davies, K. (2000). Oxidative stress, antioxidant defenses, and damage removal, repair, and replacement systems. *Life*, 50, 279-289.
- Diaz, M.N. y otros. (1997). Antioxidants and atherosclerotic heart disease. *New England Journal of Medicine*, 337, 408-416.
- Forgione, M.A. (2000). Roles of endothelial dysfunction in coronary artery disease. *Current Opinions in Cardiology*, 15, 409-415.
- Harris, W. (1992). The prevention of atherosclerosis with antioxidants. *Cardiology*, 640.
- Hennekens, C.H. (1993). Antioxidants and heart disease: Epidemiology and clinical evidence. *Clinical Cardiology*, 16, 10-15.
- Hodis, M. D.; Howard N. y otros. (1995). Serial coronary angiographic evidence that antioxidant vitamin intake reduces progression of coronary artery atherosclerosis. *The Journal of the American Medical Association*, 273, 1849-1854.
- Koenig, W. (2001). Inflammation and coronary heart disease: An overview. *Cardiology Review*, 9, 31-35.
- Merchant, N. (2001). Oxidative stress in cardiovascular disease. *Journal of Nuclear Cardiology*, 8, 379-389.
- Morris D.L., Ph. D., M.D. y otros. (1994). Serum carotenoids and coronary artery disease. *Journal of the American Medical Association*, 272, 1439-1441.
- Ross, R., Ph. D. y Glomset, J. A., M. D. (1996). The pathogenesis of atherosclerosis. *New England Journal of Medicine*, 295, 369-375.
- Stampfer M.J.; Hennekens C.H. y otros. (1993). Vitamine E consumption and the risk of coronary disease in women. *New England Journal of Medicine*, 328, 1444-1449.
- Tardiff, J.C. (2000). Insights into oxidative stress and atherosclerosis. *The Canadian Journal of Cardiology*, 16, 2D-4D.

Capítulo 6

1. Boushey C.J.; Beresford, S.A.; Omen, G.S.; Motulsky, A.G. (1995). A quantitative assessment of plasma homocysteine as a risk factor for vascular disease. *Journal of the American Medical Association,* 274, 1049-1057.
2. McCully, K. (1997). *The Homocysteine Revolution.* Keats Publishing.
3. Stacey, M. (1997, agosto). The Rise and Fall of Kilmer McCully. *New York Times.*
4. Ibídem.
5. Ibídem.
6. Stampfer, M.J.; Manilow, M.R.; Willett, W.C. y otros. (1992). A prospective study of plasma homocyst(e)ine and risk of myocardial infarction in US physicians. *Journal of the American Medical Association,* 268, 877-881.
7. Selhub, J., Ph. D.; Jacques P.F. y otros. (1995). Association between plasma homocysteine concentrations and extracranial carotid stenosis. *New England Journal of Medicine,* 332, 286-291.
8. Graham, I.M.; Daly, L.E. y otros. (1997). Plasma homocysteine as a risk factor for vascular disease. *Journal of the American Medical Association,* 277, 1775-1781.
9. Stacey, M. (1997). *Op. cit.*
10. Ibídem.
11. Ibídem.
12. Ibídem.
13. Ibídem.
14. Stacey, M. (1997). *Op. cit.*
15. Ibídem.

Otras fuentes de consulta

*   Calvaca, V. (2001). Oxidative stress and homocysteine in coronary artery disease. *Clinical Chemistry,* 47, 887-892.
*   Eickelboom, J. (1999). Homocysteine and cardiovascular disease. *Annals of Internal Medicine,* 131, 363-375.
*   Maxwell, S.R. (2000). Coronary artery disease-free radical damage, antioxidant protection and the role of homocysteine. *Basic Research in Cardiology,* 95, 165-171.
*   McBride, P. (1998). Hyperhomocyst(e)inemia and atherosclerotic vascular disease. *Archives of Internal Medicine,* 158, 1301-1306.
*   Moghadadsian, M. (1997). Homocysteine and coronary artery disease. *Archives of Internal Medicine,* 157.
*   Ridker, P.C. (2000). Reactive protein and other markers of inflammation in the prediction of cardiovascular disease in women. *New England Journal of Medicine,* 342.
*   Tice, J. (2001). Cost-effectiveness of vitamin therapy to lower plasma homocysteine levels for the prevention of coronary heart disease: effect of grain fortification and beyond. *Journal of the American Medical Association,* 286.
*   Yeun, J.Y. (2000). C-reactive protein, oxidative stress, homocysteine, and troponin inflammatory and metabolic predictors of atherosclerosis in ESRD. *Current Opinion Nephrol Hypertension,* 9, 621-630.

Capítulo 7

1. Langsjoen, H.; Langsjoen, P. y otros. (1994). Usefulness of coenzyme Q10 in clinical cardiology: A long-term study. *Molecular Aspects of Medicine,* 15, 165-175.
2. Langsjoen, P.H.; Langjoen, A.M. (1999). Overview of the use of CoQ10 in cardiovascular disease. *Biofactors,* 9, 273-284.
3. Ibídem.
4. Folkers, K., Langsjoen, P. y Langsjoen, P.H. (1992). Therapy with coenzyme Q10 of patients in heart failure who are eligible or ineligible for a transplant. *Biochemical and Biophysical Research Communications,* 182, 247-253.
5. Baggio, E., Gandini, R. y otros. (1994). Italian multi-center study on the safety and efficacy of coenzyme Q10 as adjunctive therapy in heart failure. *Molecular Aspects of Medicine,* 15, 287-294.
6. Folkers, K. (1992). *Op. cit.*
7. Ibídem.
8. Sinatra, S., M.D. (1998). *The Coenzyme Q10 Phenomenon* (p.37). Keats.
9. Langsjoen, P.H.; Folkers, K. (1990). A six-year clinical study of therapy of cardiomyopathy with coenzyme Q10. *International Journal of Tissue Reactions,* 12, 169-171.
10. Langsjoen, H. y otros (1994). *Usefulness. Op. cit.*
11. Sinatra, S., (1998). *Op. cit.*
12. Es posible obtener una patente para un uso especial, pero en la medida en que siga vendiéndose en mostrador, no tendrá valor alguno.
13. Langsjoen, S. y otros, (1990) *A six year clinical study. Op. Cit.*

Otras fuentes de consulta

- Folkers, K. (1990). Lovastatin decreases coenzyme Q levels in humans. *Proceedings of the National Academy of Sciences of the United States of America,* 87, 8931-8934.
- Langsjoen, P.H.; Folkers, K. y otros. (1988). Effective and safe therapy with coenzyme Q10 for cardiomyopathy. *Wiener Klinische Wochenschrift,* 66, 583-590.
- Witte, K.K. (2001). Chronic heart failure and micronutrients. *Journal of the American College of Cardiology,* 37, 1765-1774.

Capítulo 8

1. *Health in the United States,* (1997). *Op. cit.*
2. Kovacic, P. (2001). Mechanisms of carcinogenesis: Focus on oxidative stress. *Current Medicinal Chemistry,* 8, 773-796.
3. Ibídem.
4. Ibídem.
5. Paulson, T. (1996, noviembre 26). Seattle biochemist challenging cancer theories. *Seattle Post-Intelligence.*
6. Kovacic, P. (2001). *Op. cit.*
7. Paulson, T. (1996). *Op. cit.*
8. Ibídem.
9. Kovacic, P. (2001). *Op. cit.*
10. Ibídem.
11. Block, G. (1991). Dietary guidelines and the results of food surveys. *American Journal of Clinical Nutrition,* 53, 3565-3575.

12. Ibídem.
13. Voelker, R. (1995). Ames agrees with Mom's advice: Eat your fruits and vege-tables. *Journal of the American Medical Association*, 273, 1077-1078.
14. Ibídem.
15. Duthie, S.J.; Aiguo, M.A.; Ross, M.A. y Collins, A.R. (1996). Antioxydant supplementation decreases oxidative DNA damage in human lymphocytes. *Cancer Research,* 15, 1291-1295.
    y
    Hartmann, A., Niess, A.M. y otros. (1995). Vitamin E prevents exercise-induced DNA damage. *Mutation Research,* 348, 195-202.
16. Garewal, H.S. (1991). Chemoprevention of cancer. *Hematology/Oncology Clinics of North America*, 1, 69-77.
17. Shklar, G., Schwartz, J. y otros. (1993). The effectiveness of a mixture of beta-carotene, alphatochopherol, glutathione, and ascorbic acid for cancer prevention. *Nutrition and Cancer*, 20, 145-151.
18. Singh, V. (1991). Premalignant lesions' role of antioxydant vitamins and B carotene is risk reduction and prevention of malignant transformation. *American Journal of Clinical Nutrition,* 53, 386-390.
    y
    Romney, S.L. y otros. (1995) .Nutrient antioxidants in the pathogenesis and prevention of cervical dysplasia and cancer. *Journal of Cellular Biochemistry. Supplement,* 23, 96-103.
19. Romney, S.L. y otros. (1995). *Op. cit.*
20. Prasad, K. (1999). High doses of multiple antioxidant vitamins. *Journal of the American College of Nutrition*, 18, 13-25.
21. Ibídem.
22. Lockwood, K.; Moesgaard, S. y Folkers, K. (1994). Partial and complete regres-sion of breast cancer in patients in relation to dosage of coenzyme Q10. *Biochemical and Biophysical Research Communications*, 199, 1504-1508.

Otras fuentes de consulta

* Conklin, K. (2000). Dietary antioxidants during cancer chemotherapy. *Nutrition and Cancer,* 37, 1-18.
* Davies, K. (2000). Oxidative Stress, antioxidant defenses, and damage removal, repair, and replacement systems. *Life,* 50, 279-289.
* Hahn, S. (1994). New directions for free radical cancer research and medical applications. *Free Radicals in Diagnostic Medicine.*

Capítulo 9

1. Age-related macular degeneration (ARMD) Study Group. (1996). Multicenter ophthalmic and nutritional ARMD study, part one: Design, subjects, and proce-dures. *Journal of the American Optometry Association*, 67, 12-29.
2. Taylor, A. (1992). Effect of photooxidation on the eye lens and role of nutrients in delaying cataract. *EXS,* 62, 266-279.
3. Varma, S.D. (1995). Prevention of cataracts by nutritional and metabolic antioxidants. *Critical reviews in food science and nutrition,* 35, 111-129.
4. Taylor, H. (2001). 2001 assessment of nutritional influences on risk for cataract. *Nutrition,*10, 845-857.

5.   Knekt, P. y otros. (1992). Serum antioxidant vitamins and risk of cataract. *British Medical Journal,* 305, 1392-1394.
6.   Jacques, P.F. (1999). The potential preventive effects of vitamins for cataract and age-related macular degeneration. *International Journal for Vitamin and Nutrition Research,* 69, 198-205.
7.   Heseker, H. (1995). Antioxidant vitamins and cataracts in the elderly. *Zeitschrift Fur Ernahrungswissenschaft,* 34, 167-176.
8.   Giblin, F. (2000). Glutathione: A vital lens antioxidant. *Journal of Ocular Pharmacology and Therapeutics,* 16(2), 121-135.
9.   Jampol, L.M. y Ferris, F.L. (2001). Antioxidants and zinc to prevent progression of age-related macular degeneration. *Journal of the American Medical Association,* 286, 2466-2468.
10. Van Der Hagen. (1993). Free radicals and antioxidant supplementation: A review of their roles in age related macular degeneration. *Journal of American Optometric Association,* 64, 871-878.
11. Ibídem.
12. Eye Disease Case-Control Study Group. (1993). Antioxidant status and neovascular age-related macular degeneration. *Archives of Ophthalmology,* 111, 1499.
13. Landrum, J.T. y otros. (1997). A one year study of the macular pigment: The effect of 140 days of a lutein supplement. *Experimental Eye Research,* 65, 57-62.
14. Bernstein, P.S. (2001). Identification and quantification of carotenoids and their metabolites in the tissue of the human eye. *Experimental Eye Research,* 722, 15-23.
15. Winkler, B.S.; Boulton, M.E. y otros. (1999). Oxidative damage and age-related macular degeneration. *Molecular Vision,* 5, 32.
16. Ibídem.
17. Blasi, M.A.; Bovina, C. y otros. (2001). Does coenzyme Q10 play a role in opposing oxidative stress in patients with age-related macular degeneration? *Ophthalmologica,* 215, 51-54.
18. Winkler, B. y otros. (1999). *Op. cit.*
19. Ibídem.
20. Jampol, L.M. y otros. (2001). *Op. cit.*
21. Van Der Hagen. (1993). *Op. cit.*

Otras fuentes de consulta
*   Delcourt, C. (1999). Age-related macular degeneration and antioxidant status in the POLA study. *Archives of Ophthalmology,* 117, 1384-1390.
*   Marak, G.E. y otros. (1990). Free radicals and antioxidants in the pathogenesis of eye diseases. *Advances in Experimental Medicine and Biology,* 264, 513-527.
*   Robertson, J.M. y otros. (1989). Vitamin E intake and risk of cataracts in humans. *Annals of the New York Academy of Science,* 570, 372-382.
*   Varma, S. (1991). Scientific basis for medical therapy of cataracts by antioxidants. *American Journal of Clinical Nutrition,* 53, 335-345.

Capítulo 10
1.   Schmidt, K. (1997). Interaction of antioxidative micronutrients with host defense mechanisms: A critical review. *International Journal for Vitamin and Nutrition Research,* 67, 307-311.
2.   Tengerdy, R.P. y otros. (1981). Vitamin E immunity and disease resistance. *Diet*

and Resistance to Disease. New York: Plenum Press.
y
Schmidt, K. (1997). *Op. cit.*

3. Chandra, K.R. (1992). Effect of vitamin and trace element supplementation on immune responses and infection in elderly subjects. *Lancet,* 340, 1124-1127.
4. Schmidt, K. (1997). *Op. cit.*
5. Ibídem.
6. Bliznakov, E. (1981). Coenzyme Q, the immune system, and aging. In: K. Folkers, y Y. Yamamura (dirs.), *Biomedical and Clinical Aspects of Coenzyme Q* (pp. 311-323). Amsterdam: Elsevier/North Holland Biomedical Press.
   y
   Bliznakov, E. (1977). Coenzyme Q in experimental infections and neoplasia. In: Folkers K, Yamamura Y, (dirs.), *Biomedical and Clinical Aspects of Coenzyme Q* (pp. 73-83). Amsterdam: Elsevier/North-Holland Biomedical Press.
7. Ebeby, G.A. y otros. (1984). Reduction in duration of common colds by zinc gluconate lozenges in a double-blind study. *Antimicrobial Agents and Chemotherapy,* 25, 20-24.
8. Chandra, K.R. (1992). *Op. cit.*
9. Ibídem.
10. Mohan, I.K. (1997). Oxidant stress, antioxidants, and essential fatty acids in systemic lupus erythemetosis. *Prostaglandins, Leukotrienes and Essential Fatty Acids,* 56, 193-198.
11. Davidson, A. (2001). Autoimmune diseases. *New England Journal of Medicine,* 345.
12. Vestn, R. (1996). Active forms of oxygen and pathogenesis of rheumatoid arthritis and systemic lupus erythemetosis. *Vestnik Rossiskoi Akademii meditsinskikh nauk,* 12, 15-20.
    y
    Simonini, G. (2000). Emerging potentials for an antioxidant therapy as a new approach to the treatment of systemic sclerosis. *Toxicology,* 155, 1-15
    y
    Comstock, G.W. y otros. (1997). Serum concentrations of alpha-tocopherol, beta-carotene, and retinal preceding the diagnosis of rheumatoid arthritis and systemic lupus erythemetosis. *Annals of Rheumatic Diseases,* 56, 323-325.
13. Ibídem.

Otras fuentes de consulta

- Babior, B. (2000). Phagocytes and oxidative stress. *Excerpta Medica.*
- Beharka, A. (1997). Vitamin status and immune function. *Methods in Enzymology,* 282, 247-263.
- Biesalski, H.K. (1995). Antioxidants in nutrition and their importance in the anti-/oxidative balance in the immune system. *Immun Infekt,* 23, 166-173.
- Grimble, R.F. (1997). Effect of antioxidative vitamins on immune function with clinical applications. *International Journal for Vitamin and Nutrition Research,* 67, 312-320.
- Horowitz, J. (Enero del 2002). The Battle Within. *Time,* 69-75.
- Koch, T. (2000). Total antioxidant capacity of colon in patients with chronic ulcerative colitis. *Digestive Diseases and Science,* 45.
- Kubena, K.S. (1996). Nutrition and the immune system. *Journal of the Ame-*

rican Dietary Association, 96, 1156-1164.

- Kubes, P. (2000). Nitric oxide and intestinal inflammation. *American Journal of Medicine,* 109, 150-158.
- Wendland, B.E. (2001). Lipid peroxidation and plasma antioxidant micronutrients in Crohn's disease. *American Journal of Clinical Nutrition,* 74, 259-264.

Capítulo 11

1. *Harrison's principles of medicine.* (1935). McGraw and Hill. 14a. edición.
2. Miesel, R. y otros. (1996). Enhanced mitochondrial radical production in patients with rheumatoid arthritis correlates with elevated levels of tumor necrosis factor alpha in plasma. *Free Radical Research,* 25, 161-169.
3. Heliovaara, M.; Knekt, P. y otros. (1994). Serum antioxidants and risk of rheumatoid arthritis. *Annals of the Rheumatic Diseases,* 53, 51-53.
4. Ibídem.
5. Drovanti, A. (1980). Therapeutic activity of oral glucosamine sulfate in osteoarthritis. *Clinical Therapeutics,* 3, 260-272.
6. Reginster, J.Y. Glucosamine sulfate significantly reduces progression of knee osteoarthritis over three years. *The American College of Rheumatology,* 63o. encuentro anual.
7. McAlindon, T.E. y LaValley, M.P. (2000). Glucosamine and chondroitin for treatment of osteoarthritis. *Journal of the American Medical Association,* 283, 1469-1475.

    y

    Qiu, G. (1998). Efficacy and safety of glucosamine sulfate versus ibuprofen in patients with knee osteoarthritis, 48, 469-474.
8. McAlindon, T.E. y otros. (2000). *Op. cit.*
9. Gaby, A.R. (1990). Nutrients and osteoporosis. *Journal of Nutritional Medicine,* 1, 63-72.

    y

    Dawson, B. (1995). Rates of bone loss in postmenopausal women randomly assigned to one of two dosages of vitamin D. *American Journal of Clinical Nutrition,* 61, 1140-1145.
10. Zhang, Y. y otros. (1997). Bone mass and the risk of breast cancer among menopausal women. *New England Journal of Medicine,* 336, 611-617.
11. Para mayor información acerca de este y otros síntomas que las mujeres padecen durante la menopausia, les recomiendo que lean el libro de la Dra. Christiane Northrup, titulado *La Sabiduría de la menopausia.*
12. Dawson-Hughes, B., M.D. y otros. (1997). Effect of calcium and vitamin D supplementation on bone density in men and women sixty-five years of age or older. *New England Journal of Medicine,* 337, 670-676.
13. Abram, S. (1994). Calcium metabolism in girls: Current dietary intakes lead to low rates of calcium absorption and retention during puberty. *American Journal of Clinical Nutrition,* 60, 729-743.
14. Abraham, G.E. (1991). The importance of magnesium in the management of primary post-menopausal osteoporosis. *Journal of Nutritional Medicine,* 2, 165-178.

    y

    Seelig, M.S. (1987). Magnesium deficiency with phosphate and vitamin D excess: Roland pediatric cardiovascular nutrition. *Cardiovascular Medicine,* 3, 637-677.

15. Thomas, M.K. y otros. (1998). Hypovitaminosis D in medical patients. *New England Journal of Medicine*.
16. Tomita, A. (1971). Post-menopausal osteoporosis calcium study with vitamin K. *Clinical Endocrinology*, 19, 731-736.
17. Leach, R.N. y Muenster, A.M. (1962). Studies on the role of manganese on bone formation. *Journal of Nutrition*, 78, 51-56.
18. Greico, A.J. (1997). Homocystinuria: Pathogenetic mechanisms. *American Journal of Medical Science*, 273, 120-132.
19. Meacham, S. (1995). Effect of boron supplementation on blood and urinary calcium, magnesium, and phosphorus, and urinary boron in athletic and sedentary women. *American Journal of Clinical Nutrition*, 61(2), 341-5.
20. Atik, O.S. (1983). Zinc and senile osteoporosis. *Journal of the American Geriatric Society*, 31, 790-791.

Otras fuentes de consulta

• Comstock, G.W. y otros. (1997). Serum concentrations of alpha-tocopherol, beta-carotene, and retinal preceding the diagnosis of rheumatoid arthritis and systemic lupus erythematosus. *Annals of Rheumatic Diseases*, 56, 323-325.
• Dijkmans, B.A. (1995). Folate supplementation and methotrexate. *British Journal of Rheumatology*, 34, 1172-1174.
• Greenwald, R.A. (1991). Oxygen radicals, inflammation and arthritis: Pathophysiological considerations and implications for treatment. *Seminars in Arthritis and Rheumathism*, 20, 219-240.
• Henrotin, Y. y otros. (1992). Active oxygen species, articular inflammation and cartilage damage. *Free Radicals and Aging*, 62, 308-322.
• Johnston, C.C. Jr. y otros. (1992). Calcium supplementation and increases in bone mineral density in children. *New England Journal of Medicine*, 327, 82-87.
• Packard, P.T. (1997). Medical nutrition therapy for patients with osteoporosis. *Journal of the American Dietary Association*, 97, 414-417.
• Rodriguez, C. (2001). Estrogen replacement therapy and ovarian cancer mortality in a large prospective study of U.S. women. *The Journal of American Medical Association*, 285, 1460-1465.

Capítulo 12

1. Barnes, P. (1990). Reactive oxygen species and airway inflammation. *Free Radical Biology and Medicine*, 9, 235-243.
2. Van der Vliet, A. (2000). Oxidants, nitrosants, and the lung. *The American Journal of Medicine*, 109, 398-421.
3. Ibídem.
4. MacNee, W. (2001). Oxidants/antioxidants and chronic obstructive pulmonary disease: Pathogenesis to therapy. *Novartis Foundation Symposium*, 234, 169-188.
5. Portal, B. (1995). Altered antioxidant status and increased lipid peroxidation in children with cystic fibrosis. *American Journal of Clinical Nutrition*, 61, 843-847.
6. Wood, L.G., Fitzgerald, D. A. y otros. (2001). Oxidative stress in cystic fibrosis: Dietary and metabolic factors. *Journal of the American College of Nutrition*, 20, 157-165.
7. Hudson, V. (2001). Rethinking cystic fibrosis pathology: The critical role of abnormal reduced glutathione transport caused by CFTR mutation. *Free Radical Biology and Medicine*, 30, 1440-1461.

Otras fuentes de consulta

- Barnes, P.J. (2001). Potential novel therapies for chronic obstructive pulmonary disease. *Novartis Foundation Symposium,* 234, 255-267.
- MacNee, W. (2001). Oxidants/antioxidants and chronic obstructive pulmonary disease: Pathogenesis to therapy. *Novartis Foundation Symposium,* 234, 169-188.
- Morcillo, E.J. (1999). Oxidative stress and pulmonary inflammation. *Pharmacological Research,* 40, 393-404.

Capítulo 13

1. Parkinson Report. (1997). *National Parkinson Foundation, Inc.,* 18.
2. Knight, J. (1997). Reactive oxygen species and the neurodegenerative diseases. *Annals of Clinical and Laboratory Science,* 27.
3. Ibídem.
4. Honig, L. (2000). Apoptosis and neurologic disease. *The American Journal of Medicine,* 108, 317-330.
5. Carr, D.B. (1997). Current concepts in the pathogenesis of Alzheimer's disease. *The American Journal of Medicine,* 103, 3-9.
6. Smith, M.A. (1995). Radical aging in Alzheimer's disease. *Trends in Neuroscience,* 18, 341-342.
7. Sano, M.A. (1997). Controlled trial of selegiline, alpha tocopheral, or both as treatment for Alzheimer's disease. *New England Journal of Medicine,* 336, 1216-1221.
8. Yossi, G. (2001). Oxidative stress induced neurodegenerative diseases: The need for antioxidants that penetrate the blood barrier. *Neuropharm,* 40, 959-975.
9. Ibídem.
10. LeVine, S.M. (1992). The role of reactive oxygen species in the pathogenesis of multiple sclerosis. *Medical Hypotheses,* 39, 271-274.
11. Ibídem.
12. Calabrese, V. (1994). Changes in cerebrospinal fluid levels of maliondialdehyde and glutathione reductase activity in multiple sclerosis. *International Journal of Clinical Pharmacology Research,* 14, 119-123.
13. Yossi, G. (2001). *Op. cit.*
14. Ibídem.
15. Calabrese, V. (1994). *Op. cit.*
16. Yossi, G. (2001). *Op. cit.*
17. Íbidem.
18. Íbidem.
19. Íbidem.
20. 2 Corintios 5:8.

Otras fuentes de consulta

- Beal, M. F. (1996). Mitochondria, free radicals, and neurodegeneration. *Biology Ltd.*
- Bo, L. (1994). Induction of nitric oxide synthase in demyelinating regions of multiple sclerosis. *Annals of Neurology,* 36, 778-786.
- Ceballos, P. (1996). Peripheral antioxidant enzyme activities and selenium in elderly subjects and in dementia of Alzheimer type. *Free Radical Biology and Medicine,* 20, 579-587.

- Ebadi, M. (1996). Oxidative stress and antioxidative therapy in Parkinson's disease. *Progress in Neurobiology*, 48, 1-19.
- Fahn, S. (1991). An open trail of high-dosage antioxidants in early Parkinson's disease. *American Journal of Clinical Nutrition*, 53, 380-382.
- Newcombe, J. (1994). Low density lipoprotein uptake by macrophages in MS plaques: Implications for pathogenesis. *Neuropathology and Applied Neurobiology*, 20, 152-162.
- Prasad, K.N. (1999). Multiple antioxidants in the prevention and treatment of neurodegenerative diseases. *Current opinions in Neurology*, 12, 760-761.
- Toshniwal, P.K. (1992). Evidence for increased lipid peroxidation in MS. *Neurochemical Research*, 17, 205-207.

Capítulo 14

1.   Mokdad, A.H.; Bowman, B.A. y otros. (2001). The continuing epidemics of obesity and diabetes in the United States. *The Journal of the American Medical Association*, 286, 1195-1200.
2.   Klein, R. y otros. (1984). Visual impairment and diabetes. *Ophtalmology*, 91, 1-9.
     y
     National Institute of Diabetes and Digestive and Kidney Diseases. (1994). U.S. Renal Data System: 1994 Annual Data Report. Bethesda.
3.   National Institute, *op. cit.*
4.   Reavens, G. (2000). *Syndrome X*. Simon and Schuster.
5.   Ibídem.
6.   Margolis, J.R. y otros. (1973). Clinical features of unrecognized myocardial infarction: Silent and symptomatic. Eighteen-year follow-up: The Framingham study. *American Journal of Cardiology*, 32, 1-7.
7.   O'Keefe, J. (1999). Improving adverse cardiovascular prognosis of type 2 diabetes. *Mayo Clinic Proceedings*, 74, 171-180.
8.   Brand-Miller, J.; Wolever, T.M. y otros. (1999). *The Glucose Revolution*. New York : Marlowe and Company, p. 26-27.
9.   Ibídem.
10. Willet, W. (2001). *Eat, Drink, and be Healthy*. Simon and Schuster.
11. Low, P.A. (1997). The roles of oxidative stress and antioxidant treatment in experimental diabetic neuropathy. *Diabetes*, 46, 38-42.
12. Low, P.A. (1997). *Op. cit.*
     y
     Disilvestro, R.A. (2000). Zinc in relation to diabetes and oxidative stress. *Journal of Nutritional Medicine*, 130, 1509-1511.
13. Liu, V.K. (1982). Chromium and insulin in young subjects with normal glucose tolerance. *American Journal of Clinical Nutrition*, 35, 661-667.
14. Paolisso, G. (1992). Daily magnesium supplements improve glucose handling in elderly subjects. *American Journal of Clinical Nutrition*, 55, 1161-1167.

Otras fuentes de consulta

- Defronzo, R. (1992). Insulin resistance, hyperinsulinemia and coronary artery disease: A complex metabolic web. *Journal of Cardiovascular Pharmacology*, 20, 1-16.
- Gurler, B. (2000). The role of oxidative stress in diabetic retinopathy. *Eye*, 14, 730-735.

- Jakus, V. (2000). The role of free radicals, oxidative stress and antioxidant systems in diabetic vascular disease. *Bratisl Lek Listy*, 101, 541-551.
- McNnair, P. M.D. y otros. (1978). Hypomagnesemia, a risk factor in diabetic retinopathy. *Diabetes*, 27, 1075-1077.
- Sharma, A. (1992). Effects of nonpharmacological intervention on insulin insensitivity. *Journal of Cardiovascular Pharmacology*, 20, 27-34.
- Wagner, E. (2001). Effect of improved glycemic control on health care costs and utilization. *The Journal of American Medical Association*, 285, 182-189.

Capítulo 15
Fuentes consultadas

- Bennett, R. (1998). Myofascial pain and the chronic fatigue syndrome. *Current opinion on rheumatology*, 10 (2),95-103.
- Eisinger, J. (1996). Protein peroxidation magnesium deficiency and fibromyalgia. *Magnus Res*, 9, 313-316.
- Keenoy, M. (2001). Antioxidant status and lipoprotein peroxidation in chronic fatigue syndrome. *Life Sciences*, 68, 2037-2049.
- Logan, A.C. (2001). Chronic fatigue syndrome: Oxidative stress and dietary modifications. *Alternative Medical Review*, 6, 450-459.

Capítulo 16

1. Olson, R. (Dir.) (1989). *Nutrition Reviews: Present Knowledge of Nutrition* (pp. 96-107). Washington, D. C.: Nutrition Foundation. 6th ed.
    y
    Munoz, K.A. y otros. (1997). Food intake of United States children and adolescents compared with recommendations. *Pediatric*, 100, 323-329.
2. Block, G. (1991). Dietary guidelines and the results of food surveys. *American Journal of Clinical Nutrition*, 53, 3565-3575.
3. Beach, F.E. y otros. (1948). Variation in mineral composition of vegetables. *Soil Science Society Proceedings*, 13, 380.
4. Ibídem.
5. Lazarou, J., Pomeranz, B.H., Corey, P.N. (1998). Incidence of adverse drug reactions in hospitalized patients. *The Journal of the American Medical Association*, 279.
6. Colgan, M. (1995). *The New Nutrition* (pp. 10-15). Apple Publishing.
7. Lazarou, J. y otros. (1998). *Op. cit.*
8. Ibídem.
9. Rothman, K.J. y otros. (1995). Teratogenecity of high vitamin A intake. *New England Journal of Medicine*, 333, 1369-1373.
10. Steiner, M. (1993). Vitamin E: More than an antioxidant. *Clinical Cardiology*, 16, 16-18.
11. Murrah.
12. Seelig, M.S. (1978). Magnesium deficiency with phosphate and Vitamin D excess: Roland pediatric cardiovascular nutrition. *Cardiovascular Medicine*, 3, 637-650.
13. Thomas, M.K., M.D. y otros. (1998). Hypovitaminosis D in medical inpatients. *New England Journal of Medicine*, 338(12), 777-783.

14. Ibídem.
15. McKenney, J.M. y otros. (1994). A comparison of the efficacy and toxic effects of sustained-versus immediate-release niacin in hypercholesterolemic patients. *The Journal of the American Medical Association*, 271, 672-677.
16. Parry, G.J.; Bredesen, D.E. (1985). Sensory neuropathy with low-dose pyridoxine, *Neurology*, 35, 1466-1468.
17. Murrah.
18. Artículo sobre el consumo de calcio y la formación de piedras en los riñones publicado en el *New England Journal of Medicine*.
19. Murrah.
20. Ibídem.
21. Ibídem.
22. Ibídem.
23. Fan, A.N. y Kizer, K.W. (1990). Selenium: nutritional, toxicological and clinical aspects. *Western Journal of Medicine*, 153, 160-167.
24. Ibídem.
25. Murrah.
26. Ibídem.
27. Albanes, D., Heinonen, O.P. y otros. (1996). Alphatocopherol and beta-carotene supplements and lung cancer. *Journal of the National Cancer Institute*, 88.
28. Omen, O.S., Goodman, G.E. y otros. (1996). Effects of a combination of beta-carotene and vitamin A on lung cancer and cardiovascular disease. *New England Journal of Medicine*, 334, 1150-1155.
29. Hennekens, C.H., Buring, J.E. y otros. (1996). Lack of effect of long-term supplementation with beta-carotene on the incidence of malignant neoplasms and cardiovascular disease. *New England Journal of Medicine*, 334, 1145-1149.
30. Albanes, D. y otros (1996). *Op. cit.*
31. Brown, G.B. y otros. (2001). Simvastatin and niacin, antioxidant vitamins, or the combination for the prevention of coronary disease. *New England Journal of Medicine*, 345, 1583-1592.

Capítulo 17

1. Sinatra, S.T. (1998). *Op. cit.* (pp. 33-47).
2. Sano, M.A. (1997). Controlled trial of selegiline, alphatocopheral, or both as treatment for Alzheimer's Disease. *New England Journal of Medicine*, 336, 1216-1221.
   y
   Honig, L. (2000). Apoptosis and neurologic disease. *The American Journal of Medicine*, 108, 317-330.
3. McCary-Rhodes, T. (1998). *Taking Up Your Cross*. Bethany Press International.

Otras fuentes de consulta

• Bagchi, D. (2000). Free Radicals and grape seed proanthocyanidin extract: Importance in human health and disease prevention. *Toxicology*, 148, 187-197.
• Gaytan, R. (2001). Oral nutritional supplements and heart disease: A review. *American Journal of Therapeutics*, 8, 225-274.

- Kontush, A. (1999). Lipophilic antioxidants in blood plasma as markers of atherosclerosis: The role of alpha-carotene and gamma-tocopherol. *Atherosclerosis*, 144, 117-122.
- Obyrne, D. y otros (2000). Studies of LDL oxidation following alpha, gamma, or delta tocotrienyl acetate supplementation of hypercholesterolemic humans. *Free Radical Biology and Medicine*.

Indice

40-30-30 Fat Burning Nutrition, 195

accidentes cardiovasculares, 51-52, 63-64, 67, 225 e inflamación crónica, 57 ; víctima de, 26 ; y un nivel de colesterol elevado, 51 ; y terapia de remplazo hormonal, 142 ; y ejercicio excesivo, 31; y la homocisteína, 63, 67 ; las enfermedades cardiovasculares provocadas por la diabetes, 183.

aceite de linaza, 121, 158

aceite de pescado, 121, 128, 158, 239, 244

ácidos alfa-linoleicos. Ver ácidos grasos.

ácido alfa-lipoico, 29, 107-108, 114, 177, 229, 238

ácido fólico, 68, 147, 220, 228, 238 : con el complejo B, 30 ; y la homocisteína, 64, 66 ; y la disminución del riesgo de enfermedades cardiovasculares, 62 ; como nutrimento de apoyo, 27 ; y la falta de vitamina B, 70-71.

ácido linoleico. Ver ácidos grasos.

ácidos grasos, 121, 127-128, 138, 158, 195, 244

ácidos grasos esenciales, 121, 127-128, 138, 158. Ver también ácidos grasos.

ADN, 9, 28, 35, 41-42, 44, 88-92, 95, 97, 101, 104, 171, 241

Adriamycin, 101

Advil, 127, 211

agua, 9, 26-27, 30, 34-35, 44, 128, 140, 157, 195

AINES, 136-140

Albuterol, 152, 156

aluminio, 35, 177

Alzheimer (enfermedad de), 8, 13, 15-16, 19, 170-174, 176, 178-179, 240, 244 : y el envejecimiento del cerebro, 171 ; víctima de, 26 ; y terapia de reemplazo hormonal 142 ; y la homocisteína, 70 ; tratamientos 16.

American College of Rheumatology, 139

American Diabetic Association, 193

Ames, Dr Bruce, 94

amitriptilina, 4

ANA, análisis de sangre, 131

análisis de sangre, 63, 98, 131, 184, 187, 189, 203

análisis de sangre CA 125, 98

aneurisma, 57

angina de pecho 58

angioplastia, 14, 58

antibióticos, 4, 13-14, 98, 120, 164, 235

anticuerpos antinuclear, 131. Ver ANA.

antioxidantes, 6, 8-10, 23, 27-31, 45-47, 49-50, 53, 55, 59-62, 77, 86, 92-98, 100-101, 106-109, 111-112, 114, 116-117, 121, 123, 127, 130-131, 148, 154, 156, 158, 161-164, 170, 172-179, 181-182, 189, 196-199, 205, 207, 222, 224, 232-233, 236, 238, 240-241, 246 : y la artritis, 138-139 ; y las enfermedades autoinmunes, 128 ; y tratamientos preventivos, 92-94, 102-104 y los radicales libres, 27-28 ; rol específico, 29.

apendicitis, 119

AQR. Ver cantidades diarias recomendadas.

arterias, 44, 52, 54-58, 60, 64, 66, 73, 76, 79, 175, 185-186, 188, 190, 233

arterias, endurecimiento de las, 44, 54-57, 190, 233

arteroesclerosis, 56, 65, 190

artritis, xi-xii, 8-9, 13, 15, 19, 26, 86, 133-137, 143, 145, 147, 149, 240 : y la inflamación 127 ; combatir y controlar, 9 ; 70 à 80 p. 100 ¿de las personas?, 133 ; tratamiento de, 140-141. Ver también artitritis degenerativa, osteoartritis y artritis reumatoide.

artritis degenerativa, xii 15, 133, 137, 139

artritis u osteartritis, 133-134, 136, 141, 243

artritis reumatoide, 128-130, 135-137, 243. Ver también artritis.

articulación deteriorada, 134

asma, 4-5, 19, 151-152, 155-160, 162, 165, 240, 244 : tratamientos de Albuterol para, 156 ; y humo de cigarro, 33-34 ; e inflamación, 127 ; y neumonía, 157.

asma bronquial, 156. Ver asma.

A Week in the Zone, 195

Baggio y Asociados, 81

Beaver Dam Eye Study, 109

267

INDICE

Lista

MARQUIS

MEMBER OF SCABRINI GROUP

Québec, Canada
2007